増補新訂
医療機関における
産業保健活動ハンドブック

監修のことば

平成18年5月に『医療機関での産業保健の手引き』（篠原出版新社）を上梓し、この本を通じて、「医療の質を高めるには医療従事者の健康と安全から」という考え方を発信しました。当時は、医療機関における労働環境の悪化などもあり、病院から医師が次々と去っていくという状況を捉え、「医療崩壊」という言葉で社会的課題として各方面で頻繁に取り上げられていました。また、医療従事者の過労死や自殺といったことも大きく取り上げられました。さらには、以前から存在はしていましたが、患者から職員に対する暴言や暴力が、より顕在化したのもその頃でした。

そうした状況の中、本書の編著者・和田耕治先生らを中心に、日本産業衛生学会に「医療従事者のための産業保健研究会」が創設されました。そこに参集した仲間とともに、メーリングリストなどを通じて活発な意見交換や取組みの紹介がなされる中で、あらためて基本となる書籍を出版しようという気運が高まっていきました。

また、平成20年には、日本医師会に「勤務医の健康支援に関するプロジェクト委員会」が設置され、勤務医の労働環境やそれが及ぼす影響に関する調査の実施、職場改善ワークショップの開催、「医師が元気に働くための7カ条」と「勤務医の健康を守る病院7カ条」が提案、公表されました。

こうした背景のもと、平成25年9月に、本書の初版『医療機関における産業保健活動ハンドブック』を公刊しました。重要テーマを厳選し、第一線の先生方の協力を得て簡潔・平易な解説を旨とした初版は、非常に多くの読者の支持を得たところです。

そこで初版完売を機に、この間の変化や進展等を盛り込んだ増補改訂版を作成しようということになり、初版にご参画いただいた先生方には、同テーマの最新情報を盛り込む形でのアップデートをお願いしました。さらに、医療機関におけるストレスチェックの実施ほか、活動事例やコラムも含め、10編以上の新規原稿を増補することができました。

とくに近年、働き方改革の対象が医療従事者にも広がってきたことは周知のとおりです。医師についてはどのような時間外労働規制が可能か検討され、改正法の施行5年後を目処に適用するといった話もあります。この「医師の働き方改革」については、厚生労働省で「医師の働き方改革に関する検討会」が設置され、昨年中間報告がなされたところです。また、日本医師会の産業保健委員会および「医師の働き方検討委員会」においても議論が重ねられました。本書ではこの動きも情報として紹介いただいております。

法令遵守は、働くことをめぐる最低基準を確保するという点において重要であることは言うまでもありません。しかし同時に、それぞれの医療機関で職員間の対話を促進し、お互いが支え合い、効率よく仕事をすることで、明るく元気に仕事ができる雰囲気を作ることも重要です。そうした活動がより活発になることが期待されます。

医療技術の進歩の速さの一方で、超高齢化という状況に対応するための制度面等もめまぐるしく変化しています。しかし、どのような状況においても職員が健康で働くことができる医療機関こそが、こうした変革期に柔軟に対応することができ、地域に根差して大事

にされる医療機関であるということに変わりはないでしょう。

　働きやすい職場づくり、健康な職場づくりを「自主的」に行っていけるよう、本書を日々の活動の参考にしていただければ幸いです。

　引き続き今回の増補改訂版の制作を支援してくださった産業医学振興財団の皆さんに御礼申し上げたいと思います。

　平成31年1月

北里大学名誉教授
相澤好治

はじめに

　医療機関の労働環境を改善する取組みがますます活発になっています。背景には、より良い人材の確保のために病院として「働きやすい」ということをアピールする狙いや、医療の質を高めるために医療従事者の仕事の満足度を高めることが重要であることも認識されています。また、厚生労働省が主導する医療従事者の勤務環境を改善する取組みが全国へ展開されています。さらに、厚生労働省の医師の働き方改革に関する検討会における「医師の労働時間短縮に向けた緊急的な取組」においても既存の産業保健の仕組みの活用の重要性が取り上げられています。

　一方で、働きやすさだけでなく、医療従事者を取り巻くリスクとしては、針刺しや呼吸器感染などの感染症に罹患するリスク、化学物質へのばく露のリスク、夜勤、患者さんの対応におけるストレスなど様々なものがあり、それらの対策も積極的に進める必要があります。麻疹、インフルエンザ、結核などに患者さんから医療従事者が感染したといったことや、職員への暴力やハラスメントなどといった事象が、新聞に掲載されるようなことも時々散見されます。さらに病院名などが掲載されることもあります。このようなことが起きないように普段からの丁寧な取組みが求められています。

　平成25年に、本書の初版が出版され、このたび、増補改訂版の出版に至ったことをうれしく思っています。この約5年の間に様々な活動が行われ、本書にも追加すべきことが多くありました。

　本書は、医療機関において産業保健活動を行うにあたって、「何を、どう行えばいいのか」をマスターしていただくことを念頭に編集されました。特に、中小規模の医療機関の担当者を想定しています。そのため、網羅的かつ詳細に示すよりも、できるだけ気軽に取り組んでいただくことを目的として、「必要最低限の事項を図表とともに簡潔に記述すること」を重視しました。その上で、各項末には、もう一歩踏み込んだ対策を行う上で参考とすべき文献や図書などの情報を、「さらに学ぼう！」のコーナーに記載しました。

　本書は、多くの仲間、先輩、同僚に支えられて出版することができました。ここに感謝します。読者の皆様とも、つながりができればと思います。日本産業衛生学会医療従事者のための産業保健研究会では、メーリングリストを開設しています。登録ご希望の方は、mailohhcw@gmail.com　まで登録するメールアドレス（携帯メール不可）とご所属をお送り下さい。

　本書が、医療機関の産業保健のさらなる活動の推進に役立てば幸いです。

　平成31年1月

編著者　和田耕治

● 執筆者一覧（執筆順）●

〔監　修〕

相澤好治　北里大学名誉教授／日本医師会産業保健委員会委員長

〔編　著〕

和田耕治　国際医療福祉大学医学部 公衆衛生学・医学研究科

吉田和朗　独立行政法人国立病院機構 長崎病院

岡原伸太郎　ジョンソン・エンド・ジョンソン日本法人グループ

梶木繁之　㈱産業保健コンサルティングアルク

亀田真紀　石川産業保健総合支援センター

太田由紀　JA北海道厚生連 帯広厚生病院

濵口裕江　社会医療法人財団石心会 埼玉石心会病院

色川俊也　東北大学環境・安全推進センター／東北大学大学院医学系研究科 産業医学分野

小森友貴　京都第一赤十字病院

坂田知子　医療法人徳洲会 福岡徳洲会病院

黒澤　一　東北大学環境・安全推進センター／東北大学大学院医学系研究科 産業医学分野

遠藤源樹　順天堂大学医学部 公衆衛生学講座

森口次郎　京都工場保健会

甲山　望　京都第一赤十字病院

槇本宏子　医療法人精華園 海辺の杜ホスピタル

吉川　徹　独立行政法人 労働者健康安全機構 労働安全衛生総合研究所

吉川悦子　日本赤十字看護大学 地域看護学

三木明子　関西医科大学看護学部・看護学研究科

中村賢治　大阪社会医学研究所

吉村健佑　千葉大学医学部附属病院／病院経営管理学センター

橋本美穂　公益社団法人 日本看護協会

奥村元子　公益社団法人 日本看護協会

村上剛久　社会保険労務士法人 迫田・村上リーゼンバーグ

花咲恵乃　厚生労働省 大臣官房情報公開文書室

瀧野敏子　特定非営利活動法人 イージェイネット

野村恭子　秋田大学大学院医学系研究科 公衆衛生学講座

奈良井理恵　マツダ株式会社

背尾大雅　秋葉原社会保険労務士事務所

石丸知宏　西日本産業衛生会 北九州産業衛生診療所 健康管理部

松 林 恵 介	京都大学大学院医学系研究科 社会健康医学系専攻 薬剤疫学分野
福 島 慎 二	東京医科大学病院 渡航者医療センター／感染制御部
立 石 清一郎	産業医科大学 保健センター
小 川 真 規	自治医科大学 保健センター
吉 田 　 仁	大阪健康安全基盤研究所
舟 越 光 彦	公益社団法人福岡医療団 千鳥橋病院
北 原 照 代	国立大学法人滋賀医科大学 社会医学講座 衛生学部門
松 平 　 浩	東京大学医学部附属病院 22世紀医療センター
川 又 華 代	東京大学医学部附属病院 22世紀医療センター
盛 武 　 敬	産業医科大学 産業生態科学研究所 放射線健康医学研究室
茂呂田孝一	社会医療法人財団 池友会 新小文字病院
永 元 啓 介	産業医科大学病院 放射線部
松 崎 　 賢	社会医療法人財団 池友会 新小文字病院

医療機関における産業保健活動ハンドブック

CONTENTS

監修のことば ————————————————————————————— i

はじめに ——————————————————————————————— iii

執筆者一覧 —————————————————————————————— v

I 産業保健活動のための体制づくり ————————————————— 1

1．総論－医療機関における産業保健活動の意義 ————————————— 2
　　1　産業保健活動が組織の良い循環を生む ……………………………………… 2
　　2　医療従事者の健康と安全を脅かす要因 ……………………………………… 2
　　3　法令の遵守 ……………………………………………………………………… 3
　　　コラム　関東地方の医療機関における産業保健活動の実態調査 …………… 5

2．医療機関における産業保健活動の体制づくり ————————————— 8
　　活動事例❶　医療機関の産業医活動は面白いのです！―国立病院機構 長崎病院 ……… 12
　　　コラム　医療機関で考慮したい医師の就業環境改善 ……………………… 15

3．医療現場の特性を踏まえた職場巡視のコツ ————————————— 17
　　1　なぜ対策が必要か－職場巡視の必要性と意義 ……………………………… 17
　　2　職場巡視の手順 ………………………………………………………………… 17
　　3　医療機関に潜む特徴的な健康障害要因 ……………………………………… 19
　　4　医療機関における職場巡視を活性化する心がけ …………………………… 20
　　さらに学ぼう！　20
　　●病院職場用チェックリスト例 ／ 21
　　●職場巡視報告書例 ／ 23
　　活動事例❷　産業保健師の活動―国立大学法人 金沢大学 ……………………… 24
　　活動事例❸　産業保健師の活動―JA北海道厚生連 帯広厚生病院 ……………… 27

4．医療機関における労働安全衛生のリスク対策 ———————————— 30
　　1　なぜ対策が必要か－安全衛生リスク対策の必要性と期待される効果 …… 30
　　2　リスク対策の考え方と具体的な手法 ………………………………………… 30
　　3　労働安全衛生のリスク対策を病院全体へ展開するために ………………… 32
　　さらに学ぼう！　33
　　●労働安全衛生リスクアセスメント自己チェックリスト実施要領（例）／ 34
　　●様式1　リスク対策実施表（2：自部署内で対応可能なもの）／ 36
　　●様式2　リスク対策実施表（3：自部署内で対応不可能なもの）／ 37
　　●労働安全衛生リスクアセスメント 自己チェックリスト ／ 38
　　活動事例❹　産業医活動報告―埼玉石心会病院 ／ 41
　　　コラム　産業医になるには、産業医の資格を維持するには～基礎研修と生涯研修～ ／ 44

vii

5．健康診断の企画・実施からフォローアップまで —————————— 46
1 なぜ対策が必要か－健康診断を実施する前に… ················· 46
2 一般健康診断 ·· 46
3 特殊健康診断 ·· 48
4 健康診断の企画 ··· 48
5 健診の受検勧奨と事後措置について ································· 49
6 医療機関特有の問題と解決方法について ··························· 49
> さらに学ぼう！ 50
> 活動事例❺ 職場環境改善活動推進のポイント—福岡徳洲会病院 ········ 51
> コラム 医療従事者こそ良好な生活習慣を！ ······················· 55

6．医師の働き方改革をめぐって —————————————————— 56
1 厚生労働省の検討会、日本医師会産業保健委員会での議論から ···· 56
2 厚生労働省の研究班「病院勤務医の勤務実態に関する研究」の立場から ··· 61

II 心理社会的要因への対応 ———————————————————— 67

1．総論－職員のメンタルヘルス、長時間労働等への対応 ————————— 68

2．患者等から医療従事者への暴言・暴力対策 ——————————————— 71
1 なぜ対策が必要か ·· 71
2 対策の進め方－アクションチェックリストを用いた対策法 ········· 71
> さらに学ぼう！ 75
> ●医療機関における安全で、安心な環境づくりのための改善アクションチェックリスト2011／76

3．職員間の各種ハラスメントの防止対策 ———————————————— 78
1 なぜ対策が必要か ·· 78
2 対策の進め方－ハラスメントに対する最初の7つの対策 ··········· 78
> さらに学ぼう！ 80
> コラム 「協力して生産性を上げる職場づくりのためのアクションチェックリスト」
> 使用の際の留意点 ·· 81
> ●協力して生産性を上げる職場づくりのためのアクションチェックリスト2011版／83

4．医療機関におけるストレスチェックの進め方 —————————————— 85
1 ストレスチェックの意義と活用 ······································ 85
2 医療機関におけるストレスチェック制度の実際の進め方 ········· 102
> さらに学ぼう！ 109
> コラム 実践事例・ストレスチェックの実施－医療法人 海辺の杜ホスピタル ··········· 110

5．メンタルヘルス向上のためのアクションチェックリストの活用 —————— 113
1 なぜ対策が必要か ·· 113
2 対策の進め方－職場改善チェックリストの活用 ·················· 114
> さらに学ぼう！ 117
> ●医療従事者の健康支援のための職場改善チェックリスト／118
> ●安心・安全で快適な医療職場のための改善チェックリスト／120
> コラム 人間工学改善アクションチェックリストの活用 ··············· 123
> ●医療・介護職場における人間工学改善アクションチェックリスト／125

6．メンタルヘルス不調者への対応－休職から職場復帰後まで ——————— 129
1 なぜ対策が必要か ‥‥‥‥‥‥‥‥‥‥‥‥‥‥‥‥‥‥‥‥‥‥‥‥ 129
2 対策の進め方－ステップごとの職場復帰支援 ‥‥‥‥‥‥‥‥‥‥‥ 129
3 メンタルヘルス不調者の対応に関するＱ＆Ａ ‥‥‥‥‥‥‥‥‥‥‥ 132
さらに学ぼう！ 135
コラム 医療機関での復職支援 ‥‥‥‥‥‥‥‥‥‥‥‥‥‥‥ 136
コラム 医療従事者のためのワーク-ライフ-バランス
－家庭を大事にすると仕事がもっとうまくいく ‥‥‥‥‥ 139
コラム 「おやっ？」メンタルヘルス不調が疑われたら ‥‥‥‥‥ 141

7．夜勤・交代制勤務に伴う健康管理のポイント ————————— 144
1 なぜ対策が必要か ‥‥‥‥‥‥‥‥‥‥‥‥‥‥‥‥‥‥‥‥‥‥‥‥ 144
2 対策の進め方－組織としての対策と個人の対策 ‥‥‥‥‥‥‥‥‥‥ 147
さらに学ぼう！ 150

8．勤務医の労働時間に関するガイドライン ———————————— 151
1 なぜ対策が必要か ‥‥‥‥‥‥‥‥‥‥‥‥‥‥‥‥‥‥‥‥‥‥‥‥ 151
2 対策の進め方－勤務医の労働時間ガイドラインの作成 ‥‥‥‥‥‥‥ 152
さらに学ぼう！ 153
●現状把握・分析ツール：勤務医の労務管理・労働時間管理チェックリスト（抜粋）／ 154

9．長時間労働対策 ——————————————————————— 156
1 なぜ対策が必要か ‥‥‥‥‥‥‥‥‥‥‥‥‥‥‥‥‥‥‥‥‥‥‥‥ 156
2 対策の進め方〜医療機関における法令に基づく長時間労働対策は「労働時間把握」と
手順整備、見直し体制づくりが鍵〜 ‥‥‥‥‥‥‥‥‥‥‥‥‥‥‥ 156
さらに学ぼう！ 164
コラム 長時間労働と健康影響 ‥‥‥‥‥‥‥‥‥‥‥‥‥‥‥ 165
コラム 過重労働対策、メンタルヘルス対策における長時間労働の位置づけ ‥‥‥‥‥ 166

10－1．働きやすい職場づくり —————————————————— 167
1 国の取組み ‥‥‥‥‥‥‥‥‥‥‥‥‥‥‥‥‥‥‥‥‥‥‥‥‥‥‥ 167
さらに学ぼう！ 171

10－2．医療機関の働きやすさ評価事業〜 NPO の取組み〜 ——————— 175
1 ホスピレートの基本概念 ‥‥‥‥‥‥‥‥‥‥‥‥‥‥‥‥‥‥‥‥‥ 175
2 働きやすい病院づくり ‥‥‥‥‥‥‥‥‥‥‥‥‥‥‥‥‥‥‥‥‥‥ 175
3 グッドプラクティス事例の活用 ‥‥‥‥‥‥‥‥‥‥‥‥‥‥‥‥‥ 178
さらに学ぼう！ 182

11．男女共同参画の視点から提案するみんなが働きやすい職場環境づくり ——— 183
1 なぜ対策が必要か ‥‥‥‥‥‥‥‥‥‥‥‥‥‥‥‥‥‥‥‥‥‥‥‥ 183
2 男女共同参画の視点から提案するみんなが働きやすい職場環境づくりのための
８つのポイント ‥‥‥‥‥‥‥‥‥‥‥‥‥‥‥‥‥‥‥‥‥‥‥‥‥ 183

12．女性職員に対して法令で求められる就業上の配慮 ————————— 187
1 女性全般の母性保護に関する法令 ‥‥‥‥‥‥‥‥‥‥‥‥‥‥‥‥ 188
2 妊産婦の母性保護に関する法令 ‥‥‥‥‥‥‥‥‥‥‥‥‥‥‥‥‥ 189
3 妊産婦の母性健康管理に関する法令（男女雇用機会均等法第12条、第13条）‥‥‥‥‥ 190

4	育児に関する法令	190
5	介護に関する法令	192
6	女性の深夜業に関する法令（男女雇用機会均等法第13条）	193
7	制度が利用できる職員	194
8	職員が利用しやすい制度とするために	195
9	医療機関で支援制度の導入を進めるにあたって	196

さらに学ぼう！ 197

コラム 医療機関に必要な育児介護支援 198

●資料1 医師が元気に働くための7カ条 ／ 202
●資料2 勤務医の健康を守る病院7カ条 ／ 206

Ⅲ 生物学的要因への対応 ———————————— 211

1. 総論－医療従事者を感染症から守るために ———————————— 212

1	感染成立のための3つの要件	212
2	感染源対策	212
3	感染経路対策	213
4	免疫を得る対策（宿主の感受性対策）	213
5	産業保健の観点からの感染症対策で留意すべきこと	213
6	医療機関内での横断的な連携による産業保健活動	214

2. 針刺し切創・血液体液ばく露に関する基本知識と罹患防止対策 ———————————— 216

1	対策の必要性	216
2	とるべき対策	219

さらに学ぼう！ 222

3. 感染症対策としての呼吸用防護具 ———————————— 223

1	なぜ対策が必要か	223
2	対策の進め方－感染予防のための産業保健的対策の優先順位	223

さらに学ぼう！ 227

コラム 新興・再興感染症などに感染した場合の労災補償制度 228

コラム 国際的に脅威となる感染症に備える 231

4. インフルエンザ・新型インフルエンザ対策 ———————————— 233

1	なぜ対策が必要か	233
2	対策の進め方－感染経路別対策や法令に則った対応を	233

さらに学ぼう！ 234

コラム 医療機関での診療継続計画 235

5. 結核対策 ———————————— 236

1	なぜ対策が必要か	236
2	対策の進め方－健診と健診後の対応	236
3	医療従事者が結核を発症した場合の対応と保健所との連携	239

さらに学ぼう！ 241

6. ノロウイルス対策 ———————————— 242

1	なぜ対策が必要か	242

2　対策の進め方－予防・感染拡大防止と職員が感染した場合の対応 ……………………… 242
　　さらに学ぼう！　244

7．医療従事者に必要な予防接種 ―――――――――――――――――――――――――― 245
　　1　なぜ対策が必要か ……………………………………………………………………………… 245
　　2　対策の進め方－ワクチン接種のポイント …………………………………………………… 245
　　3　医療機関での予防接種実施に当たって考慮すべき点 ……………………………………… 247
　　さらに学ぼう！　248
　　活動事例❻　医療機関における予防接種の取組み―東京医科大学病院 …………………… 249

Ⅳ　化学的要因への対応 ――――――――――――――――――――――――― 253

1．総論－適切な化学物質の取扱いのために ――――――――――――――――――― 254

2．医療機関に必要な化学物質のリスクアセスメント ―――――――――――――――― 255
　　1　背景 ……………………………………………………………………………………………… 255
　　2　リスクとは ……………………………………………………………………………………… 255
　　3　リスクアセスメントとは ……………………………………………………………………… 256
　　4　化学物質のリスクアセスメント（コントロール・バンディング法）の実際
　　　　～キシレンを例に～ …………………………………………………………………………… 260

3．エチレンオキシド ――――――――――――――――――――――――――――― 263
　　1　なぜ対策が必要か ……………………………………………………………………………… 263
　　2　対策の進め方－特定化学物質障害予防規則に基づいた対応 ……………………………… 263

4．病理や解剖で用いる化学物質 ――――――――――――――――――――――――― 264
　　1　なぜ対策が必要か ……………………………………………………………………………… 264
　　2　対策の進め方－病理や解剖で用いる化学物質への8つの対策 …………………………… 264
　　さらに学ぼう！　267
　　コラム　化学物質管理対策の実際 …………………………………………………………… 268

5．グルタルアルデヒド ―――――――――――――――――――――――――――― 270
　　1　なぜ対策が必要か ……………………………………………………………………………… 270
　　2　対策の進め方－作業環境測定と健康管理のポイント ……………………………………… 270
　　さらに学ぼう！　271
　　コラム　局所排気装置等による化学物質ばく露の低減 …………………………………… 272

6．ラテックスアレルギー ――――――――――――――――――――――――――― 274
　　1　なぜ対策が必要か ……………………………………………………………………………… 274
　　2　対策の進め方－代替素材の使用、あるいはパウダーフリーの製品を ………………… 274

7．抗がん薬調製および投与 ―――――――――――――――――――――――――― 275
　　1　なぜ対策が必要か ……………………………………………………………………………… 275
　　2　抗がん薬調製における6つの対策 …………………………………………………………… 275
　　3　抗がん薬投与における4つの対策 …………………………………………………………… 277
　　参考資料 ……………………………………………………………………………………………… 278
　　コラム　ヘルスプロモーティング・ホスピタル（HPH、健康増進活動拠点病院）……… 279

xi

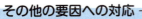

V　その他の要因への対応 — 281

1．腰痛対策 — 282
1－1　腰痛等に関する人間工学的対策 — 283
　1　なぜ対策が必要か — 283
　2　対策の進め方－人間工学的な腰痛予防対策 — 283
　3　医療機関での実践例 — 287
　　さらに学ぼう！ 289

1－2　心理社会的要因の影響ほか近年の知見から — 290
　1　腰痛の再発予防のために — 290
　2　特異的腰痛と非特異的腰痛 — 290
　3　非特異的腰痛の原因 — 290
　4　非特異的腰痛への具体的対策 — 291
　5　非特異的腰痛を慢性化させるFAウィルス — 295
　6　おわりに — 296

2．レントゲン撮影等の放射線被ばく対策 — 298
　1　なぜ対策が必要か — 298
　2　放射線の管理に必要な線量値と法令の理解 — 299
　3　放射線業務の管理（PDCAサイクルの推進） — 301
　　さらに学ぼう！ 306
　　　コラム　放射線単位のいろいろ — 307
　　　コラム　診断参考レベルを用いた患者被ばく防護の最適化 — 309
　　　コラム　診療放射線技師さんとの立ち話で役立つ線量値あれこれ — 310
　　　コラム　水晶体等価線量限度（20mSv／年）引き下げの経緯 — 311
　　　コラム　いろいろな放射線防護装具 — 312

I

産業保健活動のための
体制づくり

I　産業保健活動のための体制づくり

総論－医療機関における産業保健活動の意義

産業保健活動が組織の良い循環を生む

　医療従事者の健康を守る活動の推進は、働きやすい職場づくりにもつながります。働きやすい職場づくりができると、一人ひとりの職員が生き生きとし、仕事がより効率良くまわるようになり、それが医療の質を高め、患者さんのメリットにもつながります。つまり、医療従事者の健康を守る活動は、医療従事者のためだけでなく、患者さんのためにもなります。
　一方で、医療従事者の健康を守る活動を行わずにいると、職員のストレスや不満も増大し、ハラスメントや離職などを招き、最終的には医療の質が下がり、患者さんにも影響がでます。また、産業保健的な取組みがきちんとなされていないことが原因で、患者さんにも影響を与えるような事例が発生すれば、病院名が新聞にも大きく載り、地域での信頼を失うこともあります。インフルエンザウイルスやノロウイルスの病棟での流行の発端が職員であったり、医療従事者が結核に罹患しさらに患者さんが感染した場合など、これまでも特に死亡者がでた場合には、大きく報じられました。
　プロフェッショナルである以上、医療従事者は「自分の健康は自分で守る」ことは当然です。しかし、だからといって組織的な取組みは不要かと言うとそれは違います。お互いが支え合うことで組織としてのミッションを達成することも、我々医療従事者には求められています。
　「産業保健」という言葉は使っていないかもしれませんが、すでに多くの医療機関では様々な活動が行われています。さらにこれから、「産業保健」を合言葉に様々な改善活動を行うことで組織に良い循環を生むことができるでしょう。

医療従事者の健康と安全を脅かす要因

　医療従事者は、表に示すように健康や安全を損なう様々なリスクにさらされています。これほどまでに多種多様な危険有害要因に囲まれている職場は、むしろ珍しいとも言えます。
　医療従事者は、「医療の専門家である」ということから、これらの危険有害要因に対して自分で対処することが求められた時代もあったようです。個人で対応できることもあるのは事実ですが、医療機関における組織的な対応が不可欠なことも多いです。発生した事例やそれへの対応を個人のみにとどめることなく組織で対応し、共有することで予防にもつなげるために、組織的な対応が必要と言えます。職員の側から見れば、組織に守られているという安心感はモチベーション維持につながり、職場との信頼関係も良好に保つといったことにつながります。

表　医療従事者の健康と安全を脅かす要因

- 心理・社会的要因（ストレス、暴力、ハラスメントなど）
- 生物学的要因（針刺し、呼吸器感染対策など）
- 化学的要因（消毒薬、抗がん薬など）
- 物理的要因（電離放射線など）
- 人間工学的要因（腰痛、夜勤、交代制勤務など）
- 怪我、受傷

3　法令の遵守

　産業保健活動は、労働安全衛生法によってすべての職場に求められる活動です。医療機関も当然例外ではありません。近年、コンプライアンス（法令遵守）が企業に厳しく求められており、医療機関においても同様です。

（1）労働安全衛生法の遵守

　労働安全衛生法は、第1条に示されているように「労働基準法と相まって、労働災害の防止のための危害防止基準の確立、責任体制の明確化及び自主的活動の促進の措置を講ずる等その防止に関する総合的計画的な対策を推進することにより職場における労働者の安全と健康を確保するとともに、快適な職場環境の形成を促進すること」を目的としています。法律ではこの目的の実現のために必要な体制（産業医、衛生管理者）、衛生委員会の開催、職場巡視、定期健康診断などを示しています。これらは法令で定められた義務であり、行っていない場合には罰せられることもあります。

（2）安全（健康）配慮義務

　平成20年3月に施行された労働契約法は、就業形態や就業意識の多様化に伴って発生した労使紛争を予防することを目指した法律です。同法の第5条に「使用者は、労働契約に伴い、労働者がその生命、身体等の安全を確保しつつ労働することができるよう、必要な配慮をするものとする」と規定しています。

　使用者は、労働安全衛生法に規定された事項だけでなく、労働者の安全と健康を確保するために必要な対策を自主的に実施することが求められます。また産業医は、使用者に対して対策の推進を促す立場にあります。これまで、針刺しによるC型肝炎の感染、患者の暴力によるPTSD、過重労働に関連した突然死などにおいて、医療機関を相手取って安全（健康）配慮義務を問い、損害賠償の請求などに至った事案もあります。

　あくまで「使用者」の義務を法律上示したものになりますが、労働者にも義務があります。使用者と一体となって安全や健康が守られる職場にするために活動する義務や、雇用契約を履行するために自身の健康を維持する義務としての「自己保健義務」です（図）。

　そのため、医療従事者自身も生活習慣やメンタルヘルスについて自主的に改善し、仕事

が十分にできるように自身の健康を高める必要があります。こうした義務は、カナダ医師会は医師の倫理綱領において"医師が自ら仕事や生活のストレスに対処し、自身の健康やウェルビーイングを守り、高める"と示されていました。最近では、医師の職業倫理に関するジュネーブ宣言において"私は最高水準のケアを提供できるよう自らの健康、ウェルビーイング、能力に注意を払います"（筆者仮訳）という項目が追加されました。

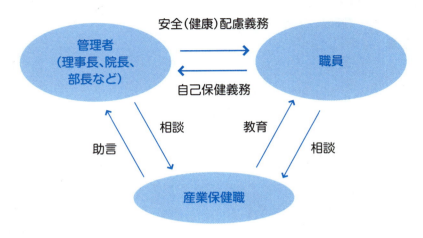

図　管理者（使用者）、職員、産業保健職の関係

（3）労働基準法

　労働基準法は、雇用契約、労働時間、休日・休暇、賃金など労働条件について最低限の基準を定めたものです。以前、医師の宿直と労働基準法の関係をめぐる議論などもありましたが、平成17年の、関西の研修医の過労死に関連して「研修医は労働者ではなく教育の一環」とした医療機関側の訴えが退けられた高裁の判決や、平成25年の、奈良県の医師の宿日直勤務の割増賃金の支払いに関しての最高裁の決定などが話題になっています。

　医師の偏在や不足などにより、地域によっては労働基準法の遵守すら難しいとする声もあることは確かですが、できることも様々あります。基本的な取組みについてはⅡ－8（151ページ）で詳しく取り上げます。

【参考文献】
相澤好治監修、和田耕治編著『医療機関での産業保健の手引き』（篠原出版新社）2006年

（国際医療福祉大学医学部公衆衛生学・医学研究科・和田耕治）

Column

関東地方の医療機関における産業保健活動の実態調査

　日本医療機能評価機構における、病院機能評価の認定病院のリストを元に、関東地方の医療機関のすべて（n＝491）を対象とした「医療機関での産業保健活動調査」の結果をご紹介します。回答があったのは214病院（回答率：44%）で、調査は2017年5月に行われました。

1．体制と法令に基づく活動
・病床数では、300床未満が52%、300-499床が28%、500床以上が20%でした。ほぼすべての病院が産業医を選任していました。
・選任された産業医の病院での役職は、院長や理事長が7%、副院長が17%、部長が35%、医長が19%、医員が12%、外部の病院の医師は10%でした。
・衛生管理者の選任は93%の病院で行われており、医師、看護師、保健師、薬剤師、事務職など幅広い職種から選任されていました。
・衛生委員会の開催は98%の病院で定期的に開催され、そのうち毎月開催されていたのは88%の病院でした。
・産業医による定期的な職場巡視は68%の病院で行われ、毎月行われていたのは、そのうちの43%の病院でした。

2．感染症
・入職時に医師や看護師のB型肝炎、C型肝炎などの血液媒介感染症の抗原・抗体検査を行っていた病院は94%で、B型肝炎の抗体が陰性の職員へのワクチン接種が行われていたのは92%でした。
・入職時に医師や看護師の風疹、麻疹、水痘、流行性耳下腺炎の抗体検査やワクチン接種歴の確認を行っていたのは74%でした。確認しており、かつそれぞれの疾病で回答のあった106医療機関のうち、麻疹（99%）、風疹（96%）、水痘（89%）、流行性耳下腺炎（87%）が対応していました。抗体が陰性であった場合に医療従事者に対してワクチン接種を行っていたのは65%でした。また、ワクチン接種を行っていると回答した病院のうち、費用が全額病院負担であったのは37%、一部病院負担28%、全額本人負担35%でした。
・季節性インフルエンザワクチンはすべての医療機関で実施されていました。費用が全額病院負担は62%、一部病院負担34%、全額本人負担5%でした。
・入職時に、医師や看護師に結核対策としてベースラインをQFTまたはT-spotで把握していたのは49%でした。
・結核患者等の空気感染する患者に対応する医療従事者に対して、N95マスクのフィットテストを行う機会をこの1年の間に1度以上提供していたのは35%の病院でした。

3．メンタルヘルスについて
・メンタルヘルスの事例（うつ病で休職など）があった際に、職員本人や上司が産業医に相談できる体制がある病院は94%でした。

・メンタルヘルス教育としてセルフケア向け60％、管理者向け45％の病院が、この1年の間に1度以上行っていました。
・職員が、病気による一定期間の休職後に復職を希望する場合、産業医面談を行っている病院は60％でした。
・全職員を対象にストレスチェックを実施した病院は98％でした。
・ストレスチェック後に高ストレス者で面談を希望する者に対して産業医面談を実施した病院は93％でした。

4．次の1年間、優先度の高い課題

	優先度が高い	優先度は中等度	優先度が低い
針刺しなどの血液媒介感染予防	67	27	6
医療従事者自身の健康管理の推進	63	32	5
呼吸器感染（結核・インフルエンザなど）対策	59	37	3
医療従事者のメンタルヘルス対策	48	42	9
ワクチン予防可能疾患に対する感染予防	44	39	17
疲労・過重労働・交代勤務による健康障害予防	26	57	17
患者からの暴言・暴力対策	25	49	27
職員間のハラスメント対策	23	50	26
放射線被曝低減対策	18	51	30
化学物質の管理	18	39	43
腰痛などの筋骨格系障害対策	8	48	45

5．考　察

　本調査は、同じ対象に対して2007年と2013年に行った調査のフォローアップとして行いました。調査のたびに産業保健活動が活発になっていることがわかりました。

　大きな変化としては、産業医の選任について、選任されている産業医の役職が前回調査の院長や理事長が27％から7％にまで減少していました。これは、平成29年4月1日より施行された労働安全衛生規則の改正にて医療法人の理事長、病院の院長等の産業医の兼務について早期に改善が求められたことに対応したことによると考えられます。

　職場巡視について毎月行われているところは、前回同様に43％程度でした。医療機関では医療安全や感染対策でも巡視が行われています。産業保健としての巡視が定期的に行われるような工夫が必要なようです。

　風疹、麻疹、水痘、流行性耳下腺炎の抗体検査を行っている医療機関は、2013年の58％より15％増加していました。同様に抗体が陰性であった場合のワクチン接種が前回の45％より約20％増加していました。近年の風疹や麻疹の流行に対して医療機関が対策を進めているようです。日本環境感染学会は、「院内感染対策としてのワクチンガイドライン」（Ⅲ－7「医療従事者に必要な予防接種」を参照）を示しており、その中でこれらの免疫を確保することが必要であ

るとしています。

　ツベルクリン反応検査によるベースライン評価は前回の45％から19％に減少しました。ツベルクリン反応検査は、日本結核病学会予防委員会の「医療施設内結核感染対策について」で、雇い入れ時のツベルクリン反応検査は推奨しないとされています。今後、QFTまたはT-spotへの変更について啓発が必要です。

　次の1年間で優先度の高い課題は、前回の調査結果と同様に針刺しなどの血液媒介感染予防、医療従事者自身の健康管理（健康診断の受診、生活習慣の改善など）の推進、呼吸器感染（結核・インフルエンザなど）対策があげられました。

【参考文献】
1．和田耕治,小川真規,小森友貴. 関東地区の医療機関における産業保健活動に関する研究(2017年). 日本医師会雑誌　2018;146：2536-41.
2．大津真弓,和田耕治.医療機関における産業保健活動の実態調査.日本医事新報　2014;4699：38-43.
3．和田耕治,相澤好治.医療機関における医療従事者を対象とした産業保健活動.日本医事新報　2007;4342：81-84.

（和田耕治）

I 産業保健活動のための体制づくり

医療機関における産業保健活動の体制づくり

　医療機関における産業保健活動を継続的に行うためには、まず、しっかりとした院内での体制を構築する必要があります。表1には「医療機関における産業保健活動を推進するための体制づくり7つのポイント」（日本産業衛生学会医療従事者のための産業保健研究会作成）を示しました。それぞれについて解説します。

表1　医療機関における産業保健活動を推進するための体制づくり7つのポイント

❶ 医療機関の方針：管理者や職種のトップが「職員の安全と健康を守る」ことを宣言します
❷ 法令に基づいた人員確保：法的に必要な最低限の体制と業務時間を確保します
❸ 人材確保と産業保健担当者の周知：活動するチームを作り、活動内容を職員に周知させます
❹ 専門家との連携：産業保健活動の展開においては適切な助言やアドバイスを得られるよう院内や院外の専門家と連携します
❺ 活動計画の作成：医局会、看護部門など既存の組織と連携します
❻ 活動計画の作成：衛生委員会で具体的に取り組む産業保健の課題と対策を決めます
❼ 教育の提供：産業保健に関する教育を定期的に行います

❶医療機関の方針―管理者や職種のトップが「職員の安全と健康を守る」ことを宣言します

　医療機関の管理者（院長、理事長、職種のトップ）は、まず、職員の安全と健康を守ることを方針として表明します。このことが健全な組織運営や医療安全の向上、ひいては患者の利益につながることを示し、次に、それらを支える産業保健活動に継続して取り組むことを宣言します。この宣言を明文化し、定期的に繰り返し伝えることで、職員一人ひとりが認識を高め、組織の文化として浸透させていく第一歩とします。
　概して管理者は、職員の安全と健康を守る活動の重要性を理解しています。筆者らの2013年の調査では、病院機能評価を取得している関東地方の病院の回答において、約3割が院長や理事長が産業医として選任されていました（前頁のコラム参照）。しかしながら、管理者は多忙であるため、必ずしも十分な産業保健活動ができているわけではありません。また、管理者は評価者でもあるため、労働者と病院組織との中立な立場をとることが難しいものです。そうした中にあって、管理者にまずもって期待される、あるいは管理者ゆえの重要な役割は、先の方針を示すことです。また、必要な予算を確保する（目途をつけておく）ことも管理者ならではの役割です。なお、平成29年4月1日に施行された労働安全衛生規則第13条の改正により、院長や理事長が自らの事業場の産業医を兼任することが禁止されました。

方針としての安全と健康を守る活動に、すべての職員が積極的に参画することが不可欠です。管理者が、職員が産業保健活動に参加しやすい環境を整え、職員とともに協力して取り組むことこそが、活動の成果を出す近道であることは言うまでもありません。

❷法令に基づいた人員確保─法的に必要な最低限の体制と業務時間を確保します

労働安全衛生法では、常時50人以上の労働者を使用する事業場では、事業者に、産業医と衛生管理者の選任が求められています。こうした活動のコアとなる人材の配置は必須です。表2に法令で求められている選任要件等を示しました。例えば350人の職員がいる場合には、1人以上の産業医のほか、衛生管理者を2人選任します。今一度だれが選任されているかを確認する必要があります。

なお、産業医も衛生管理者も、法令は最低人数を示したものであり、何人選任しても問題はありません。選任した場合には、労働基準監督署に報告することが義務づけられています。もちろん、法的に必要な人数が確保されていれば内部の役割分担とすることも可能でしょうが、責任を明確化するなどして、十分に機能するようにします。

新たに産業医や衛生管理者として選任されると、仕事は確かに増えるでしょう。その分、他の業務などを調整して時間を確保できるよう配慮することも必要でしょう。産業医は、職場巡視などを通じて病院組織を縦横に見ることができるため、選任された医師の、病院のマネジメントに関するキャリア開発としても有用と言えます。また複数の医師を産業医に選任して、スキルに応じて業務を分担することもよいでしょう。

表2　医療機関にも適応される労働安全衛生法に基づく人材配置

	総括安全衛生管理者	衛生管理者		衛生推進者	産業医
		事業場の規模（常時使用する労働者数）	衛生管理者数		
事業所規模（常時使用する労働者数）	1000人以上	50人以上200人以下 200人を超え500人以下 500人を超え1000人以下 1000人を超え2000人以下 2000人を超え3000人以下 3000人を超える場合	1人 2人 3人 4人 5人 6人	労働者10人以上50人未満の事業場ごとに衛生推進者を選任し、衛生に係る業務を担当させる。	常時50人以上999人以下の労働者を使用する事業場では嘱託産業医を選任する。 常時1000人以上の労働者を使用する事業場では専属産業医を選任する。 （常時3000人を超える労働者を使用する事業場にあっては2人以上の専属産業医を選任する）
選任に関する要件	当該事業場においてその事業の実施を統括管理する者	医療業では、第1種衛生管理者免許もしくは衛生工学衛生管理者免許を有する者又は労働安全衛生規則第10条各号に掲げる者		①都道府県労働局長の登録を受けた者が行う講習を修了した者 ②大学卒業後1年以上、高等学校または中等教育学校卒業後3年以上、その他5年以上事業場の安全衛生の実務（衛生推進者にあっては衛	医師のうち次の要件を備えた者 ①労働者の健康管理等を行うのに必要な医学に関する研修であって、厚生労働大臣の指定する者が行うものを修了した者 ②産業医科大学等の卒業者であって、その大学が行う実習を履修したもの ③労働衛生コンサルタン

			生の実務）に従事した経験を有する者 ③労働安全コンサルタント、労働衛生コンサルタント、その他厚生労働大臣が定める者	ト試験（保健衛生）に合格した者 ④大学において労働衛生に関する科目を担当する教授、准教授または講師の職にある者、またはあった者 ⑤その他厚生労働大臣が定める者
業務の内容	安全管理者、衛生管理者等を指揮することおよび次の業務を統括管理すること 1．労働者の危険または健康障害を防止するための措置に関すること 2．労働者の安全または衛生のための教育の実施に関すること 3．健康診断の実施その他健康の保持増進のための措置に関すること 4．労働災害の原因の調査および再発防止対策に関すること 5．その他労働災害を防止するため必要な業務で厚生労働省令で定めるもの	1．総括安全衛生管理者の統括する業務のうち衛生に係る技術的事項を管理すること 2．少なくとも毎週1回作業場等を巡視し、設備、作業方法または衛生状態に有害なおそれがあるときは、直ちに、労働者の健康障害を防止するため必要な措置を講じること	総括安全衛生管理者の統括管理する業務を担当すること（衛生推進者にあっては衛生に係る業務に限る）	①健康診断および面接指導等の実施、 ②作業環境の維持管理 ③作業の管理 ④その他労働者の健康管理 ⑤健康相談等その他労働者の健康の保持増進を図るための措置 ⑥衛生教育 ⑦労働者の健康障害の原因の調査および再発防止のための措置

❸人材確保と産業保健担当者の周知―活動するチームを作り、活動内容を職員に周知させます

　産業保健活動は、産業医と衛生管理者のみでは行えません。効率よく産業保健活動を展開するためにも、看護職や事務職など様々な職種が関わることが必要です。諸外国では、産業保健活動のみを専門とする看護職も多く活躍しています。職員が気軽に相談や提案ができる機会を提供するために、産業保健チームの存在と担当者が誰であるかを周知させましょう。日本でも近年は産業保健活動を主とする看護師・保健師を配置する病院もみられつつあります。

　様々な産業保健活動を行っても、一人ひとりの職員にまで活動内容が伝わりにくいことは課題です。そのため、活動の成果報告などをチラシや掲示物、電子メールで流し、職員へ情報提供を積極的に行うことが必要です。

❹専門家との連携―産業保健活動の展開においては適切な助言やアドバイスを得られるよう院内や院外の専門家と連携します

　医療機関には、すでに様々な専門家がいます。産業保健活動の展開において、院内の様々な横のつながりをもつとよいでしょう。

針刺し切創や呼吸器感染対策などは、感染管理担当者と役割を分担します（具体的な取組みはⅢ－2「針刺し切創・血液体液ばく露に関する基本知識と罹患防止対策」、Ⅲ－3「感染症対策としての呼吸用防護具」で紹介します）。職員の休職や復職にあたっては、メンタルヘルスに関連することであれば精神科医や心理職との連携が必要です。さらに、身体的疾患が背景にある場合には、専門とする医師に相談することができます。放射線管理は、放射線科医や診療放射線技師と連携します。

　注意が必要なのは、横のつながりのなかで職員のプライバシー（個人情報）をどのように保護するかです。まず、健診結果や面談記録などについての情報の管理方針を策定・明示しましょう。特に健康情報は、医療機関職員でなくとも非常に機微な情報で、その扱いには注意を要します。

　専門家との連携は、院内に限るものではありません。長時間労働対策等は、社会保険労務士などの労務管理の専門家に相談できます。労働衛生対策については、労働衛生コンサルタントに相談するのも良いでしょう。同じ医師や看護職でも、産業保健を中心に活動している方も少なくありません。必要に応じて、そうした方々が集う地元での勉強会や講演会等に出向くことも、最新の知見の吸収のみならず、いざ何かやろうとした時に気軽に相談できる仲間・ネットワークづくりにもなり有用でしょう。

❺活動計画の作成―医局会、看護部門など既存の組織と連携します

　院内の医局会や看護部門等とも連携し、産業保健チームに必要な情報が集まるようにします。例えば、看護部の間で夜勤の交代の際に防犯上の課題があがった場合、その情報はチームを介して病院組織全体で共有するようにしましょう。

　臨床研修委員会は、比較的リスクの高い研修医の健康管理について把握しています。臨床研修委員会の担当医師は、研修医の評価者であることも多いため対応がうまくいかないこともあります。産業医を噛ませることで、第三者的な立場の切り口からの対応が可能となります。

❻活動計画の作成―衛生委員会で具体的に取り組む産業保健の課題と対策を決めます

　様々な職種から選出された労働者の代表と事業者で構成された衛生委員会の開催は、具体的な展開のために必須と言えます。50人以上の職員が勤務している職場では、月に1回以上開催することが労働安全衛生法に定められています。労働基準監督署の監督官が来院した際にも、議事録の閲覧を求められることもあるようです。

　筆者らの調査では、ほとんどの医療機関において衛生委員会に該当する組織はあるものの、毎月開催されていないことが一部にあるようです。

　すでに先進的な取組みをしている医療機関では、衛生委員会で針刺し・労災報告、職員のストレス対策、健康診断受診状況、安全週間（7月）・衛生週間（10月）の行事などを盛り込んだ年間計画を策定しています。また、職員の安全と健康に関する現状に関しての調査を行って改善へのヒントを探っているようです

❼教育の提供―産業保健に関する教育を定期的に行います

　入職時のオリエンテーションで、産業医あるいは健康管理部門からの新入職員に対する教育の時間を設け、自院の産業保健活動について紹介・説明します。また、院内研修会や職員の安全健康に関する講演会（ストレス、針刺し、抗がん剤等）を関連部署と合同で定期的に開催するといいでしょう。

（和田耕治）

医療機関の産業医活動は面白いのです！

国立病院機構 長崎病院

1．はじめに

産業保健活動を行う上で、医療機関の持つ特徴として次の3点を挙げたいと思います。

❶一般の事業所と比べ、多種多様な危険有害要因にさらされる可能性がある。
❷複数の医師が就業しており、健康管理・感染対策などの分担が可能であるが、ほとんどの産業医は診療部門と兼任している。
❸中規模以上の事業所に見られる「健康管理室」など職員の健康を担当する明確な部署がなく、産業保健職の参画も充分とは言えない。

医療機関には未だ多くのアンメットニーズ（満たされない需要）があると言えます。だからこそ、産業医を始め産業保健職にとってたいへん取組み甲斐のある職場だと筆者は考えます。

2．産業保健活動の実践

筆者は臨床医として長年診療の第一線に従事しつつ、十数年前から勤務先の産業医を兼務しています。

産業医の活動内容は多岐に渡ります。安全衛生委員会への出席、職場巡視、健診の準備・事後指導、針刺し事故への対応、化学物質・放射線管理の確認、メンタルヘルス不調による休職者の面談・職場復帰へのケアや各方面との折衝、過重労働対策、健康講話、禁煙指導、院内暴力に対する体制づくりや講習会の開催など、やるべきことは尽きません。

もちろん診療業務に従事する一方でこれらすべてを一人で賄うのは現実的ではありません。産業医が頑張りすぎて過重労働になる事態はブラックジョークに過ぎません。

筆者の施設では、事務部門の方に面談の日程調整や健康診断の周知・集計など様々なワークをお願いしています。また複数の医師にワクチンの接種、健診結果の判定などを分担いただいています。健康教育・安全教育等については職員教育担当のスタッフにお願いし、年間の教育スケジュールに織り込んでいただいております。このように施設内の人的資源を有効に活用することで、多くのイベントを盛り込んだ年間計画を消化しています。

月1回の安全衛生委員会は、筆者が必ず参加できるよう日時の調整をしていただいております。ここは年間計画に基づいたアクションの進捗について報告するとともに、時事的な問題や対応を協議する貴重な場です。

職場巡視は現場の状況を把握し職員の生の声を聞くまたとない機会ですので、丁寧に部署を見て回り危険箇所や問題点の洗い出しを行うとともに、職場の長や職員の意見をなるべく多く聞くように努めています。実際に職場巡視の際に作業環境上の問題を発見し解決につなげる機会は、かなり多いです。

ではこれまでの勤務先での筆者の取組み事例をいくつかご紹介します。

〈取組み事例1〉

　職場巡視の際にある部署の職場長と話をしているうちに、部署内の医療廃棄物の貯蔵庫から戸外の集積所までの運搬を一般事務職が行っていることが判りました。調べると他にも同様の運用をしている部署がいくつか見受けられました。以前からの慣行となっており職場・職員からのクレームや疑問の声は特にありませんでしたが、感染など安全上好ましくないと判断し、処理専門業者に貯蔵庫までの定期的な巡回・運搬を委託するよう安全衛生委員会に提案しました。

〈取組み事例2〉

　うつ病の診断で休職したAさんに対し、職場復帰に向けたプログラムを作成しました。かかりつけ医と連携しながら本人との面談を重ね、本人の意向と様子を確認しながら徐々に就業時間や内容を増やしていく方法としました。職場長とはAさんと別に面談の機会を設け、Aさんを職場復帰させる上での職場での配慮などアドバイスを行いました。最終的にはAさんは元の職場で完全に職場復帰することができました。

〈取組み事例3〉

　針刺し事故は医療機関特有のアクシデントと言えます。発生後速やかな対応が求められます。夜間や時間外の対応も想定したマニュアルを作成し、また同意書・説明書や採血オーダーなどをパッケージ化することで、産業医が不在の場合でも同一の初期対応が可能になりました。

〈取組み事例4〉

　B型肝炎・麻疹・風疹・水痘などについて自分の抗体価を知ることは、感染防御の点で重要です。また就業上の配慮にも必要な情報となります。安全衛生委員会を通じて診療に関連する職員全員の抗体価の調査を企画し、その結果については本人にフィードバックを行いました。

　特にB型肝炎ウイルス抗体価は針刺し事故の際に必要な情報になるため、職員の名札ケースの裏に挟み、普段は見えないが必要時にはいつでも取り出して確認できるよう工夫しました。

〈取組み事例5〉

　パワハラや過重労働などは「問題が起きていること」を早く見つけるのが重要ですが、発見が遅れたと思われる事例が続いたことから、インターネットを利用し、いつでもどこからでも利用できる「電子投書箱」の設置を考案しました。安全衛生委員会で提案し、寄せられた投書に対し事務職・看護職・医局の各サブチーフと産業医で迅速に対応するシステムを立ち上げました。

　院内に周知したところさまざまな形で投書が来るようになりました。とくに問題が大きくなる前の段階で寄せられた投書では早期の拾い上げや解決につながるものも数多く見受けられました。運用開始後に職員にアンケートを行いましたがおおむね好評でした。

3．息の長い産業保健活動を目指して

　職場内の多くの方々にご協力いただくことにより、初めて充実した産業保健活動が可能になります。産業保健活動の成否はその職場が醸す文化とも深く結びついていますので、なんでも一朝一夕にできるというものではありません。時に産業保健活動の意義から説き起こさなければならない場合もあります。あれができない、これも不充分だとつい考えがちですが、「できることをやっていく」というスタンスで無理なく活動するという姿勢で徐々に進めていくことが肝要です。

　同様の問題についての他施設での良好事例を収集することも、問題を解決する良い糸口になることがあります。たとえば都道府県の産業保健総合支援センターの活動に参加したり、日本産業衛生学会の「医療従事者のための産業保健研究会」など識者が多く集うグループに参加し、「産業保健活動について何でも相談できる環境」を確保することも良い結果につながるでしょう。

　事例を共有しお互いの施設で役立たせるためには、近隣の医療機関の産業保健スタッフが連携し、情報を交換したり共有することも有用です。たとえば国立病院機構は全国に140あまりの医療施設がありますが（平成31年1月1日現在）、各施設に勤務する産業医・医療安全・臨床心理士など産業保健に関係するスタッフの有志で独自に連携し情報交換を行っている「国立病院機構産業保健活動ネットワーク」というグループがあります。

4．最後に

　医療機関における産業保健活動は重要であり、医療機関の職員が快適で健康に働けることは医療安全や患者満足度の向上につながることが期待されます。

　無事に職場復帰を果たし、元気に働いている職員の姿を見る喜びなどは、診療業務に勝るとも劣りません。これからも産業医活動を通じて、医療機関における雇用の質の向上、ひいては患者さんへの良質な医療サービスの提供を目指していきたいと思います。

　医療機関の特性とニーズに合った充実した産業保健活動の体制づくりに、ひとりでも多くの先生方が参画されることを切に願います。

お勧め資料等

● 吉田和朗　医療機関での産業保健体制づくりを考える　「労働の科学」67：497-499,2012
● 吉田和朗　プライマリ・ケア医が産業医を引き受けたら　「JIM」24：793-796,2014
● 国立病院機構産業保健活動ネットワーク（NHO-OHN）http://nho-ohn.sakura.ne.jp/

（独立行政法人国立病院機構　長崎病院・吉田和朗）

コラム：医療機関で考慮したい医師の就業環境改善

Column
医療機関で考慮したい医師の就業環境改善

　医師の就業環境の改善については、労働時間の削減や休暇取得の促進などがあげられますが、医療機関としてできる改善は他にもいろいろあります。筆者らの調査では、医師の慢性疲労というネガティブなアウトカムと、仕事の満足度というポジティブなアウトカムの両面で見た際に、表にあげられたような取組みが必要であることが示されました。

表　医療機関で医師の就業環境改善として取り組むに値する項目

❶キャリア満足度が維持できるよう支援をします
❷同僚医師やコメディカルとの良好な関係づくりを行います
❸患者との良好な関係づくりを心がけ、患者のニーズや訴訟の可能性に組織として対応できるような体制をつくります
❹一人ひとりの労働負担が過剰にならないように管理します
❺労働と生活の時間のバランスがとれるよう配慮をします
❻診療業務以外の管理的な仕事の負担を減らします
❼診療に必要な資源について医師の意見を聞きながら改善します
❽公平な給与体系や必要な手当を支給します

❶キャリア満足度が維持できるよう支援をします
　自らのキャリアに満足していると回答した医師は、慢性疲労も少なく、そして仕事の満足度が高いということが示されました。キャリア満足度を高める要因としては、一般的には治療手技の向上、専門医資格や博士号等の取得などがあります。医療機関としてキャリアについて相談にのる機会や、学びの場を増やすようにすることが求められます。

❷同僚医師やコメディカルとの良好な関係づくりを行います
　同じ病院でも、医師同士の情報共有や交流の場が限られていることも少なくありません。また、科を越えての関係がうまくいっていない医療機関もあります。医師同士がプロフェッショナルとしてお互いを高めあえるような組織づくりとして、医局会やカンファレンスの充実から始めてみるとよいでしょう。

　コメディカルとの良好な関係は、多くの国の研究でも医師の仕事の満足度と関連していました。看護師を対象にした調査でも、医師との関係が看護師の仕事の満足度の重要な要因であることが示されています。医療機関では、医師やコメディカル一人ひとりが尊重される職場文化を形成することが、職員全体にとって良い就業環境となり、最終的には患者や地域の信頼にもつながるようです。

❸患者との良好な関係づくりを心がけ、患者のニーズや訴訟の可能性に組織として対応できるような体制をつくります
　医師は、医療の不確実性や限界を患者に説明しますが、患者は医療が万能だと信じる（信じたい）というギャップが存在します。こうしたことからも、患者とのコミュニケーションが十分にとれていないと、訴訟やクレームのリスクが増大

することになります。患者の声・ニーズに耳を傾け、十分に納得してもらえるアカウンタビリティが大切と言えます。また、患者と接するのはもちろん医師ばかりではありません。看護師、技師、事務スタッフほか、医療機関を挙げて患者との良好な関係づくりに努めることも大事です。

❹一人ひとりの労働負担が過剰にならないように管理します

現在でも、医師の一人当たりの労働負担は大きく、当直明けに帰れるという病院もまだまだ広がっていません。また、診療科によっては2、3人しかおらず、オンコールをほぼ1日ごとに交代しているという病院もまだまだあります。医療機関として、労働負担が特定の医師に偏っていないかを確認する必要があります。医師は自己犠牲を尊ぶ傾向があり、休暇を取ることを促しても自主的にとらないこともあります。しかし、必要な休暇をとらせるようなルールづくりも重要です。

❺労働と生活の時間のバランスがとれるよう配慮をします

労働と生活の時間のバランスがとれないことは、女性医師の慢性疲労と関連しました。女性医師の85%が家事をしていますが、男性医師では15%程度という報告があります。女性医師を対象に柔軟性のある勤務時間やシフトを可能にすることで、就業の継続や、妊娠などで退職した女性医師の再就労も可能になります。

❻診療業務以外の管理的な仕事の負担を減らします

医療機関の運営に関する業務や書類の記載など、診療以外の管理的な仕事は、慢性疲労や仕事の満足度と関連します。わが国での調査では、39%の医師が「5年前とくらべて業務負担が増えている」と回答しています。そのうち55%が「書類を書く仕事」が増え、46%が「会議」が増えたと回答しています。また、電子カルテなどのIT化により、逆に医師の負担が増加しているという報告もあります。このように管理的な仕事によって医師の労働負担が増すことで、本来果たすべき役割や診療に影響することもあり、望ましくありません。医療クラークの導入も効率的な仕組みづくりの一つとして、より積極的に取り組みたいところです。

❼診療に必要な資源について医師の意見を聞きながら改善します

診療に必要な医療資源には、医療機器、診察室のスペース、診療に必要なスタッフがそろっているかも含まれます。ある病院では、医師が必要とする医療機器を購入したところ、モチベーションもあがり、病院として収益も増えたという報告があります。また、診察室のスペースを整理するなど、お金をかけずに環境面の快適化を図るなど、工夫できることはたくさんあります。

❽公平な給与体型や必要な手当を支給します

公平な給与（あるいは不公平感）は、仕事の満足度と関連します。給与を増やせばいいという意見もあるようですが、慢性疲労とはあまり関係しないという報告があります。医師の給与体系については、多くの医療機関においては、経験年数を基本とし、当直の回数などの要件に基づき、諸手当を支給しています。しかし、わが国での調査では、3分の2の医療機関で医師の給与体系が明確化されていない、ということが示されています。研究日があったりなかったり、出身医局によって給与が違ったりといったことが病院に対する不信感のもとになり、そのことが仕事の満足度を低下させているとしたら、医師にとっても、医療機関にとっても不幸なことです。

（和田耕治）

3. 医療現場の特性を踏まえた職場巡視のコツ

医療現場の特性を踏まえた職場巡視のコツ

なぜ対策が必要か－職場巡視の必要性と意義

　職場巡視は労働安全衛生規則に定められた産業医（同規則第15条第1項に規定）と衛生管理者（同規則第11条第1項）の職務の1つであり、「産業医は、少なくとも毎月一回（産業医が、事業者から、毎月一回以上、次に掲げる情報の提供を受けている場合であつて、事業者の同意を得ているときは、少なくとも二月に一回）作業場等を巡視し（衛生管理者は、少なくとも週一回作業場を巡視し）、作業方法又は衛生状態に有害のおそれがあるときは、直ちに、労働者の健康障害を防止するため必要な措置を講じなければならない」と規定されています。
　職場巡視の意義は大きく以下の4つに分けることができます。
　❶安全衛生上の課題を指摘して、改善につなげる
　❷職場改善の状況や効果を確認する
　❸業務内容を理解して保健指導や適正配置を行う際の参考にする
　❹病院全体・職場そのものを理解して、産業保健活動全体に活かす
　　（例）どこで何が行われているのかといった業務内容／従業員の表情や挨拶などの
　　　　病院組織の文化／経営方針や理念などの浸透度
　医療現場ではそこで働く医療従事者に対する健康障害要因が多種多様に存在します。一方で医療安全（患者さんの安全）に意識や対策が優先されがちです。ある全国の病院を対象とした調査では、毎月1回以上の職場巡視を行えている病院は非常に少ないという結果も出ています。
　職場巡視の意義で❸❹にも挙げたとおり、職場巡視は産業保健活動を個人や組織に対して円滑に展開するための根幹となる活動です。本稿の内容を参考にしていただき、各医療機関で産業保健活動の基礎となる職場巡視を積極的に実施されることを期待します。

職場巡視の手順

　表に、職場巡視を実施するための5つの手順を示しました。

表　医療機関で職場巡視を実施するための5つの手順

❶職場巡視の年間計画を立て、明文化する
❷職場巡視の事前準備をする
❸職場巡視を行う

Ⅰ　産業保健活動のための体制づくり

❹職場巡視の結果をまとめ、報告書を作成する
❺巡視結果に基づき衛生委員会で職場改善について審議・決定し、改善進捗を管理する

❶職場巡視の年間計画を立て、明文化する

　医療機関は事務部門、一般外来部門、救急外来部門、病棟部門、リハビリ部門、臨床検査部門、放射線検査・治療部門、手術部門、病理部門、薬剤部門、栄養部門など、様々な機能で構成され、そこで働く多様な職種が存在します。これらすべての職場を網羅的に巡視できるよう、産業保健スタッフ（産業医、衛生管理者など）が中心となって年間計画を立てましょう。また計画は文書化し、衛生委員会等で報告するとともに、進捗管理を行うと良いでしょう。

❷職場巡視の事前準備をする

　実際に職場へ足を運ぶ前に、産業保健スタッフから当該職場の責任者へ巡視に行くことを伝え、職場巡視に同行してもらえるよう依頼しておきましょう。また、巡視の事前情報として、１）前回の巡視結果（報告書）、２）職場巡視用チェックリストなどがあれば効率的に実施することができます。さらに３）職場平面図、４）業務手順書、５）取り扱っている化学物質のリストなどが手元にあると、職場の理解が進み、より効率的・効果的に巡視を行うことが可能となります。

❸職場巡視を行う

　実際の職場巡視では、産業保健スタッフと現場責任者がチームを組んで、職場に潜む様々な健康障害要因を特定し、労働者への健康影響を評価します（健康障害要因については、次頁の「３　医療機関に潜む特徴的な健康障害要因」を参照）。巡視時には、記録がとれるようにメモ帳や筆記用具、デジタルカメラなどがあると良いでしょう。さらに細かい巡視を行うためには、照度計、騒音計、スモークテスター、WBGT測定器（熱中症指標計）などを使用します。

　巡視を行う際の留意点として、出来るだけ業務遂行の邪魔にならないよう配慮しましょう。また、デジタルカメラで職場を撮影する場合は、撮影許可を得ましょう。特に患者さんが映る可能性があるときは配慮が必要です。さらに巡視者が有害物質にばく露されたり、怪我をしないよう適切な服装・装備（病院であれば白衣等）で巡視を行いましょう。

　医療機関には多くの健康障害要因が存在し、各部署によってその特徴が異なるため、産業保健スタッフであっても各部署の状況をすべて把握することは容易ではありません。そこで、職場巡視用のチェックリストなどを用いるのも有効です。本稿末（21ページ）に「病院職場用チェックリスト例」を掲げました。チェックリストは、出来るだけ各病院・各職場に則したオリジナル版を作成することをお勧めします。また、快適な職場環境づくりを目指す観点から、「職員同士のコミュニケーションが良好である」、「職務分担が適切である」など、職場での聞き取り調査を伴うチェックポイントも考えられます。

❹職場巡視の結果をまとめ、報告書を作成する

　産業保健スタッフが職場巡視で発見した安全衛生上の問題点を確実に改善につなげるに

は、巡視結果を記録（報告書）に残しましょう。
　職場巡視報告書は当該職場の改善を進めたり、他職場への水平展開につながる重要な情報となるため、出来るだけ分かりやすい記載となるよう努めましょう。さらに改善担当者や期限、改善内容などを記載する項目を加えるなど様式を工夫しましょう。巡視の際に発見した優良事項についても記載することを忘れてはなりません（本稿末（23ページ）の職場巡視報告書例を参照）。

❺巡視結果に基づき衛生委員会で職場改善について審議・決定し、改善進捗を管理する
　巡視結果を着実な改善につなげるために、職場巡視報告書を衛生委員会で取り上げ改善対策を審議し決定します。また委員会の中で、対策の進捗について確認すると良いでしょう。改善結果についても記録（報告書）に残し、衛生委員会で報告しましょう。こうした改善の繰り返しが少しずつ働きやすい職場を創造していきます。

医療機関に潜む特徴的な健康障害要因

　以下に医療機関に潜んでいる主な健康障害因子の例を挙げます。これらの健康障害因子が存在するかどうかを職場巡視で確かめ、存在する場合には労働者への健康影響を評価しましょう。なお、下記の多くは本書内で言及されていますので、それぞれにおけるポイントは各項をご参照ください。

【物理的要因】
紫外線（滅菌・治療）、赤外線（治療）、レーザー光線（治療）、電離放射線（検査・治療）、高温・低温環境（検査・治療）、騒音、振動

【化学的要因】
エチレンオキシド（滅菌）、グルタルアルデヒド・オルトフタルアルデヒド（内視鏡殺菌）、ホルマリン（病理解剖）、トルエン、キシレン（病理検体処理）、麻酔ガス（手術）、ラテックスやエポキシ樹脂、抗生物質（薬剤部、外来、病棟）、抗がん剤（薬剤部、外来、病棟）、化学物質等にばく露した患者への対応による二次災害（救急室）

【生物学的要因】
血液媒介感染：肝炎ウイルス、HIV など
空気感染：結核菌、麻疹ウイルスなど
飛沫感染：インフルエンザウイルス、ムンプスウイルス、風疹ウイルスなど
接触感染：MRSA、VRE、ダニ類など

【社会心理的要因】
長時間労働、不規則な勤務形態、職業ストレス、ハラスメント、暴言・暴力

【人間工学的要因】
重量物の取扱い、不自然な作業姿勢、VDT関連作業

4 医療機関における職場巡視を活性化する心がけ

(1) 職場責任者の支援を意識する

　職場巡視を行う際は、職場で働く人たちが働きやすくなるような視点で取り組みましょう。巡視には当該職場の責任者に同行してもらい、その際に自分たちだけでは容易に取り組むことができない課題を伺い、その課題を衛生委員会で取り上げて、取組みを組織的に支援しましょう。これにより、職場側が抱く職場巡視そのものへの抵抗感を低減することができ、職場との信頼関係の構築や連携強化につながります。

(2) 自主的な改善の取組に光を当てる

　職場によっては、自主的に職場改善を行っている場合もあります。職場の人たちにとっては、当たり前に行っている活動ですが、それらを良好事例として衛生委員会で取り上げる（場合によっては表彰する）ことで、当事者のやる気が促進されるとともに、他職場への参考事例として紹介することができます。

さらに学ぼう！

- 森晃爾 編『改訂 写真で見る職場巡視のポイント』（労働調査会）2011、60-63、96-101
- 地方公務員災害補償基金『病院等における災害防止対策研修ハンドブック―針刺し切創防止版』2010
  http://www.chikousai.jp/gyoumu/boushi/boushi33.pdf
- 福岡産業保健総合支援センター「病院における職場巡視チェックリスト例」1995
  http://www.fukuokas.johas.go.jp/h-checklist.pdf

（ジョンソン・エンド・ジョンソン日本法人グループ・岡原伸太郎）
（(株)産業保健コンサルティングアルク・梶木繁之）

（病院職場用チェックリスト例）

日　　時	年　　月　　日　　時　　分〜　　時　　分（天候：　　　気温：　　　℃）
巡 視 場 所	
巡 視 同 行 者	

職 場 概 要

職　　　員　　数：計　　　　人（内　男性　　　　　人・女性　　　　　人）

健 康 診 断 受 診 者：計　　　　人（内　男性　　　　　人・女性　　　　　人）受診率　　　％

公 務 災 害 発 生 の 有 無：有　　　人（過去３年　　　件）・　　無

（災害の概要：　　　　　　　　　　　　　　　　　　　　　　　　　　　　　　　）

長 期 休 業 者 の 有 無：有　　　人　・　　無

	チェックポイント	評　価			気づいたこと
		良	要改善	要検討	（改善・参考にすべきこと）
事務室・ナースステーション等	文書・書籍、備品等の整理整頓がなされている				
	ロッカー、棚が固定されている（地震対策など）				
	高いところのものをとる場合等のための安全な踏み台がある				
	電気配線、コンセント（水がかからない・埃がたまらない）等が安全に管理されている				
	室内の床の清掃・管理が行き届いている				
	室内の段差につまずき防止が施されている				
	机、椅子の破損、ぐらつきがない				
	室内が暑すぎたり寒すぎたりせず快適である				
	室内の照明や換気が適切である				
	息苦しくないほどの広さが保たれている				
	機械等の、熱、騒音対策がとられている				
	通行に支障がない程度の通路が確保されている				
	医療用具、機械等の置き場所が定められている				
	廃棄物が定められた方法で分別されており、所定の場所に廃棄されている（感染症廃棄物以外）				
有害化学物質・放射線等	医薬品（放射性医薬品含む）、消毒薬、毒物劇物等の保管、管理は適切に行われている（保管場所、保管方法、表示、地震対策等）				
	有害化学物質を扱う場所において換気設備は正常に作動する				
	有害化学物質を取り扱う場合は、防毒マスク、保護めがね等適切な防護具が用意されている				
	鋭利な器具等の危険物の収納が適切である				
	放射線防護具等適切な保護具を着用している				
	放射線管理区域（排気設備、排水設備含む）が適切に管理されている				
	電離放射線の個人被ばく線量が管理され、適切である				
	放射線管理区域が適切に表示されている				

	チェックポイント	評　価			気づいたこと
		良	要改善	要検討	（改善・参考にすべきこと）
感染症対策	リキャップをしない教育・対策がとられている				
	針刺し防止器材を正しく使用している				
	使用済み注射針の廃棄用の専用容器がある				
	感染物の廃棄手順が徹底されている				
	廃棄物が安全に管理されている				
	必要な場所に手指の消毒設備がある				
	個人保護具（ディスポ手袋・ガウン等）が用意されている				
VDT作業	ＶＤＴ作業時の照度（室内、画面、手元など）が適切である				
	ＶＤＴ作業時、ディスプレイに差し込む光の反射防止対策がなされている				
	ＶＤＴ作業に適した机及びイスが配備され、安全に使用できる				
機械等	機械・設備は定期的に管理、点検が行われている				
	機械の正しい操作方法、手順が周知され、実行されている				
	駆動部には保護カバーがつけられ巻き込まれの危険がない				
共用設備	階段・廊下に物品が置かれず、安全に歩行できる				
	階段・廊下で、つまずいたり滑ったりしないよう対策が行われている（手すりの設置等）				
	非常口や消火栓・消火器の前に障害物がない				
	洗面所及びトイレが清潔に保たれている				
	給湯室が清潔で、換気も十分である				
	休憩室や仮眠室が確保されている				
健康管理等	職員に健康教育が行われている				
	健康管理記録が適切に保管されている				
	作業環境測定が定期的に行われている				
	ストレス対策や長時間労働対策が講じられている				
	暴力事件等に対応する体制ができている				
	敷地内禁煙（又は建物内禁煙）が徹底されている				
	腰痛予防体操を行っている				
	ベッド、作業台等について高さが適切で無理な姿勢にならない				

－　全体を通して気づいたことなど　－

（地方公務員安全衛生推進協会ホームページより）

職場巡視報告書例

①日時	平成　年　月　日(　曜日)　　:　　〜　　:	②天候
③実施場所		
④実施者		
⑤業務内容		
⑥職場人数	名　　　　　　　　(今回巡視時　　　名)	
⑦職場側立会者		

⑧観察事項(良好な点)

⑨指摘事項	⑩指導事項

(産業医科大学：職場巡視実施要領より)

産業保健師の活動

国立大学法人 金沢大学

　私は、衛生管理者として総合大学の安全衛生業務を担当してきました。金沢大学では、4つの事業場があり、全学の安全衛生活動方針を基に、それぞれの事業場ごとに活動を行っています。学内の事業場はそれぞれ特徴がありますが、附属病院は学内で最も大きい規模の事業場であり、医療機関特有の安全衛生課題があります。
　産業保健師は、全学の安全衛生業務（全学の安全衛生活動計画への参画、各種健康診断と事後措置、復職支援、化学物質管理とリスクアセスメント）と各事業場の活動（計画に基づく具体的な実務、職場巡視、安全衛生委員会等）にも参画しています。幅広く全学の活動に参画することで、実務だけではなく情報の共有、相談調整の役割も果たせていると思います。
　附属病院でのいくつかの具体的な活動をご紹介します。

1．健康管理

　法人化により産業保健師が加わり、健康診断の企画・実施と事後措置を行っています。定期健康診断のほかに深夜業務や有害業務に従事する職員への健康診断や特殊健康診断も実施しています。医療監視や病院機能評価などで健康管理が重要視されていることから、法人化当初、学内で最も健診受診率が低かった附属病院ですが、現在の受診率はほぼ100％です。健康診断の事後措置として、産業保健師は、健康診断の結果を整理し、産業医との連携のもと、個別支援や健康教育などの一次予防としてのポピュレーションアプローチも実施しています。ハイリスク者への個別支援や就業に関する措置等を通して、安全配慮義務や自己保健義務について理解されるようになりました。

2．メンタルヘルス対策

　メンタルヘルス対策では、復職支援として復職面談と復職後の経過観察面談を行っています。主治医からの復職可能の意見書をうけて産業医が面談しますが、産業保健師は、休業に至った経緯や職場の状況等を事前に把握して、産業医に情報を整理し的確に伝えます。適正配置や勤務軽減に関する人事課や職場・職制との調整も行います。経過観察面談の際も同様に、本人や職場の状況等の情報の整理と事例によっては、産業保健師が主治医との連絡も行っています。
　学内の復職支援プログラムも整備され、復職面談・経過観察面談だけではなく、休業に入る前の相談も多く受けるようになり、さらに職場との連携ができるようになりました。事例によってはリワークを活用しながら支援を行っています。
　2016年から義務化されたストレスチェックは、産業医が実施者、保健師が共同実施者として全学一斉に行っています。職場のストレス診断結果については、該当所属長に説明を行っています。

3．針刺し・体液ばく露対策〜感染症対策

　産業保健活動の中では、労災事故防止対策が大変重要です。医療機関特有の事故として、針刺し・血液体液ばく露があります。院内における事故災害の報告連絡体制が整備されました。針刺し事故の把握と分析、安全衛生委員会で事故災害事例の報告や集計結果の報告を行い、再発防止を審議しています。採血器具の改善や作業手順の明確化、感染対策教育のシステム化・充実へと展開することができました。看護職の針刺し事故の件数は減少してきています。最近では、トイレ等に使用済みの針が捨てられていることがあり、清掃スタッフの事故防止対策についても、安全衛生委員会で検討対策中です。

　病院では従来から感染症対策室において、針刺しの把握とインシデントレポートの記載等により対策を行っていましたが、感染対策室の看護師長にも衛生管理者の一人として参画してもらうことで、産業保健活動としても、情報の共有化をはかることができ、院内全体の課題として対策がよりスムーズに行えます。

　事故対策以外の感染症対策として、医療従事者への抗体検査・ワクチン接種も重要な活動の一つとして行っています。

4．リスクアセスメント

　全学の取組みとして定期的に、労働安全衛生法に関連するハザード調査を実施しています。2016年からはハザード調査と合わせてリスク評価についても回答してもらうことにしました。また職場巡視では、作業環境と作業を知るとともに、作業者との対話はリスクコミュニケーションの機会となり、リスクの低減にもつながります。附属病院では、キシレン、ホルムアルデヒド、エチレンオキシドなどの有機溶剤や特定化学物質が使用されています。ハザード調査や職場巡視結果からリスクアセスメントを行うことで、作業環境測定や特殊健康診断を効率的に行うことができます。ホルムアルデヒド対策においても、調査結果を基に予算化がスムーズに運び、病理部等への換気装置増設につながりました。

　職場巡視は産業医、衛生管理者、施設担当者、保健師等、複数で行っていますが、巡視で指摘することにより、不具合箇所や職場環境改善がすすみ、院内はとても綺麗になりました。いろいろな改善が行われたことは多くの職員が認めるところとなり、"課題は安全衛生委員会に上げるのが最もスムーズに解決される"との声も聞かれるようになりました。

5．組織全体を視野に入れた活動－産業保健師の活用

　産業保健師は、働く人の身近なところで相談を受けるため、職場の実態をよく知ることができる位置にいます。労働者の個別支援や産業保健の課題解決のためには、職場内のことをよく知り、人と人との繋がりを把握しておくことが重要です。従業員との対話のみならず、「メンタルヘルス対策」の項でもふれたように、産業医や人事、職場・職制との連携・調整など、それぞれの専門性や立場等も考慮しつつ、組織全体を視野に入れて動くことができれば、スムーズかつ実り多い産業保健活動が行えるでしょう。

　実際には、保健師は健康管理業務から始めることが多いでしょう。個人の健康問題等への支援と関連する職場・集団の課題への支援、また健康管理だけでなく、

医療機関特有の問題に着目し作業環境や作業にも目を向け３管理を有機的に結び付けて評価し活動することで、組織全体の管理へと展開していきます。

保健師の立ち位置は、医療機関によって異なると思いますが、産業保健師はその役割から比較的長期間にわたり衛生管理業務に従事すると思います。医療機関側から見れば、産業保健活動のキーマンとして、いかにうまく産業保健師に活躍してもらうかが、活動の成否の要因の一つになると思います。

６．産業保健師のスキルアップ

初任期の保健師は、まず自分の得意分野から始めていきましょう。産業保健活動の幅は広く、活動内容は多岐にわたり、一人でできることには限界があります。一人で抱え込まず、産業医、産業保健担当者と連携しながら、年間計画の作成、実施、評価、改善のPDCAサイクルを継続して回していきましょう。

大規模な事業場では、本部の方針のもと、実際に担当する事業場の活動が行われます。医療機関においても、設置目的や目標などを知った上で、計画的に活動を行います。小規模な組織では、産業保健師は一人勤務で活動を行うことが多いので、外部の産業保健研修等に参加して、人的ネットワークを拡げ、最新の情報収集とスキルアップを図ることが大切です。

医療機関としては、産業保健師を新規に採用する場合、または、既に医療機関に所属する臨床の保健師・看護師が産業保健業務を担当する場合は、十分な力を発揮してもらえるよう、産業保健についての研鑽の機会の提供、組織内での役割と位置づけの明確化など、産業保健活動を行いやすい環境を整えることと、サポート体制が必要です。

なお、現所属の産業保健総合支援センターでは、医療機関の産業保健活動の支援も行っていますので、ぜひご活用ください。

お勧め資料等

- 日本産業衛生学会産業看護部会HP http://www.sangyo-kango.org/
  産業保健看護専門家制度　http://hokenkango.sanei.or.jp
- 日本産業保健師会HP http://sangyohokensi.net/
- 〔第２特集〕医療従事者への産業保健、「産業看護」　Vol.4、No2、45-56、2012
- NPO法人保健科学総合研究会10周年記念誌
  『保健師・看護師新時代を切り開く』2012
- 森晃爾編『看護職のための産業保健入門』（保健文化社）2010
- Greta Thornbory編『Contemporary Occupational Health Nursing 〜 A guide for practitioners 〜』

（石川産業保健総合支援センター　産業保健専門職・亀田真紀）

産業保健師の活動

JA北海道厚生連 帯広厚生病院

1. はじめに

　私は、平成25年から産業保健師として、病院に勤務する全従業員の労働安全衛生に係る業務を担当しています。広域中核病院である当院は、診療科23科、病床数748床、職員数1,530名（H30.6.30現在）の総合病院です。平成25年以前より、産業医は選任されておりましたが、産業医自身の診療科が主業務となっており、産業保健活動は十分には行われていませんでした。職員数が1,000名を超えたことを機に、産業医から専任の衛生管理者を配置するよう病院への打診があり、産業保健師の雇用に至りました。産業保健師の組織内の位置づけは、総務課に所属し、総務課長が上司となっています。

　当院では、「産業保健」や「労働安全衛生」という言葉すら職員に知られていないところからの出発でした。まずは「産業保健」や「労働安全衛生」を知っていただくことを目的に、「産業保健活動計画」の立案からはじめ、産業医とともに安全衛生委員会から発信しました。具体的な活動を通して「産業保健」や「労働安全衛生」についての理解を深めるという作業を、現在も継続して行っています。

2. 産業医との連携

　産業医は自身の診療科業務との兼務のため多忙を極めておりますので、日々のメンタル不調者や身体疾患を持った職員等との面談は産業保健師が主に担当します。しかし、職員の状況によっては、産業医面談を設定し、産業医の意見を求めます。週に1度は必ず産業医との情報交換の時間を設定して、産業保健に関わる問題点や不調者困難事例等を相談しています。

　復職の際には主治医との連絡窓口となり、産業医との情報交換がスムーズに行われるよう調整役として動きます。

　職場巡視では、労災が発生した部署や、所属長から巡視依頼があった部署を把握し、日程調整ののち巡視に向かいます。職場巡視記録も産業保健師が作成し、産業医に確認をいただいて安全衛生委員会で報告をします。

　健康診断の事後措置においては、重大な健康障害が危惧される職員に対しては、本人との産業医面談も調整します。本人の受診行動が確認できない場合は、本人の同意のもとに所属長への産業医面談や意見書の発行など、産業医とともに根気よく対応しています。

　産業医との連携の大きなポイントの一つは、産業医につなげるべき事案、事項を適確に判断・仕分けし、つなげる際には日常的に現場に接し様々な情報を得ているという産業保健師の強みを生かし、それらを整理して産業医に伝え、種々調整していくという点にあると考えています。限られた人的資源の中で効率的に産業保健活動を回していくよう心掛けています。

3．日々の活動

　日常的には産業保健師単独での活動が多くを占めています。健康診断のみならず、ワクチン接種や心身の不調者との面談、メンタルヘルス研修会や安全衛生委員会など、職員と直接顔を合わせる場面が多く、産業保健師を認知していただけるというメリットは感じます。また、職場巡視や様々な相談を通して「働く中での安全衛生についての疑問や困りごとは、産業保健師に質問・相談すると解決した（あるいは改善した）」という経験を職員が繰り返すことで、産業保健師の存在と「産業保健」や「労働安全衛生」の概念も浸透してきたと感じます。

　以下には、平成25年から特に力を注いできた活動についてご紹介します。

❶心の健康づくり

　不調者対応のみならず、セルフケア促進やラインケアの底上げ、管理監督者教育のための各種研修会を毎年実施しています。新入職員に向けては手厚くフォローアップを行なっており、ストレスマネジメントの講話や全員面談、「労働者の疲労蓄積度自己診断チェックリスト」を活用し、継続的なフォローアップを行っています。

　院内の暴言・暴力対策についても産業保健の視点から活動をしています。「患者・家族からの暴言・暴力」と「職員間ハラスメント」の予防や対応のため、医療安全管理科を含めた関係部署との連携を図りながら対応しています。

　職員間ハラスメントについては、相談を受けるケースも少なくありません。そのため、ハラスメント予防の必要性を病院側へお伝えし、院長直下のプロジェクトチームが、全職員にパワーハラスメント実態調査を実施するなど体制構築に動き出しています。

　暴言・暴力、ハラスメントについては、上記のように担当部署やプロジェクトチームが中心となり対応する体制をとっていますが、産業保健専門職としては、精神的・身体的ケアが必要なケースに際して、産業保健師による面談、産業医による面談、必要によっては専門医へつなげるなど、また予防面でもハラスメントやストレスに関する講話・研修が可能であることなど、専門職としての役割を体制の中にしっかりと位置づけていただくよう提案、調整しています。

❷治療と就業の両立支援

　主治医－産業医－本人－所属長の4者の調整役となり、治療状況の把握から身体状況のアセスメントまで、就業の可否判断に必要な情報収集を行います。その上で、治療中の就業時間短縮、夜勤制限や残業時間制限等について検討し、所属長に意見を述べています。

　対象も医療従事者であり専門職であることから、自分の病気の受け止めを他者に表現しないであるとか、専門職である役割意識から、苦痛の表現を抑えてしまう状況があります。面談を通して、大切な職員であり医療従事者である前に、治療が必要な患者として、周囲からの必要な支援は積極的に受けていくこと等を認識していただけるよう関わっています。

❸腰痛予防対策

　当院看護師の腰痛については、労災としての申請件数が少ない現実があります。

しかし、平成26年度に院内で初めて行った腰痛調査では57%の職員が腰痛を自覚しており、早急に対策が必要な実態が把握されました。この結果を受け、平成29年度は、初めて新人の看護師・看護助手に向けて腰痛予防についての講義を行うなど、腰痛予防の取組みも始まったところです。

４．産業保健師の活用と今後の展望

　これまで、労働安全衛生上の問題に関しては、所属長に責任や改善対応が委ねられていました。産業保健師を配置することで、労働安全衛生上の問題であれば産業保健師に相談しようという選択肢が増えます。そうすることで、産業保健の視点が加わり、所属長の負担軽減はもとより、安全・安心な働きやすい職場づくりに質の面でも必ずや寄与することができると考えます。

　産業保健師のところには様々な情報が寄せられます。一番身近に職員の声を聴くことのできる窓口として、アンテナを高く広く張るよう、常に意識しています。今後も、職員からの声を受け止め、自分の目で見て情報収集を行い、問題解決に向かえる活動を地道に進めていく姿勢を大切にしたいと考えます。

　病院という特有な環境で産業保健活動を円滑に実施していくためには、「産業保健」や「労働安全衛生」を知っていただくことがスタートと考えます。まずは安全衛生委員会メンバーの中で"働くことで職員が健康を害してはならない"という共通認識を持ち、委員会から職員へ発信し続けることであると実感しています。ドクターはもとより、ナース、技師、事務職員等の多様な職員集団の中にあって、「産業保健」、「労働安全衛生」を軸にしてハブとして機能することが当面の当院における産業保健師の役割と考えております。

　今後も様ざまな活動を通して、自己犠牲や奉仕の精神が強い医療従事者に向けて、「自分の健康があってこそ」というメッセージを送り続けたいと思います。

（JA北海道厚生連　帯広厚生病院 保健師・太田由紀）

I 産業保健活動のための体制づくり

4 医療機関における労働安全衛生のリスク対策

1 なぜ対策が必要か－安全衛生リスク対策の必要性と期待される効果

　医療機関におけるリスク対策の多くは、患者安全の視点で行われています。しかし、良質な医療サービスを安定的に提供するには、医療職の安全衛生に関するリスク対策が必要です。多くの職場でこれまで行われてきた対策が、事後的（災害や疾病の発生を契機に行われる改善の取組み）であったのに対し、リスク対策は予見的（起こりうる災害や疾病、不調等を事前に想定し、評価の上、優先順位をつけて行われる改善の取組み）であることが特徴です。安全衛生リスク対策を行うことによって、以下のような効果が期待できます。

❶職場に潜む安全衛生上のリスクを網羅的に抽出することができる
❷大きな事故や疾病につながるリスクを事前に見つけることができる
❸職場単位あるいは組織単位で対策の優先順位をつけることができる
❹関与する者の役割と権限を明確にすることで改善につなげることができる
❺取組みの過程を通じて、労働者（医療従事者）それぞれの安全衛生に対する感度や意識を高めることができる
❻職場における自主的な改善活動の風土を醸成することができる
❼大きな事故や疾病の発生を予防することができる

2 リスク対策の考え方と具体的な手法

　リスク対策は、「ハザードの特定」を行ったうえで「リスクの評価」を行い、優先順位をつけて取り組むのが一般的です。ハザードとは「ばく露の程度に応じて、人や環境に対して有害な影響を引き起こす可能性のある固有の性質」と定義され、リスクは「与えられた状況下において発生する人や環境に望ましくない障害の大きさと確率との組み合わせ」と定義されます。
　具体的には、労働者の安全衛生上の課題となる種々の要因（健康障害要因等）を抽出し、それぞれに対して、起こった際の重篤度（重大性）や頻度（可能性）を考慮し、対策の優先順位を付けます。また、改善の取り組みやすさに主眼を置いた方法もあります。
　表に、リスク対策の種類を記します。

表　医療機関における労働安全衛生のリスク対策に関する手法

❶リスクアセスメント方式
❷アクションチェックリスト方式
❸その他の方式

❶リスクアセスメント方式

　経営層（病院上層部）の主導と現場（医療従事者）の協力によって行われるトップダウン型のリスク対策の方式です。平成18年に出された2つの指針は、平成28年の労働安全衛生法の改正に伴い廃止され、新たに化学物質に関するリスクアセスメント指針が公表されました（化学物質等による危険性又は有害性等の調査等に関する指針：平成27年9月18日付け指針公示第3号）。新たな指針においても、上述した重篤度（重大性）や頻度（可能性）を用いて対策の優先順位をつけるという概念はそのままです。以下は、具体的な方法の一部です。

　　a）数値化による方法：重篤度と頻度をいくつかのランクに分け（通常3－5段階）、それぞれに数値を与えて、その合計点数で対策の優先度を決定する方法。

　　b）マトリックスを用いた方法：重篤度と頻度を3－5段階の格子（マトリックス）に分け、それぞれに該当する部分を選択することで対策の優先度を決定する方法。

　リスクアセスメントそのものは現場が行い、得られた結果から「ヒト・モノ・カネ・情報」を考慮して対策の優先順位を経営層が決定します。組織全体で実施するには、実施方法の「手順」、使用する「ツール」、取組みを記録に残す「様式」が必要です。

❷アクションチェックリスト方式

　職場の安全衛生上の課題を改善することに主眼を置いた方式です。現場担当者によりチェックリストを用いて行われます。チェックリストの使用者は、評価項目ごとに「改善するかどうか」を判断します（評価項目には通常、理想的な状態が記載されており、現状とのギャップを評価して回答します）。

　すべての項目に回答したのち、「改善する」と答えた項目の中から、重要性や実行可能性を考慮していくつかを選択します。経営層が関与する場合もありますが、多くは現場の労働者が自主的に行う、ボトムアップ型のリスク対策の方式です。詳しくは、「Ⅱ－5.メンタルヘルス向上のためのアクションチェックリストの活用」を参照ください。

❸その他の方式

　「労働安全衛生リスクアセスメント 自己チェックリスト実施要領（例）」（34ページ）は、過去の職場巡視結果を基に、医療機関に存在する労働安全衛生上の課題について、職場単位の対応（1stステップ）と病院全体での対応（2ndステップ）に分けて、対策を進める方法です。

　チェックリストの使用者は、評価項目毎に改善の要否を判断し（アクションチェックリスト方式と同様）、自部署内で対応ができるものは速やかに改善します。しかし、評価項目の中には病院全体での意思決定が必要なものも含まれているため、これらについては院内の衛生委員会等、審議・決定機関に結果を伝達し、組織全体での優先順位を決定したのち対策を進めることになります。

　この方式は、アクションチェックリスト（ボトムアップ方式）とリスクアセスメント（トップダウン方式）の特徴を包含したものと言えます。具体的な実施要領とチェックリストの例を本稿末に添付していますので、参照ください。

I　産業保健活動のための体制づくり

 労働安全衛生のリスク対策を病院全体へ展開するために

　職場の労働安全衛生に関する事項を審議する機関として、衛生委員会があります。50人以上の労働者を常時使用する事業場（医療機関）においては、毎月１回以上の開催が法律で規定されています。衛生委員会では、以下の事項について調査審議することとなっています。

❶労働者の健康障害を防止するための基本となるべき対策に関すること
❷労働者の健康の保持増進を図るための基本となるべき対策に関すること
❸労働災害の原因及び再発防止対策で、衛生に関すること
❹その他、労働者の健康障害の防止及び健康の保持増進に関する重要事項
❺衛生に関する規定の作成に関すること
❻法第28条第１項の危険性又は有害性等の調査及びその結果に基づき講ずる措置のうち、衛生に関すること
❼安全衛生に関する計画（衛生）の作成、実施、評価及び改善に関すること
❽衛生教育の実施計画の作成に関すること
❾法第57条の３第１項及び第57条の４第１項の規定により行なわれる化学物質の有害性調査並びにその結果に対する対策の樹立に関すること
❿作業環境測定の結果及びその結果の評価に基づく対策の樹立に関すること
⓫健康診断の結果並びにその結果に対する対策の樹立に関すること
⓬労働者の健康の保持増進を図るため必要な措置の実施計画の作成に関すること
⓭長時間労働による労働者の健康障害の防止を図るための対策の樹立に関すること
⓮労働者の精神的健康の保持増進を図るための対策の樹立に関すること
⓯労働基準監督官、労働衛生専門官等から勧告・指導等を受けた事項のうち、労働者の健康障害の防止に関すること

　この内、❻は労働者の安全衛生に関するリスク対策のことを述べています。つまり、リスク対策の取組みは、衛生委員会で触れるべき事項なのです。このことを念頭に、院内の安全衛生に関する年間計画の中に、リスク対策をあらかじめ含め、計画的に進めていきましょう。
　また、リスク対策を組織全体へ展開するには、先述した手順や実施要領の整備、使用するツール（チェックリスト等）と記録のための様式を準備することが必要です。さらに、各職場の担当者を選出し、役割と権限の明確化も行います。院内において、これらの事項を整理し文書化することは、❺の「衛生に関する規定」の立案と捉えることもできます。院内での運用ルールや文書類が整ったら、衛生委員会へ報告し、労使の代表の下、審議を行い実施の承認を得たうえで、組織全体にその活動を広げていきましょう。

さらに学ぼう！

● 「化学物質等による危険性又は有害性等の調査等に関する指針について」（平成27年9月18日付け基発0918第3号）
● 「職場環境等改善のためのヒント集（メンタルヘルスアクションチェックリスト）」 http://mental.m.u-tokyo.ac.jp/jstress/ACL/index.htm
● 梶木繁之,藤田修之,八谷百合子他. 職場巡視の結果を活用した医療機関における安全衛生リスクアセスメント自己チェックリストの開発、「労働科学」Vol.88、No5、175-184、2012

（（株）産業保健コンサルティングアルク・梶木繁之）

I 産業保健活動のための体制づくり

労働安全衛生リスクアセスメント自己チェックリスト実施要領（例）

病院衛生委員会編
担当者：○○衛生管理者、△△産業医

1．目　的
　本実施要領は病院内の各部署に存在する安全衛生に関する課題を評価し、必要に応じて低減対策を実行し、関係者に周知させることを通じて、労働による傷病や損害の発生を防止する。

2．対　象
　○○病院に勤務する職員、嘱託、臨時職員とする。

3．実施者・実施方法
⑴病院内の各部署の責任者が指名した安全衛生担当者を中心に、部署ごとに年1回以上、計画のうえ実施する。
⑵実施時期は衛生委員会が指定する時期に行い、添付の「安全衛生リスクアセスメント　自己チェックリスト」を用い、点検、評価を行う。結果は実施後1ヶ月以内に○○衛生管理者へ提出する。
※　なお、風速計や照度計等の測定機器が必要な場合は衛生管理者より貸し出しを受け、各部署で測定する。

4．自己チェックリスト使用方法
a．ステップ1：危険有害要因、安全衛生上の課題探索と改善要否の判断
　　「安全衛生リスクアセスメント　自己チェックリスト」に記載・列挙されている箇所につき、各部署の安全衛生推進者が記入する。記入に際しては、チェック項目毎に当該部署が該当するかどうかを判断し、該当する場合は当該部署責任者と協議のうえ、改善の要否を「1：改善不要、2：改善要（自部署内で対応可能）、3：改善要（他部署との調整・協働による対応が必要）」の3段階の中から選択する。
　　改善要求の3に該当した項目のうち、各部署で改善が必要と思われる優先順位を1～3位まで検討し、順位を記載する。先の優先順位に関わらず全ての項目で、心身への危険性が高いと思われる重要項目については、★欄に☑を入れる。

b．ステップ2：リスク低減案の策定
　　安全衛生推進者は、部署責任者と協議の上、「2：改善要（自部署内で対応可能）」となった項目の活動計画の詳細を、リスクアセスメント自己チェックリスト記入後（1ヶ月以内に）「リスク対策実施表（2：自部署内で対応可能なもの）（様式1）」に記載し、○○衛生管理者に提出する。また、評価の結果「3：改善要（他部署との調整・協働が必要）」となった項目は、改善の必要性と改善提案をリスクアセスメント自己チェックリスト記入後（2ヶ月以内に）「リスク対策実施表（3：自部署内で対応不可能なもの）（様式2）」に記載し、○○衛生管理者に提出する。

c．ステップ3：リスク対策の実行
　　安全衛生推進者は、ステップ2の低減案に基づき、低減対策を実行する。この際、必要に応じて衛生委員会や院内専門スタッフに助言を求める。ステップ1からステップ3が完了するま

での期間は概ね1ヶ月とする。なお、自部署内で対応が可能なもののうち、「リスク対策の実施までに時間を要するもの」、もしくは「継続した活動が必要なもの」についてはその計画を立案した段階で低減策を一旦実行したこととみなす。

　各部署で対応が困難なリスク「3：改善要（他部署との調整・協働が必要）」は、提出された「リスク対策実施表（3：自部署内で対応不可能なもの）（様式2）」に基づき、○○衛生管理者が集計し、病院衛生委員会に提出する。委員会での審議の結果を受けて、病院衛生委員会委員長（総括安全衛生管理者）は必要に応じ「リスク等管理計画または年間計画」の一部として、軽減対策を指示する。

5．実施結果の評価

　安全衛生推進者は、「安全衛生リスクアセスメント　自己チェックリスト」と「リスク対策実施表（2：自部署内で対応可能なもの）（様式1）」を、○○衛生管理者は「リスク対策実施表（3：自部署内で対応不可能なもの）（様式2）」の集計結果を病院衛生委員会に提出する。委員会は、リスクアセスメント実施結果を審議し、必要に応じ追加の調査などを行い、改善の進捗状況・改善結果を確認する。その際、リスクアセスメント、リスク等管理計画、労災事故、職場巡視などで把握したリスクや最近の知見などによる新たなリスクが、チェックリストに含まれていることを確認し、必要に応じてリストの追加・変更も行う。

　自部署内でのリスク対策の実施結果の評価は、職場巡視（産業医、衛生管理者等）や自主的な定期活動報告等を通じて確認する。

Ⅰ　産業保健活動のための体制づくり

様式1 　　　　　　　　　　　　　　　　　　　年　　　月　　　日

リスク対策実施表（2：自部署内で対応可能なもの）

部署名：＿＿＿＿＿＿＿＿＿＿＿＿＿＿＿
安全衛生推進者名：＿＿＿＿＿＿＿＿＿＿＿＿
安全衛生推進者名：＿＿＿＿＿＿＿＿＿＿＿＿

「労働安全衛生リスクアセスメント　自己チェックリスト」の「2：改善要（自部署内で対応可能）」に該当した項目番号と詳細な改善プラン（リスク低減措置内容）を記載し、対策の完了日（継続した対応や対策実施までに1ヶ月以上を要するものは、計画案の作成日時）を実施日時欄に記入する。

項目番号	リスク低減措置（予定）内容	実施日

様式2   年　　月　　日

リスク対策実施表（3：自部署内で対応不可能なもの）

部署名：＿＿＿＿＿＿＿＿＿＿＿＿＿
安全衛生推進者名：＿＿＿＿＿＿＿＿＿＿＿＿＿
安全衛生推進者名：＿＿＿＿＿＿＿＿＿＿＿＿＿

「労働安全衛生リスクアセスメント　自己チェックリスト」の「3：改善要（他部署との調整・協働が必要）、に該当した項目のうち、<u>改善対策の優先度が高い3位までの項目</u>と、<u>優先順位にかかわらず早急な対策が必要と安全衛生推進者が判断したもの</u>について、★欄に☑を入れる。その後、項目番号と改善の必要性および改善提案を記載し、〇〇衛生管理者に提出する。提出された結果は、衛生委員会で審議されたのち、病院衛生委員会委員長（総括安全衛生管理者）の判断で、必要な対策が確定する。

優先順位	★	項目番号	改善の必要性と改善提案
1	□		
2	□		
3	□		
-	□		

★：死亡、疾病、障害、損害その他の損失をもたらす、望まれないリスクを含むもの。

I 　産業保健活動のための体制づくり

労働安全衛生リスクアセスメント 自己チェックリスト

各評価項目毎に非該当の場合は☑をいれ、該当する場合は評価結果を○で囲んでください。
【1：改善不要、2：改善要（自部署内で対応可能）、3：改善要（他部署との調整・協働による対応が必要）】
2は様式1（31ページ）に、3は様式2（32ページ）に集計結果を記載してください。
※斜字は評価のポイントを示しています。

No	I 【4S（整理・整頓・清掃・清潔）】	用語	用語の定義	非該当	評価結果	優先順位	★
1	スタッフ室（休憩用の部屋）の4Sが適切に管理されている。 *スタッフ室（休憩用の部屋）が整理整頓され清潔に保たれている。*			☐	1 2 3		☐
2	当直室の4Sが適切に管理されている。 定期的に清掃されている。 *当直室が清潔に保たれている。*			☐	1 2 3		☐
3	設備・機器のレイアウトが適切に管理されている。 *必用な設備・機械が整備されている。*			☐	1 2 3		☐
改善メモ：							

No	II 【危険物の管理、重量物の取り扱い、廃棄物の取り扱い】	用語	用語の定義	非該当	評価結果	優先順位	★
4	危険物が適切に管理されている。	危険物	はさみ、ナイフ、刃物	☐	1 2 3		☐
5	高所に危険物がない。 *棚やロッカーの上に危険物が置かれていない。* *物品等が高く積み上げられていない。* *棚等に落下・転倒防止措置（壁との固定、つっぱり棒など）がとられている。*	高所	頭の高さ以上	☐	1 2 3		☐
6	重量物・ガスボンベ等の管理が適切に行われている。 *取り扱い作業が正しい姿勢で腰痛対策がとられている。* *取り扱い作業が必要な保護具の使用下で行われている。* *ガスボンベ類が確実に固定されている。（2点固定されている）*	重量物	10－16kg以上	☐	1 2 3		☐
7	汚水槽・ハザードボックス・有害物等が適切に管理されている。 *感染性廃棄物などの表示がなされている。* *ハザードボックス・有害物の廃棄箱に蓋がある。* *廃棄手順・分別（写真が付いている）が明確になっている。* *廃棄袋の適正使用（二重）が明確になっている。* *ごみの分別収集が行われており、不適切な捨て方が見られない。（環境側面を含む）*	有害物	感染性廃棄物 有機溶剤処理後の物品 使用後の術衣 現像液	☐	1 2 3		☐
改善メモ：							

No	III 【パソコン・プリンター、電源およびLANコード類等】	用語	用語の定義	非該当	評価結果	優先順位	★
8	PCが適切に管理さている。 *PC数が充足している。* *PCの設置場所が適切である。*			☐	1 2 3		☐
9	プリンターが適切に管理されている。 *プリンターの設置場所が適切である。* *プリンターの騒音がなく、作業環境が快適である。*			☐	1 2 3		☐
10	スキャナーが適切に管理されている。 *スキャナーの設置場所が適切である。*			☐	1 2 3		☐
11	シュレッダーが適切に管理されている。 *シュレッダーに巻き込み防止措置がなされている。*			☐	1 2 3		☐
12	コンプレッサーが適切に管理されている。 *コンプレッサーに巻き込み防止措置がなされている。*			☐	1 2 3		☐
13	電源コード、LANコード、その他の機器用配線が適切に管理されている。 *アースが適切にとられている。* *電気機器の裏に埃が堆積していない。* *コードの固定（カバーなど）が適切である。* *コード・コンセントの設置場所（水周りとの関係）が適切である。* *動線上に転倒の原因となるコード類がない。*			☐	1 2 3		☐
14	CVC電源が適切に管理されている。 *CVC電源下には【人工呼吸器】【電子カルテ用PC】以外は接続されていない。*			☐	1 2 3		☐
改善メモ：							

4. 医療機関における労働安全衛生のリスク対策

No	IV【空調設備、騒音・照明・室内温度、設備（施設）】	用語	用語の定義	非該当	評価結果	優先順位	★
15	空調の吸気口、吹き出し口、換気扇が清潔に保たれている。 *換気扇が有効に機能している。* *空調のための窓が、開閉可能である。*			□	*1 2 3*		□
16	通路、点検扉、出入り口が適切に管理されている。 *通行に充分なスペースがある。* *通路に危険な段差がない。* *点検扉の前に障害物が置かれていない。*	点検扉		□	*1 2 3*		□
17	ドア、窓が適切に管理されている。（アコーディオンカーテン、編戸も含む） *開閉に問題がない。* *たてつけがしっかりしていて、隙間がない。（隙間風が入らない）* *虫除け対策（網戸等）が適切に実施されている。*			□	*1 2 3*		□
18	配管が適切に管理されている。 *配管の破損・結露がない。*			□	*1 2 3*		□
19	施錠が適切にされている。 *休憩室、当直室等の施錠がされ、鍵が適切に管理されている。*			□	*1 2 3*		□
20	トイレが清潔に保たれている。			□	*1 2 3*		□

改善メモ：

No	V【機械の安全側面、備品の管理、作業環境管理】	用語	用語の定義	非該当	評価結果	優先順位	★
21	処置用ベッド・作業台・椅子が適切に管理されている。 *作業台の高さが調節可能で、広さが十分ある。*			□	*1 2 3*		□
22	備品が適切に管理されている。 *備品の破損がない。* *備品が決められた置き場で適切に管理されている。* *二酸化炭素・酸素ガスボンベの耐圧試験期限が守られている。* *消火器の有効期限が守られている。*	備品	ボンベ・消火器等	□	*1 2 3*		□
23	局所排気装置が適切に管理されている。 *局所排気装置の吸引力が有効に保たれている。* *局所排気装置の自主点検が定期的（最低：年1回）に行われている。* *換気扇などの換気設備（局所排気）が必要な箇所に設置されている。*			□	*1 2 3*		□
24	保護具の管理方法が適切である。 *保護具（防毒マスク、ガウン、ゴーグル、手袋など）を使う作業が特定されている。* *保護具が必要な箇所に設置されている。* *保護具の使用が適切である。* *汚染箇所（創部など）の洗浄作業が必要な保護具を使用の上で、適切に実施されている。*			□	*1 2 3*		□
25	殺菌灯が適切に管理されている。 *殺菌灯の表示がなされている。*	冶具	加工補助具	□	*1 2 3*		□
26	トイレが清潔に保たれている。 *殺菌灯の表示がなされている。*			□	*1 2 3*		□
27	クリーンベンチが適切に管理されている。	クリーンベンチ	無菌実験台	□	*1 2 3*		□
28	作業スペースが十分に確保されている。			□	*1 2 3*		□
29	VDT作業が適切に管理されている。 *モニタの高さや傾斜などが調節可能である。* *VDT作業用の椅子の高さが調節可能で、背もたれがある。* *VDT作業時の作業姿勢は背筋が伸びていて、疲れにくい姿勢である。*			□	*1 2 3*		□
30	熱傷対策が適切に管理されている。 *高温物を取り扱う作業が、安全に対応されている。* *熱水処理が適切に対応されている。*			□	*1 2 3*		□
31	寒冷作業箇所が適切に管理されている。 *防寒衣およびブザーが準備、管理されている。* *冷凍・冷蔵室内の温度調整が適切に行われている。*	寒冷作業箇所	冷凍・冷蔵室	□	*1 2 3*		□
32	高所作業が適切に管理されている。 *指定された踏み台を用いている。*			□	*1 2 3*		□

改善メモ：

No	VI【人事労務、個人情報保護、衛生管理】	用語	用語の定義	非該当	評価結果	優先順位	★
33	勤怠管理が適切に行われている。			□	*1 2 3*		□

Ⅰ 産業保健活動のための体制づくり

No	Ⅵ【人事労務、個人情報保護、衛生管理】	用語	用語の定義	非該当	評価結果	優先順位	★
34	労働者の個人データが適切に管理されている。 *労働者の個人データは特定の職員（管理職など）のみが閲覧可能である。* *当該労働者が自身の個人情報を閲覧する場合の手順が明確である。* *労働者の個人データが保管されている箇所に施錠がなされている。*			☐	*1 2 3*		☐
35	メンタルヘルス対策が適切に行われている。 *メンタルヘルス不調時の相談体制が把握され、適切に利用されている。* *メンタルヘルス不調者への対応が適切になされている。（復職等）*			☐	*1 2 3*		☐
36	ハラスメント対策が適切に行われている。 *ハラスメント発生時の相談体制が把握され、適切に利用されている。*	ハラスメント	暴力・暴言など	☐	*1 2 3*		☐
37	敷地内禁煙が適切に管理されている。			☐	*1 2 3*		☐

改善メモ：

No	Ⅶ【緊急・救急時対応】	用語	用語の定義	非該当	評価結果	優先順位	★
38	非常口が適切に管理されている。 *非常口が常に利用できる状況である。* *非常口付近に不要物が置かれていない。荷物等が積み上げられていない。* *非常口の施錠が適切である。* *非常サイレンのスイッチが機能する。（訓練時）* *消火栓前・防火扉周辺に障害物がない。*			☐	*1 2 3*		☐
39	針刺しなどの労働災害対応が適切に実施されている。			☐	*1 2 3*		☐

改善メモ：

No	Ⅷ【薬品、有害物取り扱い（例：エチレンオキサイド・グルタルアルデヒド・ホルマリン、トルエン、キシレン等）】	用語	用語の定義	非該当	評価結果	優先順位	★
40	薬剤（含む毒劇薬）の管理が適切に行われている。 *薬剤（含む毒劇薬）の表示がされている。* *試薬、毒劇物および麻薬の保管が適切である。* *薬品が分離保管されている。（シャンプーとハイジールが一緒に保管されていない等）*			☐	*1 2 3*		☐
41	調剤機器が適切に管理されている。	調剤機器	散剤分包機など	☐	*1 2 3*		☐
42	ウェルパスの使用が適切に管理されている。（医療安全を含む）			☐	*1 2 3*		☐
43	有害物取り扱い作業が適切に管理されている。 *有害物取り扱い作業手順が遵守されている。* *有害物取り扱いの際に必要な保護具が明示されている。* *有害物取り扱い作業に必要な保護具が適切に使用されている。* *化学物質に対応した、SDSが常備され常に使用可能な状況である。*	有害物	エチレンオキサイド グルタルアルデヒド ホルマリン	☐	*1 2 3*		☐

改善メモ：

No	Ⅸ【情報伝達】	用語	用語の定義	非該当	評価結果	優先順位	★
44	安全衛生委員会の議事録を回覧している。			☐	*1 2 3*		☐
45	最近の感染事故および防止対策について周知している。 *感染発生時の相談体制が把握され、適切に利用されている。*			☐	*1 2 3*		☐

改善メモ：

No	Ⅹ【その他の当該部署で取り組むべき項目】	用語	用語の定義	非該当	評価結果	優先順位	★
46				☐	*1 2 3*		☐
47				☐	*1 2 3*		☐

改善メモ：

その他の特記事項：

当該部署名（病棟名）：
記入年月日：　　　　年　　　月　　　日
記入者名：　　　　　　　　　　　（職種：　　　　　　　）/　　　　　　　　　　　　（職種：　　　　　　　）

産業医活動報告

埼玉石心会病院

　当院は埼玉県の西部にある約450床の2次救急を行う中規模病院です。月に500台以上の救急車を受け入れると共に、ホスピス病棟を持ち往診も行っています。入院病棟のほかに外来専門のクリニック、透析クリニック、健診センター、訪問介護ステーション、特別養護老人ホームがあり、2017年11月に新病院へ移転したこともあり、総職員数は1,200人を超え、常勤医師は約120人、常勤看護師は約500人と以前よりも増加しました。筆者は専属の産業医として勤務しています。

　産業医室（健康管理室）は病院の2階に位置していますが、誰が出入りしているか分かりにくいようプライバシーに配慮された場所に位置しています。本稿では主に❶産業医面談、❷職場巡視、❸衛生委員会への参画、❹教育、❺針刺しや結核接触者などの感染症ばく露時の対応、の5つの活動を紹介します。

❶産業医面談

　面談の種類は1）健康診断後の面談、2）メンタル面談、3）産休・育休前後の面談、4）休職中の定期面談、5）復職前面談、6）過重労働者面談です。このうち1）、2）、6）について以下に解説します。

　1）健康診断の後の面談は、健康診断の結果をもとに対象者へ書面にて面談日時を通知し、対象者の所属長にも面談実施予定日時を通知し、あらかじめ業務日程調整することで、確実に面談者が来られるような配慮しています。面談時間は1人15分として参加しやすいように日程調整をしています。

　2）メンタル面談については事前のメールによる完全予約制で、初回1人60分、2回目以降は1人30分としています。依頼形式は相談者本人が依頼してくる場合と、各所属部長を介して依頼される面談の2パターンに分かれます。前者は完全にプライバシーが守られ、誰がどのような相談をしているかなどの内容は守秘されます。一方、所属部長を介した依頼は、本人の同意のもとに最低月1回の面談を半年間は継続して行い、面談毎に面談報告書を病院に提出します。この報告書は管理部副部長、所属部長、統括部長、院長が閲覧します。産業医が就業上の配慮や就業制限・配置転換を必要と判断した場合、産業医意見書を提出しますが、本人のその後のキャリアなどには反映されないことになっています。本人との面談だけでなく、常に上長とも面談を行い今後の方針や問題点について相談しています。

　6）当院の勤怠管理はICカード内臓の職員カードで行われており、特に新病院移転後は職員用ゲートの出入りにはセキュリティーもかねてICカードによるロック解除が求められ、誰がいつ出入りしたのか全てわかるよ

うになりました。このデータをもとに過重労働者のデータが月ごとに産業医のもとに届き、80時間/月を超える残業を行う職員には産業医面談を必須で行っています。特に2017年11月の新病院移転前後は過重労働対策が急務となりました。

❷職場巡視

月に1回、曜日と時間を決めて、産業医のほか巡視場所の責任者、コ・メディカル部長、看護部長、統括部長、院長で行います。決定権を持つメンバーと一緒に巡視し問題点を共有することは、改善策を講じる場合にも、準備が円滑に進めやすく、変更もしやすいというメリットがあります。産業医が指摘・指導するだけの巡視ではなく、管理職と現場の職員全員で考え、普段から感じていることや疑問に感じていたことを率直に話せる機会になるよう心掛けています。開始当初は患者の安全に配慮した提案や訴えが多く、職員の安全に対する配慮は限られていましたが、回を重ねるごとに職員自身の改善に対する意識が徐々に高くなり、例えば高所に設置されている物の固定や、設置物の重量別保管管理（頭上には重いものは置かない）、カーテンの設置による室内温度の調整、防音対策への提案など、少しずつですが現場からの声が上がるようになりました。

❸衛生委員会への参画

月に1回、メンバーが参加しやすい夕方に開催しています。メンバーは全15人で、職種は医師、看護師、薬剤師、放射線技師、管理栄養士、調理師、保育士（院内保育室があるため）、介護士、衛生管理者で構成されています。議題としては、健診時期の決定やワクチン接種時期・内容の相談、禁煙対策、労災報告、職員食堂メニューのカロリー見直し、針刺し対応マニュアルの作成、職員の手荒れ調査など、幅広く行っています。

❹教　育

全新入職員に対し、オリエンテーションの中で産業医の存在と意義、産業医室（健康管理室）の案内をする時間があり、新入職員研修を行っています。また、特に新入看護師に対しては、新卒者と既卒者に分け、毎年それぞれ1時間半から2時間のメンタルヘルス研修を行っています。

全職員対象としてはメンタルヘルス研修のほかに、禁煙についてや、ワクチン接種の必要性などについての勉強会を定期的に行い、また感染症認定看護師とも協力し、院内感染症防止のための研修も行っており、針刺し発生時の対応や報告ルートの周知、インフルエンザやノロウイルスなどの流行性感染症の患者対応だけでなく、職員発症時の対応について、毎年流行前に教育を行っています。

❺針刺しや結核接触者などの感染症ばく露時の対応

院内マニュアルを作成し、フローチャートに従って検査や治療、針刺し後のフォローアップを行います。HIV陽性患者の針刺しの場合には、針刺し後早期に予防内服の開始を行うことで、感染するリスクを下げるよう針刺し後ただちに報告を受け、産業医が薬局より常備されている抗HIV薬を持って当該職員と

会い、内服の必要性やメリット・デメリットをインフォームドコンセントします。結核接触者に対しても保健所の接触者調査にて陽性と判断された場合には、イソニアジドの予防内服について説明を行い処方します。費用については、抗HIV薬は病院負担、抗結核薬は申請により公費負担としています。これらのカルテはすべて紙カルテに記載し、同意書や処方箋などを含めすべて書類は産業医室で管理し、院内の電子カルテシステムとは別に保管することで、プライバシーの保護に努めています。

医療機関では労働環境が厳しく勤務時間も不規則になりやすいため、産業医や産業保健が必要な職場だと強く感じています。ただし、専門職の集団でありその対応は難しいことも多く、職員とのコミュニケーションや信頼関係を築くこと、そして職種を超えた各部署長と連携をとり理解を得ることが、産業保健活動をより円滑にかつ、充実させるためのポイントになっています。特に管理職だけでなく、現場の主任クラスとも密に意見交換を行い、一丸となって同じゴールを目指せるか否かが重要だと考えます。

上記以外として、女性の多い職場であり産休・育休に関連した対策が必要と考えられ、他にも過重労働対策や発癌性物質の使用状況調査、病理解剖室の排気問題、各病棟スタッフの休憩所の照度・換気など、課題点はまだ数多く残っています。

（社会医療法人財団石心会 埼玉石心会病院 産業医・濵口裕江）

Column

産業医になるには、産業医資格を維持するには ～基礎研修と生涯研修～

　産業医として活動するには、日本医師会認定産業医制度基礎研修会や産業医科大学産業医学基礎研修会に参加し、50時間（＝50単位）の指定された研修（基礎研修）を修了する必要があります。いずれの場合も、研修修了者は、50単位分の受講シールを貼付した産業医研修手帳（Ⅰ）または産業医科大学産業医学基礎研修会集中講座修了認定書と、日本医師会所定の新規申請書に審査・登録料10,000円を添えて、所属の都道府県医師会（医師会員でない場合には勤務地の都道府県医師会）に提出します。

　産業医科大学が開催する基礎研修会は、毎年7月、8月の連続する6日間に同大学で2回開催しています（各回とも定員500名）。この基礎研修会は、平成28年度からは「東京集中講座」として、連続する6日間に東京でも開催されるようになりました（28～30年度実績で計約625名が受講）。

　また、東北大学（11月、12月、1月、各月の第1週目か2週目の土日2日間、計6日間）、自治医科大学（8月、9月の週末2回、計7日間）、東京医科歯科大学（8月中旬の連続する7日間）、獨協医科大学（8月から9月の毎週日曜日、計6日間）などでも、例年、基礎研修会を開催しています。いずれの研修会も100人～200人の定員で、週末や夏季で休暇をとりやすい時期の計6～7日間（受講料は約10,000円／日）で50単位が取得できるようになっています。必修の前期研修（14単位）のほか、実地研修（10単位）や後期研修（26単位）では各大学の特色を生かしたプログラムが組まれていますので、ご自身の興味や日程に合う研修会を選択して受講されると良いでしょう。開催時期や内容など、詳しくはそれぞれのホームページを参照してください。ただし、近年受講希望者が非常に多く、受付開始から数分で定員に達する場合もあるようですので、各講習会の受付開始日時には注意を払っておくとよいでしょう。

　上記のほかにも、都道府県医師会が開催する研修会を利用する方法もありますが、この場合、毎回、数単位（2～6単位程度）ずつ取得して積み重ねていくことになりますので、長期計画になります。日本医師会の申請規定では、最後の50単位目を取得して5年以内に申請すれば資格取得可能となっていますが、産業医学の全体をバランスよく勉強する意味では、産業医科大学のほか、前述の各大学で開催される基礎研修会に参加し、集中して系統的な研修を受講し資格取得されることをお勧めします。

　日本医師会認定産業医の資格を維持するためには、取得後5年毎の更新が必要です。更新にあたっては、5年間に日本医師会認定産業医制度生涯研修の単位認定を受けた講習会、研修会等に参加し、20単位以上を取得しなければいけません。生涯研修の単位には、①更新研修（労働衛生関係法規と関係通達の改正点などの研修）、②実地研修（職場巡視や作業環境測定実習など）、③専門研修（地域特性を考慮した実務的・専門的・総合的な研修）の3種類があり、5年間に取得する20単位のうちに、更新、実地、専門のすべてが最低でも1単位以上含まれていることが必要です。生涯研修会は、平日の夜や土日に都道府県医師会の主催で頻繁に開催されています（医師会のホームページや医師会報を参照してください）。

コラム：産業医になるには、産業医資格を維持するには 〜基礎研修と生涯研修〜

　まとめて単位を取得したい場合には、産業医学振興財団が毎年大阪（９月の３連休）と東京（１月の３連休）で開催する産業医学専門講習会（３日間の受講で更新に必要な20単位の取得が可能）か、全国６箇所（東京、横浜、名古屋、大阪、岡山、福岡）で開催する産業保健実践講習会（３種類の単位を１単位以上含む合計６単位）に参加するか、前述の各大学で開催される基礎研修会で生涯研修の単位も兼ねている日に参加する方法もあります。また、東北大学では、毎年７月に、週末３日間（金曜午後と土、日の終日）参加すると20単位が取得できる生涯研修会を開催しています。

　更新の時期になると、所属の都道府県医師会からお知らせの通知と更新申請書が届きます。ただし、更新手続きをしなかった場合には、認定産業医の資格は喪失し、再度、認定を受ける場合には、改めて基礎研修50単位の取得が必要になりますので注意してください。

　大学で労働衛生に関する科目を担当する教授、准教授、講師（現職者または経験者）や、労働衛生コンサルタント資格を有する医師は、更新の必要がない産業医資格を有します。労働衛生コンサルタントは国家資格であり、資格取得には、年に１回開催される、筆記試験、口頭試験を受験し、合格しなければいけません。ただし、毎年７月に３日間で開催される日本医師会が行う産業医学講習会（認定産業医の生涯研修会）を全日受講した場合、修了証の提出によって、労働衛生コンサルタントの筆記試験が免除になります。労働衛生コンサルタントの口答試験では、実務経験を問う質問がなされますので、まず、認定産業医資格を取得し、実務経験を積んだ後に、労働衛生コンサルタント取得を目指すのが無難でしょう。

　産業医に対する社会のニーズは高まっており、都道府県医師会や各地の産業保健総合支援センターなどを中心に、例年各地で多くの研修会が開催されています。産業医になる（なった）先生方は、単位取得だけに留まらず、自己研鑽の場として積極的に有効活用していただくことを期待します。

（東北大学環境・安全推進センター／東北大学大学院医学系研究科産業医学分野・
色川俊也）

Ⅰ　産業保健活動のための体制づくり

5 健康診断の企画・実施からフォローアップまで

1　なぜ対策が必要か－健康診断を実施する前に…

　厚生労働省定期健康診断結果報告からみると、労働者の約半数がなんらかの異常所見を有しながら働いていることが分かります。医療従事者も一労働者であり、それぞれ自分自身の健康に向き合っていく必要性があると言えます。労働安全衛生法第66条で「事業者は、労働者に対し、厚生労働省令で定めるところにより、医師による健康診断を行わなければならない」とされており、定期健康診断以外に下記の健康診断を事業者は行う必要があります（表1）。また産業医をはじめとする健康管理担当者は企画、実施だけでなく、その結果から適切な事後措置を行えるような体制をつくることが重要です。

表1　医療機関で必要な健康診断

A）一般健康診断
・雇入時の健康診断（労働安全衛生規則第43条）
・定期健康診断（同第44条）
・特定業務従事者の健康診断（同第45条）
・海外派遣労働者の健康診断（同第45条の2）
・給食従業員の検便（同第47条）
・深夜業従事者の自発的健康診断（労働安全衛生法第66条の2）
B）特殊健康診断（労働安全衛生法第66条第2、3項）
・電離放射線健康診断（電離放射線障害防止規則第56条）
・有機溶剤等健康診断（有機溶剤中毒予防規則第29条）
・特定化学物質健康診断（特定化学物質障害予防規則第39条）
C）行政指導により実施勧奨されている特殊健康診断
・VDT作業における健康診断

2　一般健康診断

　健康診断は、職場における諸因子による健康への影響の早期発見及び職員個人、あるいは医療機関全体の健康状況を把握して、健康障害や疾病を早期に発見することを目的とします。

46

- **雇入時の健康診断**：常時使用する労働者を雇い入れた際に健康診断を行うことが義務づけられています。
- **定期健康診断**：雇用している労働者に対して1年以内毎に1回、健康診断を行うことが義務づけられています。
- **特定業務従事者の健康診断**：労働安全衛生規則第13条第1項第2号で定める業務に常時従事する労働者に対して、当該業務への配置換え時及び6カ月以内毎に1回、定期に健康診断を実施することが義務づけられています。
  （※特定業務には深夜業を含む業務や有害性ガスを発散する場所における業務、病原体によって汚染のおそれが著しい業務などが含まれます。）

表2　雇入時健康診断、定期健康診断、特定業務従事者健康診断の検査項目一覧

健康診断項目		雇入時 健康診断	定期 健康診断	特定業務従事者 健康診断
実施時期		雇入後 最初の健康診断	1年に1回	6カ月に1回
問診（既往歴及び業務歴調査） 喫煙歴、服薬歴		○	○	○
自覚症状及び他覚症状の有無の検査		○	○	○
身長、体重、胸囲、視力		○	○	○（腹囲除く）
聴力検査	問診	－	－	○
	選別聴力検査	○	○	－
腹囲		○	○	－
血圧の測定		○	○	○
胸部エックス線検査（必要に応じて喀痰検査）		○	○(注)	▲
貧血検査（血色素量、赤血球数）		○	◎	▲
肝機能検査（AST、ALT、γ-GTP）		○	◎	▲
脂質検査 （LDL-コレステロール、 HDL-コレステロール、中性脂肪）		○	◎	▲
血糖検査（空腹時血糖又はヘモグロビンA1c）		○	◎	▲
尿検査（糖、蛋白）		○	○	○
心電図検査		○	◎	▲
労働安全衛生規則		第43条	第44条	第45条

◎：貧血検査、肝機能検査、脂質検査、血糖検査、心電図検査は35歳及び40歳以上が対象者
▲：医師の判断で省略可能
（注）胸部エックス線検査については、40歳未満の者（20歳、25歳、30歳、および35歳の者を除く）は医師が必要ないと判断した場合は省略可

- **海外派遣労働者の健康診断**：労働者を日本国外の地域に6カ月以上派遣しようとするときに健康診断が義務づけられています。
- **給食従業員の検便検査**：事業所に附属する食堂や炊事場における給食の業務に従事する労働者に対して、雇い入れの際と配置換えの際に、検便が義務づけられています。
- **深夜業従事者の自発的健康診断**：深夜業に従事する方が自ら健康診断を受診し、その結果を事業者に提出することができます。（※深夜業従事者＝常時使用され、6カ月間を平均して1カ月当たり4回以上の深夜業に従事したこととします。）

Ⅰ　産業保健活動のための体制づくり

 特殊健康診断

　特殊健康診断とは、法令で定められた業務や特定物質を取り扱う労働者を対象とした健康診断を言います。
・**電離放射線業務健康診断、有機溶剤等健康診断、特定化学物質健康診断**：雇い入れ又は当該業務に配置替えの際及びその後6カ月以内毎に1回、定期に実施することが義務づけられています。

 健康診断の企画

●**どの健康診断を実施するか**
　健康診断には上記のとおり様々な種類があり、定期健康診断は労働者全員に年1回の受検義務がありますが、健康管理担当スタッフ（産業保健職）や人事等は現場の管理者と話し合い、特定の業務に従事している職員のリストアップを行い、適切な健康診断を受検させる必要があります。

●**健診日の日程調整や健診の流れ**
　全職員に対し定期健康診断をはじめ、各種健康診断を100％受検できるように日程調整を行うことが重要です。健診を行う実施スタッフの選定や実施場所、日程調整を十分に行い、健診当日はスムーズに労働者が勤務時間中に交代で抜け、受検できるような調整が必要です。また外部健診機関に委託することも方法の一つです。

●**項目の設定**
　法定項目の検査結果だけでは検査項目の少なさを指摘する職員もいます。法定項目以外の追加項目を検討する際は、コスト面や健康診断に要する時間などを考慮に入れ、できれば安全衛生委員会で合意を得ることが必要です。さらに個人情報保護法の施行に伴い、健診の実施、結果の通知及び保管などの点について受検者から事前に同意を得ておく必要があるでしょう。

●**異常値への対応**
　各施設、検査機関において検査結果の基準値は様々であり、産業医や各専門医師らの意見を踏まえ、健診実施前に衛生委員会で各項目の基準値の設定をしておくことが重要です。また有所見者に対し、速やかに就業上の措置の必要性を産業医らに確認できる体制も重要です。

●**未受診者への対応**
　健康診断を受検しないことは法律違反です（労働安全衛生法第66条第5項。ただし罰則規定はなし）。また、病院側としてもそれを放置することは、万一のことがあった際に「安全配慮義務違反」を問われる危険性があります。受検したくても、患者の急変や外来業務の対応で当日受検できないケースや妊婦で受けれなかったケースも出てきます。健診日程枠内に受検できなかった労働者に対しては別日の日程調整も必要です。また連絡なく受検しない場合は、健康管理担当部署や人事課、各部署の管理職より働きかけてもらう工夫も

必要です。

5 健診の受検勧奨と事後措置について

●健診の受検勧奨
「医者の不養生」の言葉どおり、看護師やコメディカルの受検率は高く、医師の受検率が低い施設が多いでしょう。健診実施の月になったら院内誌、管理職会議、医師集会、医局会などで繰り返しアナウンスを行ったり、健診当日に医師一人ひとりに連絡し、受検勧奨を行うなどの対策が必要です。

●結果の通知
事業者は、健康診断を受けた労働者に対し、速やかに当該健康診断の結果を通知しなければなりません。

●事後措置について
産業医は全職員の健診データを確認し、就業判定（就業上の措置）を行う必要があります。まずは事前に設定した基準値を外れる有所見者リストを確認すると良いでしょう。また就業上の配慮が必要であれば本人や担当部署の管理職と相談し、就業上の措置に関する意見書を事業者に提出します。

事業者は健康診断の結果、異常所見があると診断された労働者について、産業医の意見を十分に勘案し、必要があると認めるときは、当該労働者の実情を考慮し、就業場所の変更、作業の転換、労働時間の短縮、深夜業務の回数の減少、昼間勤務への転換などの措置を講ずるほか、作業環境測定の実施、施設または設備の設置、その他の適切な措置を講ずる必要があります。

事後措置で一番困ることはやはり対象者が医療従事者であることです。医学的知識を有する職員に対し保健指導や再検査、治療の必要性を伝え、行動させることは非常に難しいですが、産業医や保健師は普段から各職場に顔を出し、気軽に指導できる雰囲気づくりをしておくことが重要です。また指導を受ける医師は医師（産業医）からではなく、保健師（他職種）からだと指導を素直に受ける傾向もあるようです。

6 医療機関特有の問題と解決方法について

●医師の受検率の低さ
毎年、外来診療や手術等の関係を理由に、どれだけ多くの日程を設けても一定の割合で受検しない医師はいます。その背景には①労働安全衛生法上に健康診断の実施が定められていることを把握していない、②医師自身が自分の健康に興味がない、③本当に勤務が忙しく受検している時間がない、など理由は様々です。自施設では看護師や事務職はほぼ100%の受検率だが、医師だけすぐには100%にならない。
（解決方法）
①健康診断の実施期間・場所についてのアナウンスを根気よく繰り返し行うこと。

②産業医だけでなく、院長らに受検勧奨をしてもらうと効果あり

③受検が難しい医師に受検が可能な時間を聴取し、可能な範囲で調整すること。

④受検しないスタッフには病院独自のペナルティールールを決めることも効果あり
（例えば未受検者には健康管理上、当直業務を禁止するなど）

●職員の出入りの多さ

　一般企業に比べ医療機関に勤務するスタッフは一年を通して、中途採用での雇用や人事異動で数十人〜百人単位で職員の就職・退職が日常である。これにより全職員のデータを長期で経過を追っていくことは難しい。これは医師だけでなく、看護師も結婚・出産を契機に退職するケースが多く、医療機関特有の問題である。

（解決方法）

　職業柄やむを得ない事情である。しかし院内に病児保育所の設置を行うなど、近年、女性スタッフの就労支援の取組みは重要視されており、これは病院全体で取り組んでいく重要な課題である。

●産業保健スタッフ不足

　他項でも述べられているが、職員の健康管理を行う部署（例えば健康管理室）を持っている医療機関は未だ少なく、産業保健スタッフ（職員の健康管理に携わる保健師や産業看護師など）が充実している施設が少ない。

（解決方法）

　衛生委員会を活用し、健康管理体制の構築を目指し、組織で取り組んでいく必要がある。産業医だけなく、衛生管理者の充実も産業保健活動には重要なポイントと考える。

●小中規模施設特有の問題

　病院の規模によっては専門科に一名しか医師が所属していない施設も多い。しかし健診結果から高血圧や糖尿病などのデータが悪く、代行医師が見つからない場合は病院経営にも影響しかねず、就労判断が難しいものとなる。

（解決方法）

　解決方法は極めて難しい。最終的には院長判断となるだろう。できればそういったケースを起こさないためにも予防的に毎年全職員が健康診断を実施できる体制を行い、有所見者に対して早期に治療介入ができるような体制を築くことが重要と言えます。

さらに学ぼう！

- ●圓藤吟史、荻原聡 編著『事例で学ぶ一般健診・特殊健診マニュアル（改訂第3版）』（宇宙堂八木書店）2015
- ●森晃爾 編『産業保健ハンドブック』（労働調査会）2012
- ●愛知県臨床検査標準化協議会「医療従事者の健康管理と環境管理」
  www.aichi-amt.or.jp/hyojunka/pdf/hyojunka/h_care_work.pdf
- ●産業医の職務Q&A編集委員会 編『産業医の職務Q&A』第10版増補改訂版（産業医学振興財団）2015

（京都第一赤十字病院・小森友貴）

職場環境改善活動推進のポイント

福岡徳洲会病院

　おそらく、忙しさではどこにも負けない民間の地域中核病院(600床)において、メンタルヘルスアクションチェックリストを用いて参加型職場環境改善活動に取り組みました。当時、かなりの部署で日勤者が帰るのは20時前後、当直者が帰るのは昼近く、有給休暇取得はおろか週休確保もままならない状況でした。活動参加者から、仕事の「ストレス減」の試みは「ストレス源」と言われつつ、暗中模索の中から進めていった経験からの成功のポイントを伝えたいと思います。

　一言でいえば、枠組みと方向性を決め、承認と称賛を加えました。自分を取り巻く環境に自ら働きかける職場環境改善活動推進に伴い、部署内の相互理解そして他部署・他部門との協力関係構築にも進展が認められ、「自分たちの職場は自分たちでつくる」という意識が芽生えました。人が少ない中で、仲間に負担をかける「有給休暇連続取得は無理！」というあきらめ状態から、「みんなで有給休暇を取って、リフレッシュしてまた頑張ろう！！」と、あこがれの3連休取得にもつながりました。現状を見つめ、何が問題で何が可能なのか、目標に向かって「まずできること」は何かを考え、時には周囲からのサポートを引き出して、問題を解決した小さな成功経験は、アイデンティティーの確立・確認につながり、セルフケア向上にもつながったと、推測されました。ハーバード大学のロバート・キーガン教授は、自らが成長しない・できない停滞した環境と孤独感が「燃え尽き」をもたらすと述べています。改善活動参加部署の「うつ症状の訴え」は減少し、さらに病院方針として「医療の質と安全」を求めて職場環境改善活動に取り組んだ波及効果か、針刺し事故件数の減少も認められました（平成24年日本産業衛生学会にて報告）。

写真で見る良好事例の進化・発展例

　ラベル表示から始まる定位置設定・整理整頓、請求禁止メモから始まる定数管理・在庫管理・コスト意識上昇、そして在庫管理担当から始める新入職者教育を行いました。

脳外科病棟 100円グッズ大活躍

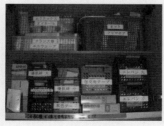

小児科病棟 おひとり様点滴セット

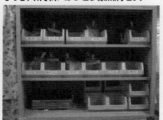

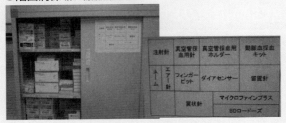

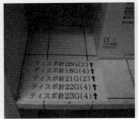
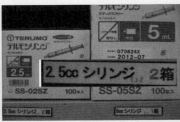
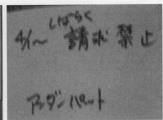

様々な工夫が追加され更なる改善へ進化発展！

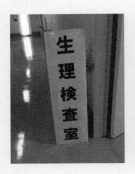
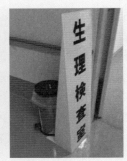

　また、新病院移転後に、わかりやすい病院案内を目指して手作り案内板＋ゴミ箱（案内板の転倒防止）を設置しました。

職場環境改善活動推進のポイント

　当院における職場環境改善のポイントを、❶枠組み、❷方向性、❸承認と称賛の3点に即してまとめると下記のようになります。

❶枠組み
1）トップの意思表明、改善活動遂行への強制力
　　経営方針の一環として、安全・安心・良質な医療提供を目的とする新たなプロジェクトに参加することを病院長に宣言していただいた。
2）改善活動推進の支援組織づくり
　　支援チーム形成：看護部・コメディカル・事務部門から構成し、総括責任者は医療安全管理担当の副院長が務めた。
　　支援方法：現場の主体性を重んじ、必要とされる時に期待に応える多面的支援を提供した。
　　（支援スタッフの負担を減らし、介入が押しつけと受け取られることで反発・無気力を招くことを防止する。）

3）ゴールとマイルストーンの明示
　　期間限定で、定期的に経過報告会を開催した。
4）工程管理の強化と客観的評価の獲得
　　管理と評価に当たっては、外部の専門家を招聘し、強化と客観化を図った。

❷方向性

1）共通認識形成－「何のために、誰のために」、そして「仕事のストレスとは」
　　活動目的は、「安全・安心・良質な医療の提供」とし、「仕事のストレス」を「仕事のやりにくさ」と定義して浸透を図った。さらに、「患者様に優しい＝職員にも優しい」、「良いものは共有しましょう」等、共通認識の啓発にも努めた。
　　スローガン：仕事のやりにくさを、現場の力で減らして「安全・安心・良質な医療」を提供する！
2）交流の促進
　　他職種・他部署との交流を促す目的で、改善活動支援チームおよび職場環境改善活動参加グループの選定に留意し、職場環境改善活動参加部署においても、「無理なく楽しく全員参加」を期した。また、活動報告会を介した他部門との交流（アイディア拝借、他部署との情報交換、そして協力獲得）も方向づけた。
3）透明性の高い公平な参加者が納得のいく評価
　　評価項目は、着眼点・アイディア・方法・コスト・改善効果・応用性（参加率→プレゼンテーション力）とし、外部専門家の客観的評価に同僚の実践的評価を加えた多面的評価を心がけた。

❸承認と称賛－主役は現場スタッフ

　活動評価も参加型とし、現場スタッフによる他部署への改善活動評価を採り入れた。また、報告会は「創意工夫の発表の場」ととらえ、その結果を表彰し、病院内に公開した。
　さらに、「まずできる小さな改善」を推奨（些細な改善も承認：小さな改善がきっかけとなり大化けしました。）し、「無理なく楽しく全員参加」をモットーにして、所属スタッフ全員の存在を承認するようにした。
　改善活動報告会も参加者の満足度を優先し、時間厳守・飲食物提供・優秀活動事例及び賞品選考を行った。

職場環境改善活動に参加した結果

　限られた時間内に成果を上げるためには、集中力と団結力が必要になり、チーム力の向上につながりました。経過報告会では他部署の状況・改善活動を知ることで、自分の職場の客観視が得られたようです。
　また、改善事例の水平展開・発展が進み（パクリに、他部署をあっと言わせるひねりを加えて発表）、改善活動推進に当たっては、支援チームなど部署外からの支援を受け入れることで活動の可能性を広げることができました。

改善活動評価については、公平性・透明性の観点から、正当な評価を受けたと認識されました。改善活動審査結果は院内に公開され、さらに職場環境改善活動について学会発表を通じて国内外に発信できたことにより、職場全体の自己肯定感・モチベーションの向上につながりました。

まとめ
－現場を、そして現場の問題点をよく知っているのは現場スタッフ

　師長・主任などの優れたリーダーがけん引した第１参加グループよりも、全員参加を推奨した第２グループの改善活動の評価が、量・質・多様性ともに勝るという外部専門家からの評価を得ました。現場スタッフの意見・アイディアをいかに収集・活用するかが、参加型職場環境改善活動推進の「要」と言えます。必ずしも産業保健スタッフが指導・教育・けん引する必要はないのです。現場の資質・能力を最大限に表現できるようにコーデイネートする＝引き出すのが、産業保健スタッフの役割です。産業保健領域には産業保健総合支援センターなどの豊富な資源があり、そこから多くのサポートが得られます。産業保健スタッフとして、今まで培ってきた資質を生かし、取り組みましょう。

　最後に、自己学習するための推奨参考資料として、以下を掲げておきます。

お勧め資料等

- ●吉川徹編『医療施設等におけるメンタルヘルス向上のための職場環境改善チェックリスト』（労働科学研究所）2009
- ●トン・タット・カイ、川上剛、小木和孝『これでできる参加型職場環境改善』（大原記念労働科学研究所）2016
- ●テリービショー、イボンヌ・M．ドラン他、三島徳雄訳『解決志向アプローチ再入門-臨床現場での効果的な習得法と活用法』（金剛出版）2008
- ●ロバート・キーガン、リサ・ラスコウ・レイヒー、池村千秋訳『なぜ人と組織は変われないのか』（英治出版）2013
- ●ロバート・キーガン、リサ・ラスコウ・レイヒー、池村千秋訳『なぜ弱さを見せあえる組織が強いのか』（英治出版）2017

（医療法人徳洲会 福岡徳洲会病院・坂田知子）

Column

医療従事者こそ良好な生活習慣を!

　医療従事者が良好な生活習慣を実践することは、医療従事者自身のためだけでなく、患者さんのためでもあります。良好な生活習慣がない医療従事者は、患者に良好な生活習慣を勧めない傾向があるからです。

　例えば、喫煙する医師は以前より様々な理由で批判されていますが、その批判の一つとして、「喫煙する医師は、喫煙する患者さんに積極的に禁煙指導をしない」ということがあります。しかしこれは喫煙だけに限りません。

　運動習慣のない医師は、患者さんと運動について楽しく話題にすることができず、食習慣の悪い医師は患者と旬な野菜や果物などについても生き生きと実感のこもった会話ができません。米国や英国では、医師の健康への取組みの一つとして「医療従事者の生活習慣改善」を掲げ、それは医師自身の健康のためだけでなく、患者のためにも重要であることとして強調されています。

　ここでは、2009年に行われた日本医師会の「勤務医の健康支援に関するプロジェクト委員会」による調査結果から分かる、勤務医の生活習慣に関する実態を紹介します。

　喫煙する医師の割合は、一般人口よりは低いですが、男性医師全体で16%、女性医師全体で5%と、諸外国の医師と比較するとまだまだ高くなっています。喫煙している者を年代別にみると、男性医師では20歳代が最も高く（29%）、女性医師では40-50歳代が最も高くなっています（6%）。

　飲酒の頻度については、「ほぼ毎日飲む」と回答した医師の割合は、特に50歳代以降は一般人口と比較してもほぼ同程度かやや高いという結果でした。例えば男性医師で50歳代では34%、60歳代では46%でした。女性医師も同様に40歳代以上では、「週3回以上」飲酒をしている人の割合は、一般人口と比較して高くなっていました。

　食事のバランスについても、若い世代の医師ほど、主食、主菜、副菜をそろえて食べていない傾向が見られました。特に20歳代の医師では、対象者の数はやや少なかったものの、食事のバランスについて十分な配慮ができていない医師が多い傾向が見られました。厚生労働省・農林水産省の「食事バランスガイド」では、食事の望ましいバランスが紹介されており、一般に啓発されています。成人では、性別と日常活動量によって異なりますが、一日の適量が主食を5から7つ、主菜を3から5つ、副菜を5から6つ（SV：サービング（食事の提供量））とされています。「一日に1食はそろえている」、「そろえて食べていない」と回答した男性医師は35%、女性医師では41%いましたが、「食事バランスガイド」で一般市民に推奨されている食事ができていない医師も多いようです。

　医師に限らず多くの医療従事者は、夜勤や早出、手術や急患に伴う時間超もあったりと、生活習慣が影響を受けやすい職業です。生活習慣は確かに個人の問題ですが、医療機関としても様々な支援ができます。例えば、職員食堂において食事のバランスが工夫されたメニューを提供する、運動ができるようにジムを設置する、運動部活動を推奨する、外部のジムと利用契約を結ぶなどがあります。

（和田耕治）

Ⅰ　産業保健活動のための体制づくり

 医師の働き方改革をめぐって

 厚生労働省の検討会、日本医師会産業保健委員会での議論から

はじめに

　政府は残業時間に上限を設け、罰則もある「働き方改革実行計画」を2017年3月に作成した。この中で、医師については、正当な理由なしに診療を拒めない「応召義務」が医師法で定められており、調整のために適用は5年間猶予された。このため、厚生労働省は2017年8月から「医師の働き方改革に関する検討会」（座長：東京大学大学院法学政治学研究科教授・岩村正彦）を開始し、2019年をめどに報告書をとりまとめる予定としている。本稿では、現在進行中の検討会の内容を踏まえて、その方向性を探る。また、合わせて、日本医師会産業保健委員会（委員長：北里大学名誉教授・相澤好治）でのアンケート調査やその結果を踏まえた議論などにも触れたい。

1　医師の応召義務

　医師法第19条には、「診療に従事する医師は、診察治療の求があつた場合には、正当な事由がなければ、これを拒んではならない」、と医師の応召義務が定められている。

　厚労省の見解によれば、①患者が貧困であるという理由で、十分な治療を与えることを拒む等のことがあってはならない。②医師法第19条にいう「正当な事由」のある場合とは、医師の不在又は病気等により事実上診療が不可能な場合に限られるのであって、患者の再三の求めにもかかわらず、単に軽度の疲労の程度をもってこれを拒絶することは、第19条の義務違反を構成する。③医師が第19条の義務違反を行った場合には罰則の適用はないが、医師法第7条にいう「医師としての品位を損するような行為のあったとき」にあたるから、義務違反を反覆するが如き場合において同条の規定により医師免許の取消又は停止を命ずる場合もありうる。④休診日であっても、急患に対する応招義務を解除されるものではない。⑤休日夜間診療所、休日夜間当番医制などの方法により地域における急患診療が確保され、かつ、地域住民に十分周知徹底されているような休日夜間診療体制が敷かれている場合において、医師が来院した患者に対し休日夜間診療所、休日夜間当番院などで診療を受けるよう指示することは、医師法第19条第1項の規定に反しないものと解される。ただし、症状が重篤である等直ちに必要な応急の措置を施さねば患者の生命、身体に重大な影響が及ぶおそれがある場合においては、医師は診療に応ずる義務がある。

　軽度の疲労であっても、休診日であっても、応召義務が課せられていることは、明らかなようだ。勤務医の労働時間に上限と応召義務の整合性は考えるべき問題である。

2　医師の労働者性と労働基準法

　労働基準法が適用される医師の範囲は、診療所や病院の勤務医、大学病院等の勤務者、

その他の被雇用医師である。診療所、病院（大学病院等を除く）および老健施設の開設者または法人の代表は適用外である。実数で見た場合、平成26年段階の医師数31万人強のうち、約4分の3にあたる医師は労働者として取り扱われ、このうち国家公務員を除いた大多数が労働基準監督署の所掌下にある。研修医に関しては、2005年に最高裁判決が出た関西医大病院訴訟があり、研修医も労働者であることが判例で確定している。

雇用主である医療機関側は労働基準法を遵守し対応する必要がある。一般の労働者と同様、医師に特例はない。1日8時間、週40時間を超える労働あるいは休日の労働をさせるためには、36（サブロク）協定を労使で締結して労働基準監督署に届出る必要がある。また、時間外労働や休日労働に関しては割増賃金を支払わなくてはならない。四病院団体協議会（一般社団法人日本医療法人協会、公益社団法人日本精神科病院協会、一般社団法人日本病院会、公益社団法人全日本病院協会で構成）の資料によると、回答のあった病院の約85％で36協定が結ばれており、ほとんどの病院で遵守されているのだが、逆にいうと約15％もの病院で36協定が結ばれていない現状が見える。締結していない理由については、必要がないということなのか、あるいは認識不足からくるものなのかは定かではない。

3　医師の勤務実態と働き方改革

平成28年度厚生労働科学特別研究・研究班による「医師の勤務実態及び働き方の意向等に関する調査」によると、過労死ラインとされる週60時間以上の勤務実態がある医師は男性で全体の実に41％、女性では28％であった。特に、20～40代の男性勤務医では、週労働時間は平均値で60時間を超えている。さらに、男性の11％、女性でも7％で週に80時間以上の勤務実態があった。予想されていたことではあるが、多くの勤務医が過労死ラインを超えて長時間労働をしている実態が浮き彫りとなった。医師の世界を知っているならば、「そのようなこともあるだろう」とあまり不思議には思わないかもしれない。しかし、厚生労働省の検討会の医師以外の構成員の大半にとっては、常軌を逸しているとみられてもやむをえない。一般の労働者にしてみれば、週に80時間を超える労働は、月あたりの残業時間にして160時間超の過酷な過重労働である（この調査の結果については、次項「2．厚生労働省の研究班「病院勤務医の勤務実態に関する研究」の立場から」も参照）。

一方、平成29年の労働政策審議会建議によると、今回の働き方改革に関わる法改正が成立すれば36協定の特別条項を締結したとしても、労働時間に上限ができる。罰則を伴った強力な法的拘束力をもつ改正となる見込みである。前述の医師法の応召義務とのからみがあるため、医師への適用は5年猶予される。医師の現状の労働時間を制限すれば、当然医療の提供量は低下する。最近、医療機関に対しても労働基準監督署の是正勧告が行われたことが度々ニュースとなっている。勤務医の絶対量はもともと不足してきている上に、高齢化などで医療のニーズが高まるなか、病院の医療提供は医師の長時間労働の犠牲が暗黙の前提である。労働基準監督署の是正勧告に従って医師の労働時間が制限される結果、医療の提供量が減少することを避けることはできない。医療機関では外来規模の縮小などがニュースとなっているのは、自然の成り行きとも考えられる。働き方改革関連の法改正適用の5年猶予のうちに解決すべきは、医師の応召義務との整合性をつけることは勿論だが、医師の健康を担保しつつ地域医療をどのように維持していくかという視点も必須で重要であることは疑いない。

4　医師の宿日直

　労働基準法第41条による宿日直の許可が労働基準監督署から得られた場合、宿日直は時間外労働としての手当ではなく、宿日直手当の名目での支払いが可能となる。この場合の手当は、宿日直勤務に就く労働者の賃金の1人1日平均額の3分の1を下らないこととされているので、企業側としては報酬額の節約になるメリットがある。ただし、この法律の宿日直の趣旨は、原則として通常の労働は行わず、労働者を事業場で待機させ、電話の対応、火災等の予防のための巡視、非常事態発生時の連絡等に当たらせるもの、である。病棟や救急外来で通常の仕事をしたりすれば労働基準法上の宿日直にはあたらないこととなる。四病院団体協議会の資料によると、施設の53.5%は労働基準法上の許可申請をしたうえで対応していたが、19.2%は労働基準法上の許可を得ずに行われていた。病院の事情によっても異なるが、本来は時間外労働として取り扱うべきところを許可申請の有無にかかわらず労働基準法上の宿直として対応されているのが実情ではないのか懸念が浮かぶ。厚労省の検討会の議論の中では、現行の宿日直の許可基準は非現実的ではないか、との声があがっていた。現実と法律との乖離をどのように修正するのか、これを機会に向き合うべき課題と思われる。

5　タスクシフティング／タスクシェアリング

　今後の医師の働き方を見据え、一人の医師に負担が集中しないよう「グループ診療」を基本とした診療体制が必要と、同じ厚生労働省の「新たな医療の在り方を踏まえた医師・看護師等の働き方ビジョン検討会」（座長：東京大学大学院 医学系研究科国際保健政策学教室教授・渋谷健司）で先立って指摘されている。医師の業務のなかで医師にしかできない仕事と他職種にお願いできる仕事の切り分けが必要と思われる。AIやIoTなどの活用の方向性も話題となったが、具体的な事例はこれからの課題である。

　検討会では、最近創設された看護師の特定行為研修制度、いわゆる「Nurse Practitioner」（NP）について現状の報告があった。四病院団体協議会の調査によると、同研修を修了した特定看護師がいる施設は8.5%に留まり、まだ普及は進んでいるとはいえない。しかしながら、わが国の医師の働き方を考える上では、一つの進むべき選択肢であるとのコンセンサスができつつあることは感じられた。また、制度が創設されていないものの、プライマリ・ケアと高度医療の両面で医師を支える「Physician Assistant」（PA）の資格創設が話題となっている。業務としては、簡単な診断や処方、外科手術の助手、術後管理などを想定されている。検討会では、国外における実例などが紹介され、将来的な選択肢であるとの方向性は確認されている。

6　自己研鑽

　医師の労働時間の中に自己研鑽の時間を入れるかどうかについては、意見のわかれるところである。自己研鑽は医師が適切な医療を行うために必要なものであり、業務であるか否かという考えになじまないのではないか、という意見はうなずける部分がある。筆者自身の施設を考えても、自己研鑽の時間をすべて労働時間に含めてよいものかどうか、業務との明確な線引きは難しい。厚生労働省の検討会でも、「労働と自己研鑽はモザイク状に入り交じっており、明確に割り切れない」との声が上がっている。自己研鑽の時間が規制

されてしまうと、医療の質の低下が当然懸念される点であろう。元来、適切な医療に必要な自己研鑽の時間は労働時間に含まれるとするべき見解も当然である。これらは検討会での主要課題の一つであるが、筆者の現状の認識としては、落としどころが見えているわけではない。

7 医療機関における産業保健

　医療機関も勤務者がおり、労働基準監督署の所掌であり、産業医の選任やストレスチェックの実施、長時間労働の面接指導など、労働安全衛生法の順守が必要である。日本医師会産業保健委員会の答申によると、2017年に行った「医療機関における産業保健活動に関するアンケート調査」結果から、回答のあった90％以上の施設で産業医の選任やストレスチェックは行われていることがわかった。ただ、問題点としては、たとえば、長時間労働の医師による面接指導が実施されているのは約25％にとどまっている。つまり、法で定められる産業医は選任されているものの、産業医の業務が適切に行われているか、すなわち医療機関における既存の産業保健の仕組みが十分に活用されているか、という点に関しては非常に心もとない結果に見える。「医師は医師の面接など受けたくないもの」という意見も聞かれた。しかし、そうはいっても、医師が過労死している現実がある。既存の産業保健の仕組みを十分に活用することが第一歩である。

8 医療についての社会の理解

　医療に関する認識について、現状では社会一般の認識と医療者の認識が乖離している面がある。患者サイドの考えでは、医師は病気を治してくれる人であり、治せなかった医師は不良な医師として疑われる。状況と場合によっては、医師は不必要に訴えられるリスクさえ負っている。一方、医療者サイドは、医療には限界があるものであり、時には危険なものであるということを理解している。メディアや、警察および司法側は患者側に立つ場合が多く、この認識の乖離は医療側に過剰な業務を生む要因ともなっており、社会問題ともなっている。医師の過重労働の遠因ともなっており、医師の働き方改革のためには、現在の医療の状況について社会の理解を得ることの重要性に関する意見が多く、この点には構成員のコンセンサスが得られていると感じる。

おわりに

　厚生労働省の「医師の働き方改革に関する検討会」では、中間報告として医師の労働時間短縮に向けた緊急的な取組（表）を発表した。36協定の自己点検や既存の産業保健の仕組みの活用など、すぐにできるものも並んでいる。医師の働き方改革に向き合い、医師の過重労働の改善をめざし、医師が働くことで不幸な結末とならないよう、適切なシステムの創出が望まれる。厚生労働省の検討会や日本医師会における引き続きの議論と取組に期待したい。

表　医師の労働時間短縮に向けた緊急的な取組

❶医師の労働時間管理の適正化に向けた取組
　　　　医師の在院時間について、客観的な把握

❷36協定等の自己点検
　　　　36協定の有無、協定超えの時間外労働の確認、業務見直し

❸3 既存の産業保健の仕組みの活用
　　　　衛生委員会、産業医の選任等他の労働安全衛生管理体制
　　　　健診事後指導、長時間労働面接指導、ストレスチェックと面接

❹タスク・シフティング（業務の移管）の推進
　　　　初療時の予診、静脈ラインの確保、診断書等の代行入力、等
　　　　特定行為研修修了の看護師の有効活用

❺女性医師等に対する支援
　　　　キャリア形成の継続性を守る
　　　　短時間勤務等多様で柔軟な働き方を推進

❻医療機関の状況に応じた医師の労働時間短縮に向けた取組
　　　　勤務時間外の病状説明等の対応、当直明けの勤務負担緩和、等

（東北大学環境・安全推進センター／東北大学大学院医学系研究科 産業医学分野・黒澤　一）

6. 医師の働き方改革をめぐって

2 厚生労働省の研究班「病院勤務医の勤務実態に関する研究」の立場から

1 病院勤務医の勤務実態の現状

　平成29年4月6日に、厚生労働省医政局の、「新たな医療の在り方を踏まえた医師・看護師等の働き方ビジョン検討会」において、「医師の勤務実態及び働き方の意向等に関する調査」が報告された。この調査は、現在の医師の勤務実態や、働き方の意向・キャリア意識を正しく把握することが目的の、日本初の大規模全国調査である。調査実施日は平成28年12月8日～14日で、調査票は、全国の医療施設を無作為に抽出し、①その施設に勤務する医師約10万人に、②医療施設12,035施設に配布された。医師のプライバシーを保護するため、回収は医療施設を通さず、各医師が個別に回収用封筒で回答を送付した。調査内容は①医師の属性（出身地、出身医学部所在地、家族構成、収入等を含む）、②タイムスタディに関する項目、③他職種との役割分担、キャリア意識等の将来の働き方に関する項目、④将来の勤務地、医師偏在対策に関する項目であった。

　医師調査票は15,677人より回収され、うち男性医師11,570人（74.6％）（図1）、女性医師3,511人（22.7％）（図2）、回答者・施設の地理分布は北海道の稚内市から沖縄県の石垣島まで、全国各地から回収された（図3）。診療科の分布は図4に示す通りで、内科系の診療科の回答が最も多かった。勤務形態については、常勤医師10,738人（69.4％）、非常勤医師1,949人（12.6％）、病院・診療所の開設者2,501人（16.2％）、未回答149人となっていた。

　質問の内容は、勤務時間に関して、育児中の働き方、他職種（看護師や事務職員等のコメディカ

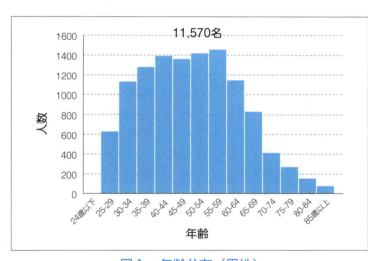

図1　年齢分布（男性）

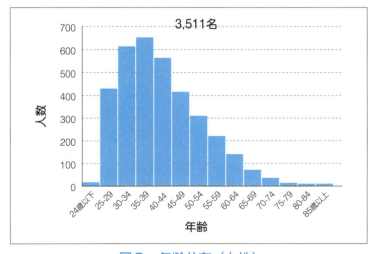

図2　年齢分布（女性）

61

I 産業保健活動のための体制づくり

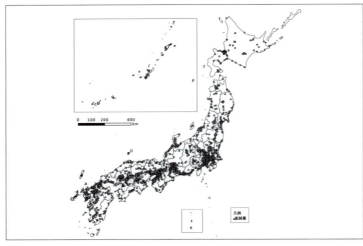

図3　地理分布

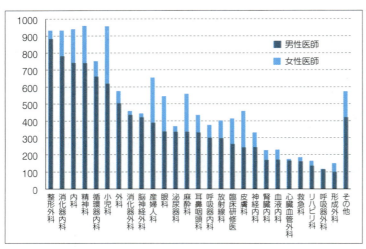

図4　診療科の分布

図5　週勤務時間（性別・年代別・勤務形態別）

ル職種）との分担に関して、キャリア意識、地方で勤務することに関して等であった。

勤務時間（「診療」＋「診療外」）（図5）は年代が上がるにつれて減少していた。最も長時間勤務なのは、20代常勤の男性医師で、週平均勤務時間は57.3時間、当直・オンコールの時間では18.8時間であった。次に多いのは20代非常勤の男性医師で、週平均勤務時間55.8時間で、当直・オンコールは14.2時間、続いて女性の20代常勤医師が週平均勤務時間53.5時間、当直・オンコールは13.0時間、最後に非常勤女性医師が週平均勤務時間54.5時間、当直・オンコールは12.7時間であった。

診療科別勤務時間は最長で救急科が55.9時間、外科系54.7時間、臨床研修医53.7時間、放射線科51.9時間、内科系51.7時間と続いている。当直・オンコールは最長で産婦人科22.8時間、救急科18.4時間、麻酔科16.7時間、外科系16.5時間、小児科16.0時間であったと報告された。常勤勤務医のうち、勤務時間（「診療」＋「診療外」）が週60時間以上

は、男性は27.7%、女性は17.3%であった。

　この報告によると、「子供がいる場合」と「子供がいない場合」を比較して、既婚の女性の常勤勤務医は勤務時間（「診療」＋「診療外」）が短くなる傾向がある一方、既婚の男性の常勤勤務医は勤務時間が長くなる傾向を認めた。男性医師は、未就学児の育児中、子育て前と同じ働き方を希望する割合が最も多かったが、実際に子育て前と同じ働き方をしている割合は8割であった。女性医師は、「時間短縮勤務」、「勤務日数減」、「業務内容軽減」を希望する割合が多かった。現在常勤の医師1割、非常勤医師の4分の1が「休職・離職」を経験している。育児中、休職・離職した女性医師は、他の勤務形態をとった女性医師と比較して、専門医資格の取得率が有意に低いことも明らかとなった。

　50歳代以下の常勤医師が1日に費やした業務の時間の配分は、患者への説明・合意82分、医療記録（電子カルテの記載）93分、医療事務（診断書等の文書作成、予約業務）36分、血圧などの基本的なバイタル測定・データ取得26分、院内の物品の運搬・補充、患者の検査室等への移送6分であり、この調査での、1日で5つの業務に費やした平均約240分の内、20%弱（約47分）が他職種に分担可能であることが分かった。他職種に分担できる割合は、医療事務（診断書等の文書作成、予約業務）が33%、院内の物品の運搬・補充、患者の検査室等への移送が30%、血圧などの基本的なバイタル測定・データ取得27%、医療記録（電子カルテの記載）14%、患者への説明・合意形成8%であった。

　医師のキャリア意識については、全年代において、勤務医、開業医、研究教育への意識が高いが、40代・50代はそれらを希望する割合が下がる一方、介護・福祉分野、産業医の希望が増えていた。

　働く地域について、医師の44%が、東京23区及び政令指定都市、県庁所在地等の都市部以外で勤務する意思がある。20代は60%、30代は52%、40代は48%、50代は51%、60代以上は41%であり、希望年数は20代は2～4年を希望する割合が多く、30代以上は10年以上を希望する割合が高くなる。

　地方で勤務する意思がない理由として全世代を通して割合が高いのは、労働環境への不安、希望する内容の仕事ができないことであり、20代で特徴的なのは、医局の人事により選択の余地がないこと、専門医の取得に不安があること、30代・40代では子供の教育の問題、家族の理解が得られない、50代以降では子供教育の問題の割合は下がるが、家族の理解が得られないことが挙げられていた。以上が病院勤務医の勤務実態の現状を報告した「医師の勤務実態及び働き方の意向等に関する調査」の概要である。

　この調査より、特に若手の医師の週60時間を超える勤務時間、長時間労働が常態化していることが確認され、調査票の自由記載欄の声も含め、それを改善するよう緊急的な取組みを行うことが課題であるとの共通認識を得た。その自由記載には、勤務状況について"劣悪すぎる"、"過労死"、"うつ病"、"自殺"、"過重労働"、"ブラック"、"壊れる"、"週120時間労働"、"1週間で3日当直"、"オンコール24時間、365日"、"発狂しそう"、"当直月10回以上"、"時間外労働150時間"といった言葉が並び、医師が常に、自分の体力と精神力の限界を意識しながら勤務している過酷な状況が確認された。

2 「病院勤務医の勤務状況に関する研究」について

　平成28年度厚生労働科学特別研究事業「医師の勤務実態及び働き方の意向等に関する調査研究報告書」において、医師の勤務実態が過酷な状況であることが報告されたが、医師の働き方については、平成29年3月に働き方改革実現会議がとりまとめた「働き方改革実行計画」において、「医師については、時間外労働規制の対象とするが、医師法に基づく応召義務等の特殊性を踏まえた対応が必要である。具体的には、改正法の施行期日の5年後を目途に規制を適用することとし、医療界の参加の下で検討の場を設け、質の高い新たな医療と医療現場の新たな働き方の実現を目指し、2年後を目途に規制の具体的な在り方、労働時間の短縮策等について検討し、結論を得る」とされた。同年4月の「新たな医療の在り方を踏まえた医師・看護師等の働き方ビジョン検討会報告書」において、「業務が集中しがちな医師については、他職種へのタスク・シフティング（業務の移管）が可能な業務の洗い出しを行う等の取組みを積極的に進めるべきである」と指摘された。

　厚生労働省は医師の働き方改革に関する検討会を開催し、医師の労働時間の上限等についての議論を現在、進めている。医師の長時間労働の詳細な実態を明らかにし、他職種へのタスク・シフティングが可能な業務の洗い出しを実施することが求められている。これまで、厚労省の「病院勤務医の勤務実態に関する研究」（研究代表者：国立保健医療科学院・種田憲一郎）において、病院勤務医の勤務状況を詳細に評価し、30人程度の病院勤務医師を対象にしたタイムスタディを実施するための先行調査が進められてきたが、上記の検討会等にて、医師の労働時間について、診療時間での学生教育、診療外時間での多様な業務内容、研究や自己研鑽の実態把握等の詳細な検討を行う必要性が指摘され、タイムスタディの調査項目及び規模を拡大して実施することが急務であることが指摘された。この追加（拡大）を踏まえて実施することになった本調査では、地域別、診療科別等に、医師の勤務状況に関する大規模なタイムスタディを実施し、タスク・シフティングの実施できる時間等や労働基準法上の労働時間の該当の有無等を検討することを目的としている。また、「職業性ストレス簡易調査票」や「努力-報酬不均衡モデル調査票」等の各種質問票も配布し、医師のストレス負荷等の状況についても調査・分析を行っている。

本研究班による期待される効果

　医師の働き方改革は、働き方改革実現会議がとりまとめた「働き方改革実行計画」において提言され、今後、規制の具体的な在り方、労働時間の短縮策等について検討される予定である。本調査による医師の大規模タイムスタディの結果を調査・分析することにより、医師の労働時間の考え方やその短縮策、タスク・シフティングの具体策について議論する上での基礎資料を得ることができ、医師の労働環境の改善に向けた提言を考慮することができる。医師の需給推計においては、現在の性年齢階級別の医療需要を、将来の性年齢階級別の人口動態に投影することを基本としているが、その際に働き方改革の観点から、医師の労働時間上限規制を踏まえた上で、本研究の成果をもとに補正を行うための基礎資料となる。また、医師のストレス負荷等の状態や勤務環境に関するデータも得られることから、医師の労働衛生上の課題等についても、様々な疫学的知見が得られることが見込まれ、今後の医師の働き方に関するエビデンスとなり得る。特に、地域別、診療科別等の様々な因子による、医師のストレス負荷等や抑うつ状態などの差異の有無のデータも得られるた

め、医師の需給や健康管理等についても検討する基礎資料を得ることができる。

研究事業の内容

　400名程度の医師に対し、①看護師等による１分単位２日間のタイムスタディ（他計式タイムスタディ）及び②自計式タイムスタディを行い、先行の10万人調査（井元調査）において診療に従事する労働時間等とされた時間のうち、自己研鑽、研究、教育等の時間について、詳細に調査・分析する。

　他計式タイムスタディとしては、上記パイロットスタディ（30名程度）に基づき、診療行為等のコード表を作成した上で、本調査を行う。具体的には、調査対象の多様性を確保するため、内科系２科、外科系２科、産婦人科、小児科の６診療科、地方部／都会部、大学病院（またはそれに準じる大規模病院）／その他の病院、初期研修医・後期研修医（概ね医籍登録後５年目まで）／医員クラス（概ね医籍登録後５-10年目）／助教クラス（概ね医籍登録後10-15年目）／講師クラス以上（概ね医籍登録後16年目以上）について、２名ずつ調査を行う（合計192名程度）。対象施設については、全国医学部長病院長会議、四病院団体協議会から推薦を受けることで選定を行う。

　また、対象となる医師の１人当たり調査時間として、１日目手術日、２日目外来日といった例が多く、１人の観察で多くのパターンを観察できることから、当直を挟んだ２日間を基本に計画することとする。この場合、例えば、定時が８時から17時までである場合、当直を挟んだ２日目の勤務時間が最大24時まで程度と想定されることから、調査時間40時間を基本として観察期間とし、対象となる医師に交代で５人の看護師が40時間程度付き添って他記式の調査票に記入を行う。観察後、個別の勤務時間の項目について、上司からの指示によるものとよらないものについて、観察のみにおいては明らかにならなかったものについて必要に応じて面接等を行う。

　自計式タイムスタディについては、救急科、麻酔科、精神科及び放射線科の医師２名ずつ（合計８名程度）に対して、先行調査として他計式タイムスタディを行い、得られたデータを解析することで、10～15分単位の自記式タイムスタディの調査票を作成する。その上で、上記他計式タイムスタディと同様のカテゴリーで、救急科、麻酔科、精神科及び放射線科の４診療科について３名ずつ調査を実施する（合計192名程度）。また、「職業性ストレス簡易調査票」、「ERIモデル（努力-報酬不均衡モデル質問票）」ならびに「CES-D（うつ病簡易評価尺度の質問票）」、医師の勤務環境等による調査を実施する。

　以上の１分単位または15分ごとの勤務実態のデータを収集した上で、タスク・シフティング、労働時間該当性の有無について、専門的観点から検討を行い、勤務時間中の内訳を明らかにすることで、先行の井元調査において診療に従事する労働時間等とされたもののうち、必ずしも使用者の指示の下で行われたわけではない研究の時間、自己研鑽等の時間がどの程度あるかを明らかにし、特に、総労働時間への影響が大きい業務等について、法令解釈及び判例を踏まえた整理を行い、on/offルールやタスク・シフティングについての議論の基礎データとする。本研究は、必要に応じて、厚生労働省医政局の各種事業と協力して実施している。

（順天堂大学医学部 公衆衛生学講座・遠藤源樹）

Ⅱ

心理社会的要因への対応

Ⅱ 心理社会的要因への対応

総論−職員のメンタルヘルス、長時間労働等への対応

　医療従事者は、患者の生死と向き合い、時に患者等からの不当な要求や暴言・暴力にも対応し、さらには急速な医療技術の進歩への追随・適応といった、様々な心理・社会的要因にさらされています。医療従事者がうつなどのメンタルヘルス関連疾患で休職するといったことも珍しくありませんし、その予備軍とも言える状況にある人も少なくありません。

　医療従事者のメンタルヘルス不調は、医療安全の観点からも患者に影響を与える可能性があります。医療機関には、医療従事者のためだけでなく、患者への安心・安全な医療の提供ためにも、職員のメンタルヘルス対策が必要と言えます。

　この第Ⅱ部では、まず医療従事者のメンタルヘルスに極めて大きな影響を与える社会的要因である患者からの暴言や暴力（Ⅱ−2）と、職員間のハラスメントの問題（Ⅱ−3）を取り上げました。

　患者等による医療機関職員への暴言や暴力は、教育現場で用いられた和製英語にならった「モンスターペイシェント」という造語とともに各種メディアでも取り上げられたことは、記憶に新しいところです。「患者様」という言葉に代表されるやや偏った風潮もあり、不当な要求や暴力に対して組織的に毅然とした対応が取れず、被害をよりエスカレートさせている、といった側面もあるようです。また、管理職自身は、長年の経験からうまく事態を収拾できたとしても、その陰で、若手が被害にあっていて、それを管理職が把握できていないといったことも珍しくありません。実際に無記名のアンケート調査などを行うと、事例の多さやその内容に驚かれます。こうしたことからも、患者等からの暴言や暴力の存在可能性を認め、組織としての対策が必要であることを、医療機関職員の共通認識とすべきです。

　職員間のハラスメントは、プロ集団であり、かつチーム医療が必須である以上、医療機関にとってはその存在を認めづらく、対策も進めにくい課題です。しかしながら、実際には発生しています。事例としては、業務上の注意のレベルから逸脱した暴言、性的ないやがらせ、飲み会の強要など様々です。また、患者に関して必要な申し送りをしてくれない、といったことまであります。筆者らの調査では、患者からの暴言や暴力で困っている病院は、職員間のハラスメントも多い傾向がありました。その根底には、暴力を容認する、目をつむろうとする雰囲気があると考えられます。職員間のハラスメントは起こり得るもので、積極的にゼロにするための活動を行う必要があることを認識すべき時期にあります。

　2015年12月から50人以上の事業所では義務となった、ストレスチェックもすでに医療機関で行われています。このような機会を捉えて産業保健の意義や、メンタルヘルスの予防活動の推進も行うと良いでしょう。Ⅱ−4でストレスチェックの枠組みや意義と具体的な進め方等を紹介しています。

　メンタルヘルス向上のための改善は、身の周りの物品の保管や移動、作業ステーション、院内環境の整備、トイレや仮眠室などといった就業環境面から考えることも重要です。まずはこうした改善を行わなければ、より大きなことへの取組みができません。

　本章では、職場全体で検討・改善を行うことができる4つのアクションチェックリスト

を紹介しています（Ⅱ-5）。アクションチェックリストは、グループで討議をしながら改善策を選定していくことに用いることができます。まず、8名程度のグループでチェックリストを記入し、その結果を討議します。参加者の間で、お互いの日常経験や様々な対策について交流することができます。医療機関では、部署によって様々な取組みはなされるものの、それらを部署横断的に共有する場が少なく、ある病棟では課題となっていないことでも、他の病棟ではずいぶん悩んでいることがあります。お互いに学び合いながら、かつ自院にあった今日からやるべき対策を明らかにできます。注意点としては、特定の人や意見を批判したり、ネガティブな表現は避け、ポジティブな場を創ることを最初に約束してから始めることです。衛生委員会や医療安全などの会議において、ぜひアクションチェックリストを使ってみてはいかがでしょうか。

Ⅱ-6では、医療機関におけるメンタルヘルス不調者への対応や、職場復帰支援のあり方を紹介します。医療従事者は、自身が専門職である意識がもともと強く、自らのメンタルヘルス不調を認めることができなかったり、受診を拒否したりして介入が遅れることがあります。また、そうした状況は、医療安全の観点からも間違いを起こしてしまうことなどで患者にも影響があります。休職したあとの復職時においても、資格によって業務が大きく規定されることもあり、支援も難しいです。具体的な取組みについて紹介しています。

Ⅱ-7では、日本看護協会が平成25年に作成した、看護職の夜勤・交代制勤務に関するガイドラインをご紹介いただきました。夜勤や交代制勤務は医療において必須でありますが、当事者の健康にも、そして家庭生活にも大きな影響があります。これまで、勤務編成に関する明確な基準がなく、健康を害したり、耐えられずに離職した方もいました。今回示されたガイドラインは極めて画期的なものです。例えば「勤務と勤務の間隔は11時間以上あける」、「勤務の拘束時間は13時間以内とする」などが定められました。業務の質や量は異なりますが、他の職種の夜勤や交代制勤務の検討にも使えるとも考えられます。これらの基準は、管理職にとっては、職員の休暇の希望だけでなく、さらに考慮すべき事項が増えたことで負担にもなりますが、長期的には職員の定着にも寄与することとなるでしょう。

第Ⅱ部の最後には、日本医師会の「勤務医の健康支援に関するプロジェクト委員会」が作成した資料も掲載しました。勤務医の過酷な労働環境などが社会問題として認識されるなかで、特に勤務医の健康を守るという観点から対策が検討されました。平成20年には、勤務医1万人を対象に調査が行われ、その結果をもとに「医師が元気に働くための7カ条」（202ページ）、「勤務医の健康を守る病院7カ条」（206ページ）と、「医師の健康支援のための職場改善チェックリスト」が作成されました。平成23年からは、労務管理についても検討が始まり、Ⅱ-8では、平成25年に出された勤務医の労務管理に関する分析・改善ツールを紹介しています。

Ⅱ-9では、近年わが国の社会的課題でもあるいわゆる「過労死」への対策として、職場に求められる過重労働対策（長時間労働対策）を紹介します。残念ながら、医師や看護師が過重労働により循環器系の疾患や自殺で死亡したとして裁判になる事例などもありました。組織として、そして産業医として、労働安全衛生法などの観点からも、行われなければならないことを改めて確認していただければと思います。

Ⅱ-10では、働きやすい職場づくりとして、国とNPOの立場から活動を紹介していただきました。相談できるリソースも増えていることはとても望ましいことです。また、

Ⅱ－11では、男女共同参画の視点から働きやすい職場づくりのポイントを解説していただきました。

　男女共同参画の視点からも女性の活躍促進が強く提起され、政府主導で様々な施策が展開されつつありますが、医療機関においても女性の活躍促進は大きな課題でもあります。特に妊娠・出産から育児、あるいは介護を機に職場を離れてしまう職員が少なくありません。こうした状況は、明らかに「両立」への支援が充分でないことが一因となっています。Ⅱ－12では、女性職員が就業していく上で必要な配慮や支援制度について解説していただきました。

（国際医療福祉大学医学部公衆衛生学・医学研究科・和田耕治）

2. 患者等から医療従事者への暴言・暴力対策

2 患者等から医療従事者への暴言・暴力対策

1 なぜ対策が必要か

　患者やその家族等の関係者による医療従事者に対する暴言や暴力は、当事者の健康に大きな影響を与えるだけでなく、他の患者の診療にも影響を与えかねません。発生する事象は様々で、汚い言葉を浴びせたり、不当なクレームを長時間行ったり、さらに、殴ったりする暴力のほか、セクハラやストーカー行為などにまで及びます。医療機関として、そこで働く人を守る姿勢がなければ、信頼関係が崩れ、離職にもつながります。患者の医療に対する期待度や、近年の権利意識の高揚も相まって、今後も暴言・暴力への対策は課題の一つとしてあり続けるでしょう。医療従事者への暴言・暴力対策は、すべての医療機関に必須の時代になっています。

2 対策の進め方－アクションチェックリストを用いた対策法

　最初にやるべきことは、暴言や暴力の現状把握です。職員全員を対象に、無記名のアンケート調査を行うとよいでしょう。例えば、「6ヶ月前から本日までに患者またはその関係者から暴言（ぼうげん：傷つけることを意図した乱暴な言葉、脅し、悪質なクレーム）の対象にあなたがなりましたか？」という問いに対して、「はい（回数）」、「いいえ」で回答を求めます。実際の事例について自由記載で求めるとよいでしょう。ポイントは、対象とする期間を明確にすることと、暴言や暴力などの定義を定めることです。対策を行うことが最終的な目的ですので、調査自体に労力をかけすぎないことがポイントです。
　それでは、暴言・暴力に対し、包括的、かつ当該医療機関の現状にあった対策を選択するために、76ページに示したアクションチェックリストを用いた具体的な対策法を紹介します。

（1）アクションチェックリストの活用法

　アクションチェックリストは従来のチェックリストと異なり、文末が「〜します」など、必ず行動を伴う形になっています。それぞれの項目について、すでにあなたの医療機関で対策が行われている場合や該当しない場合には「いいえ」、対策として取り上げたい場合には「はい」に○をつけます。その上で、「はい」の中で特に優先したいもの（通常3から5つ）を「優先する」として選ぶことになります。
　アクションチェックリストは、8人程度のグループワークなどの形で用いるとより効果的です。まず、それぞれの立場で30の項目について10分程度で検討し、3から5つの優先すべき対策を各自が挙げてみます。その後、参加者全員の「優先する」事項の結果を集計した上で議論を行うと、コンセンサスを得ながら明日からやるべき対策が明らかとなっ

71

てきます。

　注意が必要なのは、参加者の多くの人（例えば半数以上）が望む対策は、まずやってみて、「皆で試行錯誤してみよう」くらいの姿勢で始めることです。「どのように行うか」も議論になりますが、その地域や自院のこれまでの取組みも振り返る必要があります。意外に、反対意見もでます。反対意見がでたからといって対策をやらないというのではなく、対策を行いながらより良いものにしていくという姿勢で臨むことがうまくいく秘訣です。

（2）アクションチェックリストの概要

　項目は30ありますが、そのうち20は予防に関することです。予防策こそ、平時から取り組むべきです。76ページのチェックリストに即して見ていきましょう。

＜予防策1．施設の環境づくり＞

❶施設の明るさ、音、スペースなどが患者と医療従事者にとって快適なものにします

　お金のかかることも少なくありませんが、ちょっとした工夫により実行可能です。暴言・暴力対策は、こうしたところから始まることを認識しましょう。

❷ゆったりとした気分で過ごせるような医療機関にします

　例えば、外来や受付のあたりの掲示物などが統一されておらず雑然としていたり、壁が汚れていたら改善します。患者の立場に立って、待合室のいすに座ってみることなどで、改善のヒントを得ることができます。

❸待ち時間をできるだけ減らし、残りの待ち時間がわかるような工夫をします

　待ち時間については、患者に目安を示し、予約の時間枠には適正な人数が入っているか（診察する上で無理な人数が詰め込まれていないか）といったことから確認をします。この項目は、多くの医療機関で優先して取り上げたい課題となることが多いです。

❹事例発生時に安全な場に避難できる経路を確保します

　暴力が発生した際に、まずは自分を守ることが必要になります。有事にすぐに逃げられるようになっているか、院内各所を巡視して確認しましょう。ある医療機関では、避難する出口が本棚でふさがれていたことがありました。特に、トラブルになった人の対応を行う部屋（話し合いの場）については、職員がすぐに出られるように出口方向に座る配置とするなどの確認をします。

❺監視カメラや録音機（レコーダー）の数と設置場所を適切に定めます

　ややお金のかかる対策ですが、受付や救急外来などリスクの高いところを対象に検討します。また、レコーダーも安価なものも出ているので病棟毎に1つずつあっても良いでしょう。証拠として録音することが必要になることもあります。録音することを相手に断わらずに録ることは倫理的な問題もありますが、状況によっては記録として録音するという判断が必要です。電話による不当なクレームに備えて、録音できる電話機も一つぐらいあってもいいかもしれません。

＜予防策2．良好なコミュニケーション＞

❻来院者に積極的に笑顔で挨拶と声掛けをします

❼親切な接遇を常に心がけます

上記は当たり前のことのようですが、再度できているか確認しましょう。患者からの暴力に困っている医療機関では、患者への挨拶や声掛けができていないことが多いようです。当然ながら、職員同士も挨拶、声掛けを励行し、相互に敬意をもって接することが大事なのは、言うまでもありません。

❽ロールプレイなどを取り入れた事例予防のためのコミュニケーショントレーニングを定期的に行います

患者が怒った事例を題材に、どのようにコミュニケーションを取るかを職員間で練習するとよいでしょう。ケースは、院内各部署に声を掛けると、たいていすぐに集まります。ロールプレイの際には、加害者役が熱くなりすぎないようにしなければなりません。「加害者役」になると何となく気持ちが高ぶりますし、「被害者役」の場合は、恐怖を感じると胸がどきどきします。こういう状況をロールプレイで経験しておくと、実際の場においても、少し落ち着いて対応できるようになります。またケースを検討することでどのような場合には警察を呼ぶかといった価値観を共有することができます。

❾患者が相談できる窓口や意見箱などをわかりやすい場所に設置し、患者や家族に周知します

❿患者からの意見（クレーム）や質問から積極的に改善のヒントを得て、実践します

上記は、なんらかの要望や院内のわかりにくい点を早めに吸い上げて改善をすることです。まずは患者向けの相談窓口や意見箱がどのようになっているかを確認してみましょう。多くの医療機関では、意見箱のところに鉛筆がなかったり、紙がなかったり、意見箱のなかには意見は入っているが回収されている様子がなかったりします。意見に対しては、どのように対応したかを患者に示します。なお、意見箱から「院長への手紙」とすると、お礼状が入るようになったという好事例もあります。

＜予防策３．安心できる体制づくり＞

⓫対応策や事例を検討するミーティングや委員会を定期的に開催します

多くの医療機関は、既にいろいろな会議や委員会が設定されているでしょう。新たな委員会等を設置・運営することは大変ですが、検討する場を作って討議すると、多様な意見が出ます。様々な部署や役職が関わるような場にするとよいでしょう。

⓬患者の状態や病状を把握して、事例発生の可能性を評価し、予防や注意した対応をします

飲酒をしている患者や、認知症やせん妄のある患者などを把握し、危険予知を行います。

⓭警備員を配置して、巡回による予防や事例発生に備える体制を整えます

普段から院内を警備員に巡回させ予防に努め、また事例発生時にはすぐに対応できる体制を作ります。警察ＯＢを雇用する医療機関も、近年増加しているようです。警察ＯＢの能力をうまく活用できるように、役割を明確にしたり、適正な経験のある方を採用します。

⓮緊急時や夜間の責任者への連絡手順を定めます

暴力を３から４段階程度にわけて、それぞれの場合にどのように動くかをまとめたものです。Ａ４で１枚程度にまとめたものを、各部署の電話の横に貼っておくといいでしょう。

Ⅱ　心理社会的要因への対応

❶❺日ごろから警察や弁護士などの外部機関との連携を行います

　事務長などが近くの交番や警察署とも連携し、暴力の予防と対応について相談できるようにしておきましょう。弁護士と相談するのも、トラブルが大きくなる前のほうがよいようです。

＜予防策４．現場の備え＞

❶❻医療機関の方針として、「いかなる暴力も容認しない」、「被害にあった場合は組織として職員を守る」ことを皆に周知します

　これは、暴言・暴力対策の根底を支えるものです。明文化するだけでなく、事例発生時に組織がきちんと職員を守る対応をしているかについては、職員全員がよく見ています。労使の信頼関係のもと、組織として毅然と対応する気風を醸成、維持しましょう。

❶❼暴力や迷惑行為を容認しないということをポスターや配布物に掲載します

　近年は公共交通機関の駅でも同様のポスターが増えてきたこともあってか、医療機関において貼ることに抵抗がなくなってきたようです。どのようなポスターにするのかについては、皆で議論し、他院や医師会等で作例がないかなどのリサーチも含め、検討していくとよいでしょう。

❶❽定期的に職場巡視して、事例が起こりやすいところを特定して、改善します

　特に事例発生時に扉が少なく避難しにくい診察室や、救急外来などのリスクが高い場所での対応や改善策を考えます。

❶❾対応策をまとめた簡便なマニュアルを職員全員に配布するなどして周知します

　すでにたくさんのマニュアル類が医療機関にはあるでしょうが、できるだけ簡便なものを作成するようにしましょう。

❷⓪緊急時に応援を呼ぶ手順や護身のための対応や避難などの実地訓練を行います

　緊急時に院内電話（PHSも含む）等で応援を呼ぶ手順を定めたり、護身のために相手を傷つけないように逃げるといった方法を実地で訓練することもよいでしょう。

（3）発生時の対応

　発生時には、チェックリストの21から25に掲げた事項を速やかに実行する必要があります。これらのことは、ロールプレイや実際に訓練を行うなどしておかないと、いざというときに体が動きません。また、25にあるように、必要に応じて証拠として写真（壊された物や行為など）などで記録を残すことも必要です。相手は患者であり、またはその家族であったりしますが、暴力をふるった段階では加害者でもあるという認識に切り替える必要があります。暴言・暴力問題で困っていない医療機関は、意外にこうした切り替えの価値観があり、警察にも通報をしているようです。それぞれの医療機関の文化にもよりますので、このあたりは一度きっちりと議論しておくとよいでしょう。

（4）収拾時の対応

　被害者は暴言・暴力により心理的にも傷つけられており、職場でのサポートが必要です。被害を受けた医療従事者に特徴的なのは、「患者にそうさせた自分が悪い」、「我慢できなければプロではない」と自責の念を抱くことです。

そうしたことを踏まえたうえで、管理者として被害者に温かい声をかけましょう。「なぜ逃げなかったの？」（逃げたくても逃げれなかった）、「その言葉が失敗でしたね」（却って自責の念を抱かせる）といった配慮のない言葉をかけてしまい、相手をさらに傷つけてしまうことがあります。場合によっては退職に至るケースもあるようです。静かな場所で、被害にあった職員に定期的な面談を行い、速やかに業務に復帰できるような支援が求められます。これらの対応は、すぐに専門の精神科医に相談ということではなく、まずは病棟の医長や看護師長、事務長など職場の管理者レベルに求められる対応です。

患者へのケアを提供することはできても、職員に対するケアができていない医療機関は少なくありません。これらの項目は多くの医療機関で必ずといっていいほど、優先すべき対策としてあげられます。

（5）おわりに

多くの暴言・暴力は包括的な対策により予防することができますし、対策を行うことで被害の低減を図ることもできます。暴言・暴力対策は、ドラスチックに展開するというよりも、これまで紹介したような小さな対策の積み重ねが近道になるようです。

暴言や暴力に困っている病院のもう一つの特徴は、「ドライな判断」ができていないことです。不当なことに対して毅然とし、警察を呼ぶということに躊躇しないという姿勢が必要です。もちろん、患者を犯罪者にしたてることがゴールではなく、反省して治療に専念していただくことがゴールです。

対策によって暴言や暴力をゼロにすることは難しいでしょうが、少なくとも医療機関として困る、傷を深めるという事態を減らしていくことは確実にできます。

さらに学ぼう！

● 相澤好治 監修、和田耕治 編集『病医院の暴言・暴力対策ハンドブック』（メジカルビュー社）2008
● 吉川徹、和田耕治 著『一般医療機関の暴言・暴力の予防と対策』（ケアネットDVD）2009
● 和田耕治、三木明子、吉川徹 編著『医療機関における暴力対策ハンドブック』（中外医学社）2011
● 日本医療マネジメント学会 監修、坂本すが 編、三木明子 編著『ガマンしない、させない！院内暴力対策「これだけは」』（メディカ出版）2017

（和田耕治）

Ⅱ　心理社会的要因への対応

医療機関における安全で、安心な環境づくりのための
改善アクションチェックリスト2011

ACtion Checklists for Ensuring Safety and Security in Hospitals (ACCESS-Hospitals)

● 性別：　男　・　女　　●年齢：　20代・30代・40代・50代・60代
● 役職：　非管理職　・　管理職

【チェックリストの使い方】この改善チェックリスト集は「アクションチェックリスト」と呼ばれるスタイルをとっており、全国の医療機関ですでに行われている良好事例に基づいて作成されました。チェックの際にはどの対策を行えば職場がより安全で安心な環境になるかという視点で対策を選びます。

　最初にチェックリストの対象職場を決めます。それぞれのチェック項目に対して、「この対策を提案しますか？」という問いに「□いいえ、□はい（□優先する）」と答えます。具体的には「いいえ」は、対策が必要でない、またはすでに対策が行われていることを意味します。その対策が今後必要と考える際に「はい」にチェックします。一通りチェック後、「はい」にチェックした項目から、特に優先して取り上げる3-5項目を選び、「優先する」を選択します。

　実際にはそれぞれのチェックリストを医師、看護師、リスクマネジャー、事務職、産業医など様々な職種を交えて5～8名程度でグループを作り、グループ討議の際に活用し、最終的には優先順位の高い対策を中心に意見交換をすることで今日からの対策を決定することが可能となります。

改善チェック項目リスト －対策がすでに行われている、または該当しない場合　→「いいえ」 －その対策を取り上げたい、今後必要な場合　→「はい」にチェックする。 　「はい」と選択されたものから特に優先して取り上げるべき項目→「優先する」 （3-5項目）にチェックし、他者と比較検討をし、今日から行う改善を決める。		この対策を提案しますか？			
		いいえ	はい	優先する	メモ
A. 予防策1 施設の 環境づくり	1.　施設の明るさ、音、スペースなどが患者と医療従事者にとって快適なものにします。				
	2.　ゆったりとした気分で過ごせるような医療機関にします。				
	3.　待ち時間をできるだけ減らし、残りの待ち時間がわかるような工夫をします。				
	4.　事例発生時に安全な場に避難できる経路を確保します。				
	5.　監視カメラや録音機（レコーダー）の数と設置場所を適切に定めます。				
B. 予防策2 良好な コミュニ ケーション	6.　来院者に積極的に笑顔で挨拶と声掛けをします。				
	7.　親切な接遇を常に心がけます。				
	8.　ロールプレイなどを取り入れた事例予防のためのコミュニケーショントレーニングを定期的に行います。				
	9.　患者が相談できる窓口や意見箱などをわかりやすい場所に設置し、患者や家族に周知します。				
	10.　患者からの意見（クレーム）や質問から積極的に改善のヒントを得て、実践します。				
C. 予防策3 安心できる体制 づくり	11.　対応策や事例を検討するミーティングや委員会を定期的に開催します。				
	12.　患者の状態や病状を把握して、事例発生の可能性を評価し、予防や注意した対応をします。				
	13.　警備員を配置して、巡回による予防や事例発生に備える体制を整えます。				
	14.　緊急時や夜間の責任者への連絡手順を定めます。				
	15.　日ごろから警察や弁護士などの外部機関との連携を行います。				

2. 患者等から医療従事者への暴言・暴力対策

改善チェック項目リスト		この対策を提案しますか？			
−対策がすでに行われている、または該当しない場合 → 「いいえ」 −その対策を取り上げたい、今後必要な場合 → 「はい」にチェックする。 　「はい」と選択されたものから特に優先して取り上げるべき項目→「優先する」 (3-5項目)にチェックし、他者と比較検討をし、今日から行う改善を決める。		いいえ	はい	優先する	メモ
D.予防策4 現場の 備え	16. 医療機関の方針として、「いかなる暴力も容認しない」、「被害にあった場合は組織として職員を守る」ことを皆に周知します。				
	17. 暴力や迷惑行為を容認しないということをポスターや配布物に掲載します。				
	18. 定期的に職場巡視して、事例が起こりやすいところを特定して、改善します。				
	19. 対応策をまとめた簡便なマニュアルを職員全員に配布するなどして周知します。				
	20. 緊急時に応援を呼ぶ手順や護身のための対応や避難などの実地訓練を行います。				
E. 発生時の 対応	21. 事例が発生したら、まず自分の身を守りつつ、周囲の人を守る行動（避難、助けを呼ぶなど）をします。				
	22. 発生時には決められた対応手順や報告（上司や意思決定者など）をします。				
	23. 患者や職員の安全に影響が及ぶなどの際には、警察に通報します。				
	24. 事例が速やかに解決するように、現場で管理者も含めてあらゆる努力をします。				
	25. 発生事例について複数人で正確な記録を作成します。				
F. 収拾時の 対応	26. 被害者やその場に居合わせた人のケアを行います。				
	27. 職場の管理者に被害者のケアに関する教育や支援を行います。				
	28. 被害者やその場に居合わせた人が安心して仕事へ復帰できるよう支援します。				
	29. 加害者からの暴力の再発を予防するために被害者の配置などを検討します。				
	30. 発生事例を全員で共有する場や手順を決め、さらなる被害の予防を目指します。				

Ⅱ　心理社会的要因への対応

3　職員間の各種ハラスメントの防止対策

1　なぜ対策が必要か

　厚生労働省の職場のいじめ・嫌がらせ問題に関する円卓会議ワーキンググループが、パワーハラスメントの定義を「同じ職場で働く者に対して、職務上の地位や人間関係などの職場内の優位性を背景に、業務の適正な範囲を超えて、精神的・身体的苦痛を与える又は職場環境を悪化させる行為をいう」としました（平成24年）。定義にある「職場内の優位性」とは、上司から部下だけでなく、先輩・後輩間、同僚間、部下から上司に対してなど様々な優位性を背景にしているものを含みます。嫌がらせや性的なものも含めたあらゆるハラスメントは許されません。

　こうしたハラスメントがどの程度発生しているかについては、当然医療機関によって異なるでしょう。平成21年に、ある講習会に参加した複数の医療機関の職員を対象にした調査（対象：579人）では、半年以内に1度以上の職員による「暴言」を経験していた看護職は27％、事務職は19％でした。また、職員による「暴力」を経験していた看護職は2％、事務職は3％、「セクハラ行為」を経験していた看護職は8％、事務職は3％でした。

　職員間のハラスメントが医療全体に与える影響は極めて大きいと言えます。被害を受けた職員は、身体的にも精神的にも傷つきます。不眠、帰宅後も休まらない、食欲低下、欠勤、ひいては離職につながることもあります。こうした事象が職場に存在する場合、「チーム」であることが不可欠である医療の根幹を揺るがし、医療事故の誘発はもとより、医療の質を著しく低下させることにもなり、ハラスメントは絶対に許されるべきことではありません。

2　対策の進め方－ハラスメントに対する最初の7つの対策

　表に、最初に取り上げるべき7つの対策を示しました。

表　職員間でのハラスメントに対する最初の7つの対策

❶職場においてハラスメントが起きうるという認識を皆が持つ
❷医療機関としてあらゆるハラスメントを許さないという方針を示す
❸職場の管理者や労働者に職場でのハラスメントの教育を行う
❹相談窓口の設置とともに事例に対処する委員会などを組織する
❺セクハラは厚生労働省の指針に即して対策の実行状況を確認する
❻職場でのハラスメントの実態調査を行う
❼指導が必要な加害者に対しては組織として介入する

3. 職員間の各種ハラスメントの防止対策

❶職場においてハラスメントが起きうるという認識を皆が持つ

医療機関ではチーム医療を重視しているがゆえに、なおのこと職場で暴言やハラスメントが起きていること自体を認めがたい雰囲気もあります。しかしながら、まずはこうしたことがどこの職場でも起きうるという認識を管理者が持ち、目をそむけずに積極的に関わっていくことが不可欠です。同時に、役職等に関わりなく、こうした認識を職員間で共有することが大事だと言えます。

❷医療機関としてあらゆるハラスメントを許さないという方針を示す

最も重要なことは、医療機関の方針として「職場においてあらゆるハラスメントを容認しない」、「被害事例が確認された場合には組織で守る」という方針を、理事長や院長、部長など経営上層部がしっかりと表明することです。また1度だけでなく、折に触れて方針を確認します。

❸職場の管理者や労働者に職場でのハラスメントの教育を行う

組織で認識を共有するために、医療機関としての方針や、ハラスメントに該当する行為などについて、教育の機会を持つことが大事です。出席を義務化するなどして、すべての職員に浸透をさせるようにします。職員全体にハラスメントへの理解を深めることで、安心して周りに相談ができ、組織（チーム）全体でこの問題を解決していこうという体制の構築が期待できます。教育は1回かぎりとせず、浸透度合いを見極めつつ複数回行うことも考慮し、場合によっては後述の実態調査を踏まえた教育も有用でしょう。

❹相談窓口の設置とともに事例に対処する委員会などを組織する

ハラスメントについては、なかなか周りの職員には相談しにくく、被害者が問題を一人で抱え込んでしまいがちです。こうしたケースに備え、病院としてのハラスメントに関する相談窓口を設置し（相談したことにより不利益等が生じないよう配慮すること）、事例発生後に迅速かつ適切な対応が取れるような委員会等を組織しておくことも必要です。

❺セクハラは厚生労働省の指針に即して対策の実行状況を確認する

セクハラ（セクシュアルハラスメント）行為に関しては、厚生労働省が「事業主が職場における性的な言動に起因する問題に関して雇用管理上講ずべき措置についての指針」（平成18年）を示しています。この指針に基づき、行うべき対策を確認し、法令を遵守しましょう。なお、男女雇用機会均等法（第11条）において、事業主にセクハラ行為について必要な措置を講ずることが法律で義務づけられていることも忘れてはなりません。

❻職場でのハラスメントの実態調査を行う

職場においてハラスメントに対する認識が十分ではなく、ハラスメントをめぐる環境を整える一環として現状を把握する必要がある場合には、実態調査が役に立ちます。実態調査は無記名のアンケート形式とし、前述の筆者らの調査のように、まず暴言やセクハラ行為を定義し、期間を定めて（例：半年など）1回以上あったかどうかを聞くとよいでしょう。全員を調査対象とすると労力も大きくなり、さらに報告書を作成するとなるとさらに少な

Ⅱ　心理社会的要因への対応

からず時間や労力が増えるため、病院の規模に応じて数十名から100名程度の調査を行い、その後の具体的な対策のほうに注力すべきでしょう。

❼指導が必要な加害者に対しては組織として介入する

　医療の場合、間違いを起こすことは患者の生命を危険にさらすことにもなるため、それを分からせるために部下等に大声で注意や叱責をする必要も時にはあり得ます。しかしながら、長時間にわたって怒鳴る、しつこく長期にわたって同じ行為を叱責する、無視、露骨な嫌み、汚い言葉をあびせる、患者やスタッフの前で不適切な注意・叱責をするといったことは、暴言・嫌がらせとしてハラスメントとなります。

　実際には、加害者となっている職員はある特定の者に限定されることが多いものです。院長などの管理者から注意がなされなかったりすることで、本人自身が気づいていない可能性もあります。さらに、注意されないがために、エスカレートしている可能性も考えられます。「注意すると病院を辞めてしまうのではないか」、「いつか気づいてくれるだろう」といった認識では解決しません。こうしたことから、先述の職場におけるハラスメント教育が重要になります。各人の自覚を促し、認識を共有するための教育と併行しつつ、しかるべき管理者などにより面談などを行って反省を促すといった組織全体としての介入・対応が望まれます。

　なお、厚生労働省が開設している下記のサイトは、パワハラの基本知識から教育にも役立つ基本資料があり、対策を進める上で参考になりますので、ぜひ参照してみてください。

さらに学ぼう！

- 和田耕治、三木明子、吉川徹 編著『医療機関における暴力対策ハンドブック』（中外医学社）2011
- 厚生労働省「セクシュアルハラスメント対策に取り組む事業主の方へ」http://www.mhlw.go.jp/stf/seisakunitsuite/bunya/0000088194.html
- 君嶋護男 著『ここまでやったらパワハラです！－裁判例111選』（労働調査会）2012
- 厚生労働省のパワハラ対策総合サイト「あかるい職場応援団」 http://www.no-pawahara.mhlw.go.jp/

（和田耕治）

Column

「協力して生産性を上げる組織づくりのためのアクションチェックリスト」使用の際の留意点

　このアクションチェックリスト（83ページ参照）は、チーム医療をさらに推進するために、「お互いが協力して生産性を上げる」ことを目的として、自分の部署、そして業務が関連する他の部署との間での「日々の行動」を検討するものです。

　これらの項目は、医療機関と企業において行った調査をもとに、「協力して生産性を上げている」という個人の感覚と、その組織がすでに行っている行動との関連で、有意であったものから構成されています。

　使用方法については、チェックリストに掲載されています。以下に使用の際の留意点を示します。特にファシリテーターの役割はとても重要であるため、使用の前には以下を確認ください。

❶実施するにはタイミングが重要ですが、なにかの機会に「気軽にやってみる」というスタンスが大事です。おすすめの機会は、従業員数50人以上の職場では、毎月行われている衛生委員会です。30分から45分ぐらいの時間が必要なので、労働衛生週間の10月などに行うなど意味を持たせるとよいでしょう。

❷議論を始める際に、目的は、職場のなにかを批判したりすることではなく、ポジティブにとらえることであることを説明します。否定的な言葉は一切言わないように伝え、笑顔で始められるようにします。これができないと実際にやってみてもうまく進みません。

❸「私はこういう立場だから○○と言わなければならない」といったことは、一切忘れてもらうようにしてください。管理職も組織の一員として発言するようにしてもらいましょう。また、職員も権利を主張するようなことがないようにします。共に人生の多くの時間を過ごす職場をどのように改善するかを検討します。

❹業務が関連する他の部署についてイメージがつきにくいことがありますが、身近に普段からやりとりのある同じ社内の部署を想定してください。わかりにくい場合には、最初に定義づけてもよいかもしれません。

❺アクションチェックリストの項目を各人が選択する際には、誰かが読みあげながらそれぞれがチェックしていくほうが、皆が遅れずについていけるでしょう。その際に、あまく深く悩ます、直感でつけることを強調してください。

❻各人が項目をひと通りチェックしたあと、「優先する」対策を選ぶ際には、必ず1～2分程度の時間を参加者にあげてください。ここで時間を取らなければ、議論が進みにくくなります。

❼それぞれの参加者が「優先する」と選んだ項目について、最初にグループワークのリーダーが、「1番を選んだ人」、「2番を選んだ人」とそれぞれの項目に挙手をしてもらい人数をカウントしますが、1人だけが手を挙げるという項目も出るでしょう。そんな時でも「周りを気にせず、自信をもって手を挙げるように」と、最初に言っておきましょう。

❽それぞれの項目を選んだ人の数が確定したら、多かったものについて皆でざっくばらんに議論をします。様々な意見を笑顔でお互いが聞きます。

　実際の議論においては、ほとんどすべて「いいえ」を選択できる、つまり良くできている職場もあるでしょう。しかし逆に、これらの項目ができていない場合には、暴力やハラスメントの対策、並びに夜勤等の職場の改善などは順調には進まないかもしれません。まさに平時からの対策として、日々確認していただきたいと思います。

❾議論の後半で、職場の管理者などは、すぐにできそうなこと、その中でやってみようということを考え、最後に方針として示します。注意が必要なことは、できそうもないことは言わない、継続するのが心配だったら徹底して行う覚悟をするようにします。小さなことでも決めたことが継続されないと、職場において不信を招くことになります。逆に小さなことでも徹底されることが、強い組織になるために必要なことです。

❿1ヶ月後や数ヶ月後に、その後どうなったかを、短時間でもいいので皆で振り返り、さらに改善のヒントを検討します。

（和田耕治）

コラム：「協力して生産性を上げる組織づくりのためのアクションチェックリスト」使用の際の留意点

協力して生産性を上げる職場づくりのための
アクションチェックリスト 2011 版

【チェックリストの使い方】このチェックリストは「アクションチェックリスト」と呼ばれるスタイルをとっており、職場ですでに行われている良好な事例を基に作成されました。どの対策を行えば「職場がよりお互いに協力して業務を行い、生産性を上げられるか」を検討するものです。このリストには、様々な企業や医療機関の調査より、職員がお互いに協力し合っているということが実感されていた対策を列挙しています。職場のメンタルヘルスを守るためにも普段からの取り組みが必要です。では、さっそく自分の職場に必要な対策を検討しましょう（所用時間約30分）。まず、様々な職種を交えて5～8名程度で、職場の中でチェックを行う対象部署を決めます。

1. 一人一人がそれぞれの項目に対して、「この対策を提案しますか?」という問いに「いいえ，はい」を自分なりに検討して「○」をいれます。具体的には「いいえ」は、対策が必要でない、またはすでに行われている場合に選択します。対策が今後必要と考える項目には「はい」を選択します。あまり悩まず、直感でチェックしていきましょう。10番と20番には新たな提案があれば記載ください。

2. 一通りチェックした後に、「はい」を選択した項目から，特に優先して取り上げたい3-5項目を選び、「優先する」に「○」をいれます。ここまで約7分で終わらせます。

3. グループのリーダーは各メンバーが優先した対策を、項目ごとに確認して（手をあげてもらうなど）、人数を把握します。そのうえでどの項目が選ばれたかをメンバーで共有し、今日から職場で行うべき具体策を20分ぐらいで検討します。議論をするといろいろな意見がでますが、試行錯誤をしながら小さなことから対策を行うと良いでしょう。一つでもいいので、まず行動することが大事です。最後の3分でリーダーが対策の方針を述べます。

〈次ページに続く〉

83

Ⅱ　心理社会的要因への対応

改善チェック項目リスト －対策がすでに行われている、または該当しない場合　→「いいえ」 －その対策を取り上げたい、今後必要な場合　→「はい」にチェックする。 　「はい」と選択されたものから特に優先して取り上げるべき項目→「優先する」 （3-5項目）を選択し、他者と比較検討をすることで、今日から行う改善を決める。			この対策を提案しますか？			
			いいえ	はい	優先する	メモ
同じ部署（自分の働いている部署）を対象	1	お互いに「おはよう」「お疲れ様」「ありがとう」などの挨拶や声掛けを積極的にします				
	2	職場全体の中での個々人の役割が明確であり、お互いが理解します				
	3	短時間のミーティングや曜日の打ち合わせ会でお互いの仕事の内容や進捗を確認します				
	4	失敗やうまくいっていないことを報告・相談できるようにします				
	5	失敗やうまくいっていないことを部署全体でフォローします				
	6	上司やリーダーは、部下の仕事上の問題点や悩みに対応します				
	7	勉強会や研究会など学ぶ場を定期的に設けます				
	8	職場の上司は、助け合う職場作りの重要さを伝えます				
	9	お互いの仕事以外（趣味など）のことを知ります				
	10					
業務が関連する他の部署（仕事を進める上で直接的な協力・連携が必要な他の部署）を対象	11	関連する他の部署の人と「おはよう」「お疲れ様」「ありがとう」などの挨拶や声掛けを積極的にします				
	12	関連する他の部署の人の名前と顔を一致させます				
	13	関連する他の部署の人と、仕事の改善や連携のために話す機会を定期的に設けます				
	14	関連する他の部署の人と、仕事の改善や連携のための意見や提案をお互いに尊重します				
	15	関連する他の部署の人と、全体の業務の中におけるお互いの役割や目標を共有します				
	16	関連する他の部署と共通の課題の解決のために協力します				
	17	関連する他の部署と失敗やうまくいっていないことを報告・相談できるようにします				
	18	企業のトップや管理職は、他部署とお互いに助け合うことの重要性を伝えます				
	19	職場においてセクハラやパワハラなどの相談ができる窓口を作り、周知します				
	20					

4. 医療機関におけるストレスチェックの進め方

医療機関におけるストレスチェックの進め方

 ストレスチェックの意義と活用

（1）ストレスチェックの意義

　ストレスチェック制度とは、2014年に改正された労働安全衛生法に基づく新たな健康管理の制度であり、医療機関にもその実施が求められています。ストレスチェックと面接指導、集団的分析の実施に係る流れを図1に示します。

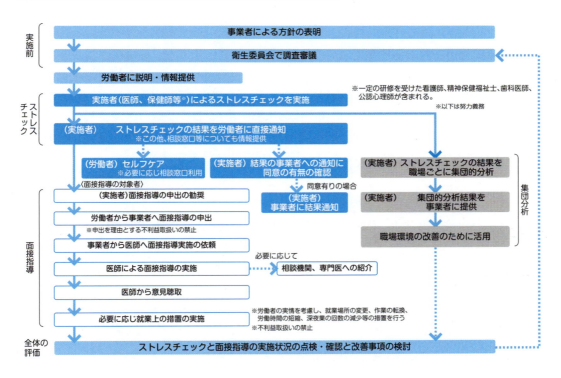

図1　ストレスチェックと面接指導等の実施に係る流れ

　ストレスチェックの主な目的は、労働者のストレスへの気づきと対処の支援や職場環境改善を通じてメンタルヘルス不調となることを未然に防止する「一次予防」と位置づけられています（図2）。特に集団的分析結果を用いて職場環境改善に役立てることは、一次予防を達成するためには極めて重要と考えられます。なお、高ストレス者の面接指導はメンタルヘルス不調を早期に発見して適切な対応をする「二次予防」的な取組みと受け取られがちですが、実際には一定のストレスを抱えた労働者に対して、就業上の措置などを行うことにより、メンタルヘルス不調になることを未然に防ぐ「一次予防」の側面のほうが大きいと考えられます。

Ⅱ 心理社会的要因への対応

個人へのアプローチ

○個人のストレスの状況を本人に通知し、ストレスへの気づきとともに、必要に応じてアドバイスを行い、セルフケアを促すことにより、自らの取組みの範囲内でストレスを軽減する

○高ストレス者に対して、面接指導を行い、その結果に基づいて就業上の措置(労働時間の削減、業務負担の軽減など)を行うことにより、仕事によるストレスを軽減する

集団へのアプローチ

○個人のストレスチェック結果を集団ごとに集計することで、職場単位のストレスの状況とその要因を把握・分析し、職場の改善を進めることにより、職場のストレスを軽減する

メンタルヘルス不調の未然防止

図2　一次予防としての二つのアプローチ

　2014年に施行された法制度ですので注目が集まっていますが、職場のメンタルヘルス対策はストレスチェック対策を実行することだけでは完成しません。この制度を機に労働者の心の健康の保持増進のための指針に示される「4つのケア」(表1)の取組み状況を見直して、一次予防(メンタルヘルス不調の未然防止)、二次予防(メンタルヘルス不調の早期発見と適切な対応)、三次予防(職場復帰支援)にまたがる施策の充実に努めて事業場のメンタルヘルス向上につなげていくことが期待されます(図3)。

表1　4つのケア

セルフケア	労働者自身がストレスやメンタルヘルスに対して理解し、自らのストレスに気づき、予防や対処を行う
ラインによるケア	管理監督者が職場環境の改善、労働者からの相談対応、職場復帰における支援などを行う
事業場内産業保健スタッフ等によるケア	産業医などの事業場内産業保健スタッフが、労働者及び管理監督者を支援するとともに、事業上のメンタルヘルス対策を立案・推進する
事業場外資源によるケア	事業場外の専門家のサービスを利用したり、職場復帰などにおいて支援を受ける

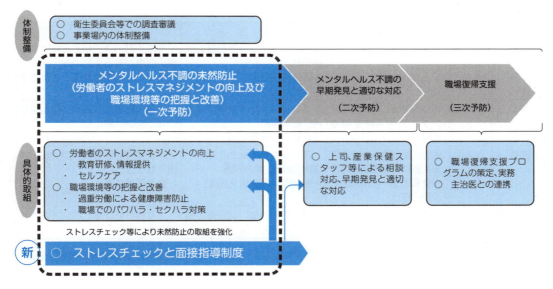

図3　メンタルヘルス対策の体系とストレスチェック
（「労働者の心の健康の保持増進のための指針」より）

　ただし中小規模の病院などのうち、これまでメンタルヘルス対策をほとんど実施していなかった事業場で、ストレスチェックを機にあらゆるメンタルヘルス対策を一気に展開しようとすると、混乱が生じて期待した成果が得られず、その後の継続的な取組みが進まない可能性がありますので、休復職者支援を中心とする三次予防、メンタルヘルス不調者やその予備軍などを中心とする二次予防などで経験を積みながら、数年かけてセルフケア、働きやすい職場作りなどの一次予防へと無理なく展開していくことも考慮してください。

（2）ストレスチェックの活用
●高ストレス者の面接指導
　ストレスチェックを実施することにより、労働者個人のストレス度を評価することができます。衛生委員会などで定めた高ストレス基準に該当する労働者のうち、実施者により面接指導が必要と判断された者から申出があれば、面接指導を行います。
　多くの中小規模の病院では外部機関にストレスチェックを委託することが想定されます。産業医が実施者でないと、個別の同意や面接指導の申出がない限り個人のストレスチェック結果を見ることができなくなり、対応の遅れなどにつながる可能性が危惧されますので、産業医は実施者を担うとともに高ストレス者の面接指導を担当することが望ましいと考えられます（表2）。

表2　ストレスチェック制度の担当者と役割

	該当者	役　割	留意点
事業者	事業者	・ストレスチェック制度の実施責任 ・方針の決定	・面接指導の申出がある場合や個別の同意がある場合のみ、ストレスチェック結果を見ることができる
ストレスチェック制度担当者	衛生管理者、事業場内メンタルヘルス推進担当者等	・ストレスチェック制度の実施計画の策定 ・実施の管理等	・人事権限者もなれる（個人情報の取り扱いは禁止）
実施者	医師、保健師、一定の研修を受けた看護師・精神保健福祉士・歯科医師・公認心理士	・ストレスチェックの実施（企画及び結果の評価） ・面接指導の実施（医師）	・人事権限者はなれない（個人情報を取り扱う） ・産業医が望ましい
実施事務従事者	産業保健スタッフ、事務職員等	・実施者の補助（調査票の回収、データ入力等）	・人事権限者はなれない（個人情報を取り扱う）

『嘱託産業医のためのストレスチェック実務Q&A』（産業医学振興財団）より

　厚生労働省「長時間労働者、高ストレス者の面接指導に関する報告書・意見書作成マニュアル」によれば、面接指導を担当する医師には「勤務の状況」、「心理的な負担の状況」、「その他の心身の状況」を確認し、総合評価、労働者への指導を行ったうえで、「面接指導結果報告書」と「就業上の措置に係る意見書」（図4）を作成することが求められています。

　なお、平成29年の日本医師会産業保健委員会の「産業医活動並びにストレスチェック制度に関するアンケート調査」によれば、一回の面接にかける時間は30分が中央値とされており、要領よく進める必要がありますので、面接指導の進め方を大まかにご紹介します。

4. 医療機関におけるストレスチェックの進め方

図4 長時間労働者と高ストレス者の兼用 面接指導結果報告書と就業上の措置に係る意見書

長時間労働者関係 ・ 高ストレス者関係 【該当するものに〇】

面接指導結果報告書			
対象者	氏名		所属
			男・女　　　　　年齢　　　　歳

勤務の状況 （労働時間、 労働時間以外の要因）	
心理的な負担の状況	（ストレスチェック結果） 　A.ストレスの要因　　　　　点 　B.心身の自覚症状　　　　　点 　C.周囲の支援　　　　　　　点　　　　（医学的所見に関する特記事項）
その他の心身の状況	0．所見なし　　　1．所見あり（　　　　　　　　　　　　　　　　）
面接医師判定　本人への指導区分 ※複数選択可	0．措置不要 1．要保健指導 2．要経過観察 3．要再面接（時期：　　　　　　　） 4．現病治療継続　又は　医療機関紹介　　　（その他特記事項）

就業上の措置に係る意見書			
就業区分	0．通常勤務　　　1．就業制限・配慮　　　2．要休業		

就業上の措置	労働時間の短縮 （考えられるものに〇）	0．特に指示なし	4．変形労働時間制または裁量労働制の対象からの除外
		1．時間外労働の制限　　　　　時間／月まで	5．就業の禁止（休暇・休養の指示）
		2．時間外労働の禁止	6．その他
		3．就業時間を制限 　時　分　～　時　分	
	労働時間以外の項目 （考えられるものに〇を付け、措置の内容を具体的に記述）	主要項目　a．就業場所の変更　b．作業の転換　c．深夜業の回数の減少　d．昼間勤務への転換　e．その他	
		1）	
		2）	
		3）	
	措置期間	日・週・月　　　又は　　　年　月　日～　　年　月　日	
職場環境の改善に関する意見			
医療機関への受診配慮等			
その他 （連絡事項等）			

医師の所属先	年　月　日（実施年月日）	印
	医師氏名	

「勤務の状況」について

　面接指導に先立って勤務に関連する十分な情報収集を行うことは適切な就業に係る意見の提出に役立ちます。具体的な方法として、ストレスチェック実施前1カ月間の労働時間（時間外・休日労働時間を含む）、労働日数、業務内容の情報を収集し、可能であれば上司から具体的な業務内容や労働時間以外の負荷要因（不規則さ、出張、深夜勤務、人間関係やトラブルも含む）などの情報も入手しておくことが推奨されます（図5）。ただし、これら上司からの情報を面接対象者に開示する際は、上司の同意を取っておくことが必要です。

●不規則な勤務：急な予定変更とその程度など
●拘束時間の長い勤務：作業と手待ちの割合、休憩環境など
●出張の多い業務：内容、時差の有無、宿泊など
●交代制勤務・深夜勤務
●人間関係のストレスが多い業務
●作業環境：温熱環境、騒音、5時間以上の時差など
●精神的緊張を伴う業務
●通勤時間と方法

図5　労働時間以外の負荷要因（例）

　また日常の産業医活動の中で得られる職場巡視による職場環境の情報や衛生委員会での各部署の勤務状況の情報、さらには健康診断の事後措置面談、過重労働面接や他の高ストレス者面接などでその企業にある多くのルートから得られる情報も活用すれば、事業場と継続的に深く関わっている産業医の優位性を生かした、よりよい面接指導につながるものと考えられます。実際の面接指導では、これらの情報に加えて個人のストレスプロフィール（図6）を確認しながら、「仕事の負担度」、「仕事のコントロール度」、「職場の支援度」の3つの観点に照らしながら、実際の仕事上のストレス要因について聴取し、勤務の状況の評価を進めます。

4. 医療機関におけるストレスチェックの進め方

サンプル　太郎 殿　　　　　　　　　　　　　　　　　　　　　ID00005

社員No.

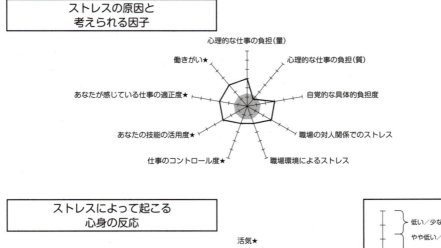

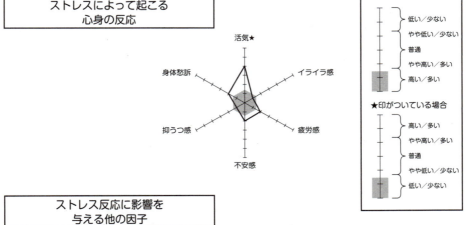

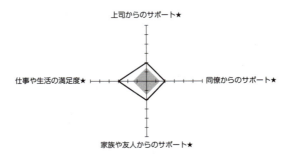

(注)このグラフは、中心に近いほどストレスが高いことを示しています。

図6　ストレスプロフィールの例
(「労働安全衛生法に基づくストレスチェック制度実施マニュアル」より引用)

Ⅱ　心理社会的要因への対応

「心理的な負担の状況」について

　心理的な負担の確認では、その労働者のストレスチェック結果のうち、抑うつ症状関連項目に注目します。具体的には、「ゆううつだ」、「何をするのも面倒だ」、「物事に集中できない」、「気分が晴れない」、「仕事が手につかない」、「悲しいと感じる」などです。これらの項目にチェックがある場合は、症状の持続性、苦痛の強さ、不眠や食欲不振の有無、仕事などへの支障の度合いなども聴取します。これらの聴取から持続的な強い症状などが確認され、精神科や心療内科の受診の必要性を考慮する場合は、厚生労働省「長時間労働者、高ストレス者の面接指導に関する報告書・意見書作成マニュアル」の参考資料に"抑うつ症状に関する質問（例）"として示されている「うつ病の簡便な構造化面接法（Brief Structured Interview for Depression：BSID)」（図7）を利用すると判断の参考になります。他にもスクリーニングツールとして、K6、CES-Dなどがありますが、特にこだわりのない場合は厚生労働省のマニュアルに参考資料として紹介されているBSIDを用いることが無難だと考えられます。

4. 医療機関におけるストレスチェックの進め方

・必要と判断される場合に、医師が直接、労働者に質問してください。

※**長時間労働者**については、疲労蓄積度の状況等から必要があると判断される場合に、「その他心身の状況」の確認において、質問を行います。
高ストレス者については、ストレスチェック調査票上の仰うつ症状に閉する質問項目等の点数が高い場合に、「心理的な負担の状況」の確認において、質問を行います。

A1	この2週間以上、毎日のように、ほとんど1日中ずっと憂うつであったり沈んだ気持ちでいましたか?	□ いいえ	□ はい
A2	この2週間以上、ほとんどのことに興味がなくなっていたり、大抵いつもなら楽しめていたことが楽しめなくなっていましたか?	□ いいえ	□ はい

A1と**A2**のどちらか、あるいは両方が「はい」である場合、下記の質問に進む。
両方とも「いいえ」の場合、以下の**A3**から**A5**までの質問については省略してよい。

この2週間以上、憂うつであったり、ほとんどのことに興味がなくなっていた場合、

A3	毎晩のように、睡眠に問題(たとえば、寝つきが悪い、真夜中に目が覚める、朝早く目覚める、寝過ぎてしまうはど)がありましたか?	□ いいえ	□ はい
A4	毎日のように、自分に価値がはいと感じたり、または罪の意識を感じたりしましたか?	□ いいえ	□ はい
A5	毎日のように、集中したり決断することが難しいと感じましたか?	□ いいえ	□ はい

A1と**A2**のどちらか、あるいは両方が「はい」で、**A1**～**A5**の回答のうち少なくとも3つ以上「はい」がある。

↓

うつ病の疑いあり

↓

次の (ア)、(イ) のいずれか、あるいは両方が、
(ア) うつ病の症状のために、仕事や生活上の支障がかなりある。
(イ) 死にたい気持ちについてたずね、死についての考え、または死にたい気持ちが持続している。

□ あり　　　　　□ なし

□ 専門医療機関への受診を勧める
□ 現在受診中の専門医療機関への適切な継続受診を勧める

□ 保健指導と経過観察

図7　うつ病の簡便な構造化面接法

「その他の心身の状況」について

　直近の定期健康診断の結果（産業医以外の医師が面接指導を担当するならば、事前に本人の同意が必要）を確認したり、最近の生活習慣（睡眠時間、食事、体重、アルコール、タバコなど）を聴取します。特に睡眠と食事については必ず確認することをお勧めします。さらに、休日の過ごし方やストレス発散方法についても聴取すると、休日に家から一歩も出ない状況やストレス解消ができていない現状などが確認され、専門医紹介の要否判断の参考にすることもできます。

　「勤務の状況」、「心理的な負担の状況」、「その他の心身の状況」の確認内容を踏まえて、医学的に評価を行い、あわせて労働者に対する具体的な生活習慣や就業についての指導・助言を行います。生活習慣指導は個別性が大きいため限られた面接時間では重要なことのみ指導します。ポイントを図8に示しますので、これらを参考に指導を行ってください。また認知行動療法的なアプローチや近年注目されているレジリエンス（逆境を跳ね返す力）、ジョブ・クラフティング（労働者が仕事に対する認知や行動を主体的に修正して、やりがいのあるものへ変容させること）などを学び、面接指導対象者のモチベーション向上に役立てるように取り組むことも推奨されます。

生活指導

●**睡　眠**
・毎日十分な睡眠時間を確保して休日との差をあまり大きくしないこと
・就寝前のリラックスを妨げる行動（激しい運動、喫煙、カフェイン、スマートフォンなど）を控えること

●**飲　酒**
・量が増えると中途覚醒など睡眠の質が低下するため、エタノール換算で25g/日までとすること

●**栄　養**
・三食で適量をバランスよく摂取すること

●**休　養**
・自分の時間を持ち、運動や旅行などによるリフレッシュを心がけること、疲労が強ければ休日は無理せず休養に充てること

ストレス対処法

●**問題解決技法**

●**考え方の工夫**
・不安を起こしている考え方に着目して見つめなおし柔軟な思考を取り戻す支援を行うこと

●**リラクゼーション法**
・瞑想、ヨガ、腹式呼吸、自律訓練法など

●**周囲への相談**

●**うつ病のサインへの情報提供**

図8　保健指導のポイント

すでに述べたように、ストレスチェックは一次予防を第一目的としていますので、高ストレスに該当しない労働者に対してもストレスへの気づきと対処法の情報提供などを行うことも必要です。中小規模の病院ではストレスチェックを外部業者に委託することが多いと考えられますが、業者選定に際しては個人結果報告書の内容を確認して判断の参考にするとよいでしょう。

ここまでに記載した確認などを経て「就業上の措置に係る意見書」を作成しますが、その際の注意点を述べます。この意見書を高ストレスの労働者との面接で得られた情報を中心に作成すると、当該労働者の意見や訴えに偏った意見となり、事業場が受け入れにくく実現困難な内容となる可能性があります。面接内容からこのような危惧を覚える場合は、当該労働者の同意を得て、上司や人事担当者の同席のもとで就業上の措置を協議し、本人を含む関係者の納得を得たうえで意見書を完成させるようにすると、バランスの取れた意見提出につながると考えられます。

ストレスチェックの面接指導では、精神科診療での問診や精神疾患の詳細な診断、心理カウンセリングなどが期待されておらず、労働者のストレス軽減につながる適切な就業上の措置のために、職場の問題に介入したり、適切な職場環境調整や改善への意見を述べたりすることが期待されていますので、事業場の実態を知る産業医が適任と言えます。各医療機関の産業医は「精神科医ではないから」と辞退せずに、積極的に面接指導を担当するように努めてください。

●その他の個人対応

事業者に結果が通知されることに抵抗があったり、医師が担当する面接指導はハードルが高いと感じたりすることから、面接指導の申出を躊躇する労働者も少なくありません。そのため、面接指導以外の受け皿を用意し、できるだけ多くの高ストレス者をサポートすることが推奨されます。

面接指導以外の対応として、図9のような方法が考えられます。まず事業者に結果が通知されず就業上の措置に関する意見書提出も必要としない産業医による一般健康相談が考えられます。この相談では多くの場合、図8で示した生活などの指導を中心とする対応で十分ですが、すでにメンタルヘルス不調に至っている場合は専門医の受診、治療につなげる必要があります。また聴取内容によっては就業上の措置を行うことがメンタルヘルス不調を予防するために効果的と考えられるケースがあります。その場合は、対象者の不安を理解しつつ事業者に意見を提出することの意義を丁寧に説明し、同意を得たうえで意見提出します。また、産業看護職やカウンセラーが同様の一般健康相談を行うことも可能です。産業医の健康相談と同じく生活等の指導が中心ですが、専門医療機関の紹介や就業上の措置などの要否判断が必要な場合は、対象者に産業医面談を促すことが望まれます。

産業医や産業看護職がストレスチェックの実施者を担当している場合、ストレスチェックの個人結果を閲覧できますので、健康診断とストレスチェックの時期が近い場合は健康診断の有所見者と混在させるような形で高ストレス者を呼び出して健康相談を行うことで多くの労働者への指導が可能となります。また小規模の病院などで労働者数が少なければ、産業医や産業看護職が全労働者と面談するルールを設定してストレスチェック個人結果についての指導も行うことが考えられます。

Ⅱ　心理社会的要因への対応

　外部機関のカウンセラーによる相談や電話窓口などを利用することは、労働者にとって専門性の高いスタッフの助言を得ることができ、情報管理の側面でも安心感がありますが、職場や就業に課題がある場合には、産業保健スタッフとの連携が乏しく十分な介入が得られない可能性があります。

　これらのうちでいずれの方法をとる場合でも、利用のルールを衛生委員会などで定めて事業場内に周知しておく必要があります。

●産業医による一般健康相談
　・会社に申し出たくない従業員が利用可能と周知
　・必要に応じて面接指導に切り替える場合もあり

●産業看護職、カウンセラーによる一般健康相談

●産業医、産業看護職＝実施者ならば、全員面談や健診事後措置面談でストレスチェック結果を活用

●外部機関のカウンセラー
　・職場や就業などの課題への介入は困難な場合もあり

図9　面接指導以外の受け皿

●集団的分析と職場環境改善

　ストレスチェック結果の集団的分析結果を用いて職場ごとのストレス度などを評価し、職場環境改善に役立てることができます。集団的分析は安衛法では努力義務の位置づけですが、ストレスチェック制度の目的は一次予防ですので、積極的に取り組むことが推奨されます。

表3　ストレス調査票使用のためのソフトガイドライン（デンマーク国立産業保健研究所）

1	職場の心理社会的環境についての調査は、対策を行う心構えのない限り行われるべきではない。
2	調査票に対する回答は自発的な意思にもとづくべきであり、回答率が60％を下回ることは好ましくない。
3	回答は匿名で行う。15人未満の集団で得点を計算しようとする場合は、その集団の全員の承諾が必要。
4	すべての労働者が調査結果を見て議論する。
5	労働者、管理職、経営者がともにすべてのプロセスに参加する。
6	変更不可能な"基本条件"と、変更可能な要因との区別をする。
7	問題の解決策は現場で考案され、企業の諸活動とすりあわせされるべき。
8	改善が得られたかどうかを見るために、1～2年後に再検査を行う。
9	"学習する組織"あるいは"進化する作業"というコンセプトの一部として定期的な調査を行う。
10	調査結果は、対話や成長のための道具として考えられるべきで、成績表と考えられるべきではない。

堤明純，健診におけるストレス評価，「総合健診」2009年36巻2号，p223-228

しかし、集団的分析の結果を職場の管理監督者に配布するだけでは不十分です。デンマーク国立産業保健研究所のストレス調査票使用のためのソフトガイドライン（表3）には「職場の心理社会的環境の調査は、対策を行う心構えがない限り行われるべきではない」と示されており、実際に改善活動を行わない形で分析結果が管理監督者に返却されると自身の成績表のように誤解されて、部下との信頼関係が損なわれて職場環境が悪化してしまう事態すら想定されます。ぜひ集団分析だけにとどまらず職場環境改善を実施しましょう。

集団的な分析結果を用いて職場環境改善に取り組む際の留意点と方法を表4に示します。集団的分析結果の意義の理解のためには、産業医やカウンセラーなど外部専門家による研修会が有効です。また、職場環境改善はよりよい職場を目指すポジティブなアプローチを取ることが多いのですが、健康総合リスクが高い職場では、構造的に業務負荷が高かったり、上司の支援が乏しかったりして、職場内だけでの解決が困難な場合が散見されます。このような場合は、産業保健スタッフや人事労務担当者も関与して、緊急の改善策を検討してください。

表4　集団的分析結果を活用する際の留意点と方法

留意点・方法	ポイント
１．集団的分析結果の意義の理解	各労働者の感覚的な評価の総和であることの理解
２．相対的評価の明示	仕事のストレス判定図などで現状理解の促進
３．ポピュレーションアプローチによる取組み	好事例を類型化し、水平展開
４．ハイリスクアプローチによる取組み	総合健康リスクの高い職場への緊急介入
５．事業場全体での取組み	衛生委員会等で全体テーマを決めて前向きな視点で展開
６．管理監督者による職場環境改善	管理監督者研修などで改善策を検討し、実行
７．全員参加型の職場環境改善	労働者自らが改善策を検討し、実行

『嘱託産業医のためのストレスチェック実務Q&A』（産業医学振興財団）より作図

集団的分析結果に基づく取り組みとして一般に広く行われているのは、管理監督者による職場環境改善と全員参加型の職場環境改善です。その際にストレスチェックから作成される仕事のストレス判定図（図10）を用いて自職場の結果と事業場全体の平均値や匿名化した他の職場の結果とを比較をして、自職場のよい点や課題を確認して対策を検討することが一般的です。職場環境改善の取り組み方法としては、表4の6，7で示した管理監督者による職場環境改善と全員参加型の職場環境改善が広く行われています。これらの取組みの担当者は産業医や産業看護職、カウンセラーなどが務めることが一般的です。

Ⅱ 心理社会的要因への対応

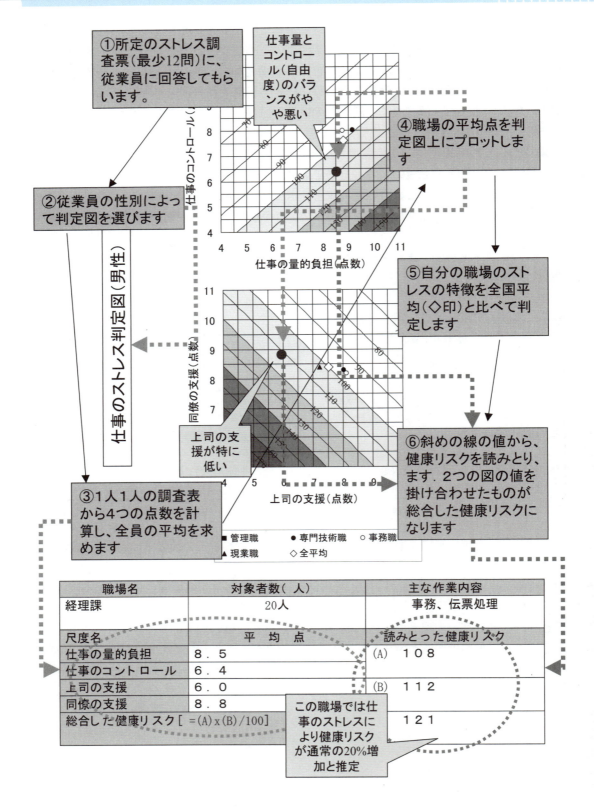

図10 仕事のストレス判定図の使用方法

「労働安全衛生法に基づくストレスチェック制度実施マニュアル」より引用

管理監督者による職場環境改善

　管理職の「集団研修」として、職場別集団分析結果の見方および活用の留意点についての解説、職場環境改善の目の付け所についての解説、個人ワークによる自職場の強みと課題の整理、グループワークを用いて各職場での良好事例紹介および課題に関する対策検討などを行う方法と、管理職の「個別面談」として、職場別集団分析結果の見方および活用の留意点についての解説、職場の状況や課題、現在の取り組みや検討事項をヒアリング、相談内容に応じたカウンセラーからのアドバイスなどを行う方法が考えられます。「集団研修」のグループワークでは、他職場の管理職に自身のマネジメント手法を紹介したり、困りごとについて率直に相談したりと活発な意見交流から自職場の取組みを見い出していく場面が多く見られます。「個別面談」では、特定の部下に関する事例相談など、他の職場の管理職がいる場では相談できない悩みや課題についても取り扱うことができます。

全員参加型の職場環境改善

　人間ドックになぞらえた「職場ドック」という取組み方法が知られています。「職場ドック」とは、参加者が「心の健康づくりのためのアクションチェックリスト」[1]などのツールを活用しながら職場の良い点と改善点を整理し、職場検討会・ワークショップで意見交換および討議を行う参加型職場環境改善活動です（図11）。参加者の合意によって取り組まれた改善活動の成果を、年間計画に組み込まれた成果発表会や良好事例集の作成によって他の職場に水平展開することも効果的です。職場環境改善といって構えすぎず、すぐにできることから改善に取り組んだり、産業保健スタッフ等が支援チームとして関わることで職場の推進者やリーダーに職場環境改善のノウハウが伝わっていくという点も大きな特徴です。職場ドックの取組みは参加するメンバー間の親密性を高めるなど、メンタルヘルスの向上のみに留まらない有益性を持つ取組みでは

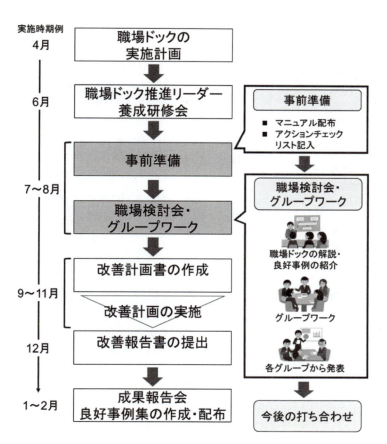

図11　職場ドック全体の流れ
『ストレスチェックを活かす　元気な職場づくり
ー集団分析から始める職場環境改善』（中央労働災害防止協会）より引用

Ⅱ 心理社会的要因への対応

ありますが、人間関係に課題がある職場ではグループワーク等の協同作業場面で逆にストレスが高まる可能性があるため、実施する職場の選定に配慮を要します。このため、一度に全職場で実施することを避け、産業保健スタッフ等が取組みに適していると判断したモデル職場や実施希望のある職場に限定して実施し、数年かけて対象職場を増やしていくこともあります。

　仕事のストレス判定図だけでは職場環境改善に取り組みづらいこともあるため、いくつかのツールが開発されています。「職場ドック」の説明で触れた「心の健康づくりのためのアクションチェックリスト」[1]は、全国から集められた改善の好事例30項目が6つの領域に分けて示されており、これらをチェックすることで、職場の良い点と課題を確認して、そこから取り上げたい改善策について労働者同士がグループ討議をすることができます。「メンタルヘルス改善意識調査票（MIRROR）」[2]は、メンタルヘルス上職場にとって望ましいとされる45項目で構成される質問紙です。職場ごとに集計して、職場環境改善について適切な目標・活動についての話し合いを促進するツールです。またストレスチェックに「新職業性ストレス簡易調査票」[3]を用いると、57項目のストレスチェックで得られる情報に加えて、職場の資源（作業レベル、部署レベル、事業場レベル）などの情報が得られますので、リスク低減から心身の症状を緩和するアプローチだけでなく、これらの資源を増やしてワーク・エンゲイジメントや職場の一体感を高める前向きな職場環境づくりを実行しやすいと考えられます（図12）。

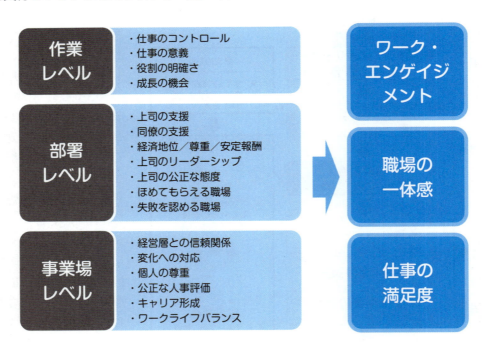

図12　職場の資源からの職場環境改善

平成21-23年度厚生労働科学研究労働安全衛生総合研究事業
「労働者のメンタルヘルス不調の第一次予防の浸透手法に関する調査研究」より作図

小規模事業場での職場環境改善の取り組み事例

　筆者は厚生労働省労働安全衛生総合研究事業「事業場におけるメンタルヘルス対策を促進させるリスクアセスメント手法の研究」（研究代表者：川上憲人）に参加し、A事業場（従業員8名）で職場ドックに類する職場環境改善活動に取り組みました。研究としての取組みですが、小規模零細事業場での改善活動は中小規模の病院での取組みの参考となると思いますので概要をご紹介します。

　平成26年度5名、27年度6名の参加者で、職場環境の強みと課題から改善テーマを設定する60分のワークショップ（WS；個人ワーク、グループワーク、まとめ）を実施しました。改善テーマに基づく職場環境改善活動を3カ月間実施し、参加者はその前後で職業性ストレス簡易調査票（80項目）を記入しました。26年度は、「道具置き場の整理」を改善テーマに「工具掛けの作製」に取り組み、27年度は、「スキルアップ、資格取得の支援」をテーマに、「本棚に作り変えた社内の空き棚に資格関係のテキストなどの設置」に取り組み、いずれも目標を達成しました（26年度の結果を図13に示します）。このような小規模事業場で職場環境改善活動が成功した理由として、現実的で簡単な目標設定をしたことや2カ月以内の短期集中の取組みにより関係者に負担のかかる期間を短縮して息切れを回避できたことが寄与したものと考えられます。

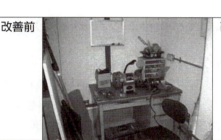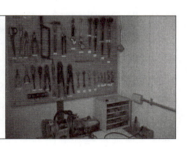

図13　A事業場での職場環境改善活動の前後変化

　目標を達成するとともに、職場環境改善活動を通じて多くの社員から「グループ討議で会社への考えを自由に交換できたこと自体が有意義だった」などの声が寄せられましたが、26年度の職業性ストレス簡易調査票項目と尺度合計の前後変化では、いくつかの指標が悪化し、改善した指標は認められませんでした。しかし27年度においては、悪化する指標を一部に認めるものの、26年度と異なり、改善テーマ「スキルアップ、資格取得の支援」と関連する技能の活用と経済・地位報酬が有意に改善していました。職場環境改善活動の導入初期はむしろストレスが高まるものの繰り返し活動を積み重ねることで労働者が活動に慣れて期待する成果を得られることが指摘されていますので[4]、短期的な評価結果だけで活動を見直すのではなく長期的な視点を持って活動していくことが推奨されます。

【引用文献】

1）吉川徹、小木和孝：メンタルヘルスに役立つ職場ドック，労働科学研究所，2015. 62-67.
2）産業医科大学　産業生態科学研究所精神保健学研究室　職場環境改善の支援ツール

http://omhp-g.info/improvement.html（2018年8月20日アクセス）
3）東京大学大学院医学系研究科精神保健学分野　事業場におけるメンタルヘルスサポートページ　http://mental.m.u-tokyo.ac.jp/jstress/（2018年8月20日アクセス）
4）島津明人．職場改善活動の進め方の留意点は？．産業精保健，2014；22：55-57.

【参考資料】
1）岩崎明夫、森口次郎 他編著『嘱託産業医のためのストレスチェック実務Q＆A』（産業医学振興財団）2015.
2）岩崎明夫、森口次郎 他編著『面接指導版　嘱託産業医のためのストレスチェック実務Q＆A』（産業医学振興財団）2016.
3）働く人のメンタルヘルス・ポータルサイト「こころの耳」改正労働安全衛生法のポイント（ストレスチェック制度関連）、http://kokoro.mhlw.go.jp/etc/kaiseianeihou/（2018年8月20日アクセス）

（京都工場保健会・森口次郎）

医療機関におけるストレスチェック制度の実際の進め方

（1）医療機関のストレスチェックの実施状況

　ストレスチェックが義務化された背景に、精神障害等の労災補償請求件数の増加や労働者の高い自殺率があります。医療機関も例外ではなく、「医療・福祉業」の精神疾患等の労災請求件数は業種別で最も多く[1]、メンタルヘルス不調者は増加傾向であると考えられます。こうした状況にもかかわらず、医療機関においてメンタルヘルス対策は積極的に実施されているとは言い難い状況です。2017年に東京都内すべての病院を対象にした調査（図1）では、ストレスチェックの実施率は全体で3割未満、200床未満の医療機関に関しては2割強程度となっています[2]。ストレスチェックの実施体制が不充分な医療機関もまだ多いかもしれません。

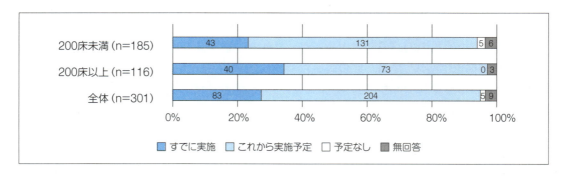

図1　医療機関でのストレスチェックの実施状況

（2）ストレスチェックとメンタルヘルス対策

　2015年にストレスチェックの実施が義務化されたことで、メンタルヘルス対策に取り組む企業が増えることが期待されています。著者の勤務する京都第一赤十字病院は職員数約1,400名、病床数666床の急性期病院です。当院では2011年にメンタルヘルス対策の一環として質問票によるストレスチェックを導入しました。近年は高い受検率を維持できるようになり、毎年数名の高ストレス者の面談を実施しています。ストレスチェックの導入を契機として少しずつメンタルヘルス対策への取組みを増やしてきました（図2）。ストレスチェックはメンタルヘルス対策の取組みへの鍵となります。うまく活用しましょう。

■ストレスチェック	2011年から施行。
■メンタルヘルスケア委員会	月一度開催。不調者や産業医面談者数の報告、研修会の計画、ストレスチェックの結果報告
■復職面談、健康相談、長時間労働面談	産業医が実施
■新入職員へのメンタルヘルス研修	産業医が実施
■新入職員の面談	産業医・臨床心理士が実施
■全職員向けの研修会	外部講師による（年1回）

図2　当院のメンタルヘルス体制

（3）実際の進め方…医療機関でのポイント

　ストレスチェック制度は大きく分けて次の4つの段階から構成されます。
❶準備期間、❷ストレスチェック、❸面接指導、そして❹集団分析です。

❶準備期間

　最低限必要な「実施者」、「実施事務従事者」、「面接指導担当医」を決定します。「実施者」と「実施事務従事者」は人事権を持つ職種（例：院長、人事課長など）は担当することができないので注意しましょう。

　「実施者」と「面接指導担当医」は産業医が望ましいとされているので、産業医が両方を担当することで最もシンプルで最低限の人数（2名）の体制を作ることができます（図3：ケース1）。医療機関の産業医もご多聞に漏れず多忙で、メンタルヘルス対応に経験や意欲のある産業医ばかりでもないのも現状です。産業医が「実施者」を担当することが難しいという場合は、図3のケース2またはケース3のような組み合わせも問題ありません。

　実施者は1人である必要はなく、複数名を共同実施者として選任することができます。ケース3や4で産業医を共同実施者にしない場合、すべて外部機関を通して実施しなければならなくなります。組織の安全衛生を考えると、労働環境をよく知る産業医を共同実施者に選任しておくべきでしょう。当院ではケース1のように「実施者」、「面接指導」を産業医が担当し、「実施事務従事者」は人事課の職員1名が担当しています。

	ケース1	ケース2	ケース3	ケース4
実施者	産業医	保健師／看護師／精神保健福祉士（産業医は共同実施者）	外部機関の医師（産業医は共同実施者）	外部機関の医師（産業医は共同実施者）
面接担当	同上	医師または産業医	外部機関の医師	外部機関の医師
実施事務従事者	職員1名	職員1名	職員1名	外部機関

図3　ストレスチェック実施体制の構成員の例

【理事長や病院長が「産業医」やストレスチェック「実施者」を担当することはできない】

　これまで、医療機関では施設内の医師が産業医を兼任していることが多かったようです。2013年に関東地方の病院を対象とした調査では約4割が病院長や理事長（副院長を含む）を産業医として選任していました[3]。2016年の労働安全衛生規則の改正（2017年4月1日施行）により、医療法人の理事長や病院長などが産業医を兼務することは適切ではないとされ、改善するよう通達されました（平成27年10月30日付け　基安発1030第2号・第4号）。これは、法人の代表者・事業経営主や、事業場において事業の実施を総括管理する者が産業医を兼務している場合、労働者の健康管理よりも事業経営上の利益を優先する観点から、産業医としての職務が適切に遂行されないおそれがあることからです。また、ストレスチェック制度においても、人事権を有する理事長や病院長は「実施者」を担当することはできません。

【外部機関への委託について】

　組織内のマンパワーや資格者、経験の有無、施設規模、ICT利用の可否などを確認し、自院で実施が難しいなら外部機関を利用することもできます。当院ではストレスチェック実施開始時から外部機関を利用しており、規定文の作成、調査票の作成、結果の集計、分析、高ストレス者の選定、結果表の作成、集団分析を外部機関に依頼しています。この場合、外部機関からも実施者と実施事務従事者を選任しています。ストレスチェックの実施方法には、ICTまたは用紙を配布する方法があり、当院はICT化が進んでいないので後者で実施しています。

　外部委託のメリットを以下に挙げます。

外部機関へ委託するメリット
・担当者の業務負担を減らすことができる（これが一番のメリット）
・担当者にストレスチェックの知識が不十分でも導入できる

・担当者が異動で変更となっても混乱なく（引継ぎなどが容易）ストレスチェックを実施できる
・法改正や助成金などの新しい情報をタイムリーに得ることができる
・オプションなどで集団分析や研修会へと展開することが可能である

4. 医療機関におけるストレスチェックの進め方

費用がかかること、うまく使いこなせず費用対効果が得られないことがあることがデメリットでしょうか。最近では、医療機関に特化したストレスチェックを請け負う業者も出てきており、医療機関での需要が増えていることが推測されます。個人情報の保護やセキュリティー面がしっかりしている業者を選びましょう。こちらの希望や意見を伝えることができれば、職場の特徴に合わせ、より使いやすい制度に整えていくことも可能です。厚生労働省は外部機関を利用する際に注意する点をまとめた「外部機関にストレスチェック及び面接指導の実施を委託する場合のチェックリスト例」[4]を公表しています。事前に充分に確認し、費用面だけでなく信頼できる業者を選びましょう。

【施設内ですべての業務を行う】

安価にストレスチェックを行う方法であり、柔軟に対応できることがメリットです。デメリットは、知識を要する人材の確保が困難であること、担当者の業務量が増加し、残業が増える可能性などがあります。人材に恵まれ規模も適度でありICT化が進んでいる職場であれば実施可能かもしれません。厚生労働省の「ストレスチェック実施プログラム」のように無料で利用できるツールがあり、基本的なことはすべて実施できるようになっています。この実施プログラムはPCを利用するためすべての職員が実施期間内にPCを利用できる環境が必要です。用紙配布での調査にも対応しますが、結果をデータ化・入力する作業があり、職員数が多くなるとかなりの労力を要するでしょう。

【衛生委員会での審議内容】

ストレスチェックの実施内容は衛生委員会などで審議すること（図4）とされています。衛生委員会があまり機能していない場合（例えば毎月開催されていないなど）、時間内に多くのことを審議することが難しくなるため、事前に担当者間である程度決めておき、衛生委員会では重要事項に絞った審議と決定事項の確認をすることが現実的です。医療機関は様々な職種が混在し指揮命令系統が複雑です。ストレスチェック実施に関する情報がすべての職員に行き渡るような実施方法を審議しましょう。不調者の発見が目的ではなく、セルフケアを促す目的だということをしっかり理解してもらいましょう。

Ⅱ　心理社会的要因への対応

> 1）**目的の周知方法**
> 　　□メンタルヘルス不調を防ぐためであり、不調者の発見が目的でないことが十分伝わる
> 　　　方法
> 2）**実施体制**　　□誰（実施者、共同実施者、実施代表者、実施事務従事者の選任）　□いつ
> 3）**実施方法**
> 　　□使用する調査票と媒体　□高ストレス者の選定基準　□頻度や対象者
> 　　□面接指導の申出方法　　□面接指導の実施方法（場所など）
> 4）**集団分析の方法**　□手法　　□対象とする集団の規模
> 5）**受検の有無の情報の取り扱い**　□受検の有無の把握方法　□受検の歓奨方法
> 6）**結果の記録の保存方法**
> 　　□結果の記録の保存場所と期間　□情報管理方法セキュリティー確保
> 7）**結果の利用目的と利用方法**
> 　　□結果の通知方法
> 　　□結果を事業主に提供する際の本人の同意取得方法、その情報の範囲
> 　　□実施者による面接指導申し出の勧奨方法　　□集団分析の活用方法
> 8）**結果に関する情報の開示、訂正、追加及び削除の方法**
> 9）**情報の取り扱いに関する苦情の処理方法**
> 10）**労働者がストレスチェックを受けないことを選択できること**
> 11）**労働者に対する不利益な取り扱いの防止**　　　※「ストレスチェック指針」より抜粋改変

図4　導入前に審議すること

❷ストレスチェック

　まず、ストレスチェックの実施時期ですが、準備期間を考慮すると年度初めは難しいでしょう。規模にもよりますが、手配から高ストレス者面談実施まで最低でも３カ月はかかります。当院ではストレスチェックを定期健康診断と同時期の10月に実施しています。定期健康診断、ストレスチェック共に年に１回の実施であり、ストレスチェックの受検率を高める目的です。ただし、同時期に実施する場合には次の点に注意します。両者とも労働者の健康状態を把握するという目的は同じですが、健康診断の結果は本人と事業主に通知されるのに対し、ストレスチェックは本人のみに結果を通知します。同時期実施で混乱が生じないよう配布や回収、結果の通知は分けて行うなどの工夫が必要です。このほかにもう一点両者で異なる点があります。健康診断は労働者にも受診する義務がありますが、ストレスチェックを労働者が受検する義務はありません。ストレスチェックを効果的に活用するためにはできるだけ多くの労働者に受検してもらう必要があるのですが、メンタルヘルス不調で治療している方で受検の負担が大きいなどの理由がある場合は受検を強要することがないようにしましょう。図5は当院でのストレスチェック実施のおおまかなスケジュールの例です。手配から高ストレス者面談まで約半年ほどかかっています。

担当	内　容	日　数	例
当院	方針表明	1－2カ月	5－6月
当院	衛生委員会での調査審議	1－2カ月	5－6月
外部機関	実施要綱作成支援	1－2カ月	7－8月
外部機関	手順コンサルテーション	1－2カ月	7－8月
当院	労働者に周知説明	1週間	9月
当院	受検対象者の名簿の準備、提供	1週間	9月
外部機関	名簿からストレスチェック調査票の作成　納品	2週間	
当院	ストレスチェック実施 調査票の配布　労働者の回答提出 調査票の回収・送付	2－3週間	10月
外部機関	外部機関実施者による高ストレス者の選定 当院実施者による面接指導の要否判定 個人結果　納品 集団分析結果　納品	3週間	11月
当院	医師による面接指導の申出受付	遅滞なく1カ月	12月
当院	申出者に対する医師による面接指導の実施	遅滞なく1カ月	1月
当院	医師の意見を聞いて就業措置	遅滞なく1カ月	1月
当院	改善の取組み	適　宜	

図5　実施のスケジュールの例

【受検率を上げるために】

　医師、看護師、コメディカル、事務職と様々な職種がいますが、医師の受検率が低い施設が多いでしょう。当院も例外ではなく、定期健康診断の受検に関しても同様の傾向があります。忙しい医師の耳にも入るよう、集会や各種委員会・会議などで周知を徹底する必要があります。産業医が直接声をかける、電話で連絡することは非常に効果があります。このような対応を進めていくことで職員の意識にも変化が出てきます。地道に継続しましょう。

【高ストレス者の選定と面接指導の申出】

　厚生労働省のストレスチェック実施プログラムによると、高ストレス者の基準は、受検する労働者の10％が該当することを想定したものになっています。医療機関は高ストレス者の割合がやや高めといわれており、実際当院でも同様でした。この基準は各医療機関に合わせて変更可能です。当院の規模でも面接の申出の人数は毎年数人ほどと多くはありません。申出人数が少ない、またはゼロの年もあるかもしれませんが、相談体制を作っておくことは必要です。申出があれば早期に事務従事者が直接本人と日程調整を行います。電話連絡や面接のための部屋の確保などの際はプライバシーへの配慮が必要です。

❸面接指導

　高ストレス者の面接指導の具体的な進め方については既に前述されたとおりなのでここでは省略します。面接医師は心理カウンセリングや診断をする必要はなく、精神科を専門とする医師である必要はありません。医療機関では様々な科の医師が産業医を兼任してお

り、職員の面接指導などを実施していることは珍しくありません。プライバシーを守り、相手の同意を常に確認しながら進めていくことがポイントです。就業上の措置を決める際は本人はもちろんですが関係者を把握し連携をとり、よく相談しましょう。

❹集団分析結果

　集団分析結果を有効に活用するには多くの労働者の受検が必要です。ストレスチェックを導入したばかりで受検率が低い職場では有意な分析結果は得られない可能性があります。当院では受検率が高く有効な結果は出ているはずですが、集団分析結果はメンタルヘルス委員会のメンバーが確認しているのみであり、うまく活用できていません。集団分析結果からは「うちの病院は全国的にみてストレスが高い」とか「どの職場が最も高ストレスか」ということが明らかになります。このため、どう利用するか審議した上で慎重に扱う必要があります。集団の管理者にとっては管理能力の評価等につながる恐れがあり、誰にでも制限なく共有して良いものではありません。集団分析結果は管理職教育や研修会の良い材料になることが期待できるので、体制が整えばぜひ活用したいものです。

（4）50人未満の小規模医療機関について

　50人未満の事業所は産業医の選任の義務がないので、ストレスチェックの実施は努力義務となっています。小規模の医療機関も業務負荷が高いことがあり、メンタルヘルス対策は必要です。人数が少ないため担当者の確保が難しいこと、人間関係が近いので面接指導者や個人情報の取扱いに苦慮するかもしれません。外部機関を活用したり、産業保健総合支援センター（地域窓口：地域産業保健センター）を利用することができるので、ストレスチェックを実施してみてはどうでしょうか。産業保健総合支援センターではストレスチェックの結果に基づく面接指導は依頼に応じて無料で実施することができます（平成30年4月現在）。

（5）さいごに

　日本医師会が行った調査によると、医師の2人に1人が体調やメンタル不調に関して他人に相談しないと答え、その理由として「自分で対応できそう」、「他人に知られたくない」ということを挙げています。医師だけでなく医療従事者は自分のことをあまり他人に相談しない傾向があるようです。当院ではストレスチェックを開始し数年経ちましたが、職員のメンタルヘルスに対する意識は少しずつ変化してきたように思います。ストレスチェックが医療従事者にとって自分のストレスに向き合わせてくれる数少ない機会となっていることは確かなようです。これからメンタルヘルス対策やストレスチェックを本格的に実施導入する医療機関にとって、本稿が少しでも参考になれば幸いです。

【参考】

1）厚生労働省「平成29年度「過労死等の労災補償状況」を公表します」
　http://www.mhlw.go.jp/stf/newpage_00039.html
2）東京都福祉保健局「医療勤務環境改善に関する病院管理者（院長）意識調査」
　http://www.fukushihoken.metro.tokyo.jp/iryo/sonota/

kinmukankyoukaizen/ishikichousa.html

3）大津真弓、和田耕治：医療機関における産業保健活動の実態調査. 日本医事新報；4699：38-43　2014

4）厚生労働省「外部機関にストレスチェック及び面接指導の実施を委託する場合のチェックリスト例」
www.mhlw.go.jp/bunya/roudoukijun/anzeneisei12/pdf/150803-2.pdf

5）日本医師会 勤務医の健康支援に関する検討委員会「勤務医の健康の現状と支援のあり方に関するアンケート調査報告書」
http://dl.med.or.jp/dl-med/kinmu/kshien28.pdf

さらに学ぼう！

- 厚生労働省「ストレスチェック制度実施マニュアル」
http://www.mhlw.go.jp/bunya/roudoukijun/anzeneisei12/pdf/150507-1.pdf
- 独立行政法人労働者健康安全機構 「「ストレスチェック」実施促進のための助成金の手引き」https://www.johas.go.jp/Portals/0/data0/sanpo/sanpojoseikin/pdf/H30/sc_josei_tebiki_H30.pdf
- 一般社団法人ウエルフルジャパン 著『よくわかる！ストレスチェック制度の業務フローと実務』（日本法令）2015
- 武神健之 他 著『産業医・労働安全衛生担当者のためのストレスチェック制度対策まるわかり』（中外医学社）2015
- 中央労働災害防止協会 http://www.jisha.or.jp/

（京都第一赤十字病院・甲山　望）

Ⅱ　心理社会的要因への対応

Column

実践事例・ストレスチェックの実施－医療法人 海辺の杜ホスピタル

　平成27年12月に、改正労働安全衛生法に基づく「ストレスチェック制度」が施行され、その概要は85ページの図1の通りです。施行前から「職業性ストレス簡易調査票」を活用していた医療機関では、継続して実施されたことと思いますが、初めての医療機関では、実施体制を作るところから一苦労であったと思います。

　平成29年7月に、厚生労働省が発表した「ストレスチェック実施状況」によりますと、金融・広告業93.2%、通信業92.0%、教育・研究業86.2%、製造業86.0%に次いで、保健・衛生業は83.7%の割合で実施されていました。一方、医師による面接指導を受けた労働者の割合については、ストレスチェックを受けた全労働者の0.6%という結果でした。今回、高ストレス判定を10%水準で算定したと仮定すると、200名規模の病院で、面接指導をされた方が1名〜2名程度ということになります。この面接指導を受けること、受けてもらうことの難しさも含めて、医療機関なりの課題があると思われます。

医療機関における課題と、改善提案

　以下に、医療機関においてストレスチェックを実施する上での課題とその対応について、当院での経験も踏まえ4点にまとめて解説します。

課題1　**院内で産業医を選任し、面接指導を担当している場合の問題点**

　産業医がどのようなポジションにある方かにもよりますが、副院長や医局長といった比較的高位の肩書があると、面接指導結果を知られることへの不安や警戒感等から、職員の受検行動に影響が出る可能性が想定されます。

課題1への提案 👉
○地域内で、他院とのバーターで産業医を選任する
　当院は、精神科病院のため、職員のメンタルヘルス情報を含め、職員の健康情報は、とても機微なものと受け取られており、他院から来ていただいている非常勤内科医を産業医に選任し、面接指導医をお願いしました。
○経営・管理系でない医師を選任
　上記が難しい場合は、自院の医師の中でも、副院長、医局長のような経営・管理系でない医師に面接指導医をお願いすることで敷居を低くすることも、一つの方法です。

課題2　**実施者選任が難しい**

　医療機関には、実施者になり得る資格者は沢山いますが、制度上の制限により、院内の誰にやってもらえば良いのか？ というところで困ることもあります。

課題2への提案 👉

110

○部下を持たない医師、看護師等にお願いする

　当院では、部下を持たない保健師が実施者となり、すべての情報をその保健師のみが把握し、本人の同意が無い限り、一切、開示していません。そうした体制を組んだこともあり、実施率は初年度の86.3%から2年目93.2%に上がりました。

○外部専門機関への委託

　実施者の選任も含め、どうしても院内で実施することが困難な場合は、実績のある健診機関やEAPなど外部専門機関に委託することも一つの方法です。

課題3　医師による面接指導の申出が出てこないときには

　高ストレスと判定されても、実際には、面接自体や情報開示への不安が先に立って、面接指導の申出をしない職員が少なくないという状況が見受けられます。

課題3への提案

○職場全体が見えている看護師等による補足的面談の実施

　当院では、保健師による補足的面談を実施しています。まずは日常の保健指導枠で保健師がじっくり話を聴き、必要に応じて、医師につなげる体制です。医師による面接指導は、他院の医師にバーターでお願いしている産業医が担当します。また、保健師は実施者でもあるので、職場の背景も分かった上での面談につながっています。

　他院に所属する医師を産業医に選任している場合は、当該産業医からの個別に声を掛けてもらうことも一つの方法です。

課題4　集団分析結果をどう開示するか？

　集団分析結果を基に、職場改善に結びつけ、メンタルヘルス不調にならない職場を作って行くこともストレスチェックの目的の一つですが、集団分析を誰に開示するかで慎重になっている職場もあります。

課題4への提案

○まずは衛生委員会に開示し、調査・審議すると良いのではないでしょうか。委員会で共有し、法人全体として職場改善に取り組むことは大事です。その際、職場ごとの集団分析の結果の開示により、所属長や管理職へのバッシング等にならないよう、集団分析結果の意義・読み方を十分説明するなどの配慮も必要です。

○当院では、実施者である保健師が所属長面談を行い、そこで集団分析結果を開示し、所属長から見た現場の現状も把握した上で、職場ミーティングに関わるなどの対応を行っています。他の衛生管理者有資格者に、所属長面談をお願いすることも一つの方法です。

ストレスチェックの実施を機に

　医療機関それぞれの規模や人的資源によって様々な工夫ができると思います。例えば50人以上規模の病院でしたら、この制度上の核となる方として、衛生管

理者を活用できます。衛生管理者に、産業保健総合支援センター主催の研修受講を勧め（無料）、衛生委員会への参加を含め、ストレスチェック実施に留まらず、産業保健活動全般の要になっていただくことも可能だと思います。また、職場改善については、あくまでも職員が主役です。職場改善活動の内容に即して、それぞれの職場でキー・マンになる職員を見出し、「目的・情報共有」、「貢献する意欲の動機づけ」、「コミュニケーション」等の面で支援していくことが必要と考えます。

　ストレスチェックを"実施すること"が目的になってしまっている状況も少なくないと思いますが、あくまでも総合的なメンタルヘルス対策の一環と位置づけること、また、ストレスチェックの実施をきっかけとして自院の産業保健活動の活性化につなげていくことが大事だと思われます。

モチベーション、リーダーシップ関連の参考図書
- 金井壽宏著『働くみんなのモティベーション論』（NTT出版）2015〈初版第9刷〉
- 吉田道雄著『人間理解のグループダイナミックス』（ナカニシヤ出版）2001
- 山口裕幸著『チームワークの心理学』（サイエンス社）2008
- 渡邊　忠・渡辺三枝子著『コミュニケーション力－人間関係づくりに不可欠な能力』（一般社団法人雇用問題研究会）2011

（医療法人精華園 海辺の杜ホスピタル・槇本宏子）

5. メンタルヘルス向上のためのアクションチェックリストの活用

なぜ対策が必要か

（1）医療従事者のストレス・労働負担の特徴

　近年の医療技術の発展、少子高齢化やケアを必要とする人口の増加により、医療・介護・福祉産業の需要は年々拡大しています。そこでは、人のケア作業（ヒューマンケアワーク）に特有の作業態様に起因する負傷や職業病、作業関連性健康障害を減らし、医療従事者が安全で健康な職業生活を送るための取組み促進が喫緊の課題となっています。

　ヒューマンケアワークは、その対象が人間であることから、治療やケアを提供する医療従事者に特有の心理社会的な有害要因が存在します。例えば、医療事故やケア関連の感情労働に影響される仕事のストレス、患者・同僚・上司からのハラスメント、暴言・暴力などに代表されます。一般的に、仕事のストレス要因には、過重な作業量、裁量の幅のなさ、業務上の役割が不明確、雇用不安、努力／報酬不均衡などもみられますが、これらの作業に起因するストレス要因に加えて、感染症、抗がん剤や消毒薬・有機溶剤などの有害化学物質、放射線などの物理的な健康障害要因があり、これらは複雑に関連して、医療労働者の安全と健康に影響を与えます。また、これらの労働ストレスや身体への負担は、医療事故や離職の原因となり、結果として医療・介護・福祉サービスの質の低下を招きます。ヒューマンケア特有の職場風土や職場文化に鑑み、現場特性に応じた実効的な対策を講じていく必要が求められています。

（2）ストレス一次予防対策の視点

　ヒューマンケアワークは作業環境・作業負担と心理社会的要因、過重労働など幅広い人間工学要因の影響をうけており、医療従事者の健康支援には包括的な対策が必要です。したがって、医療従事者のストレスの一次予防対策を検討する際にも、医療事故への対応やヒューマンケアワークに特徴的な心理社会的要因に対してアプローチするだけでなく、同時に労働環境や就業条件要因も考慮すべきです。つまり、温熱環境や照明、騒音といった物理的環境の改善、夜勤・交代制勤務／長時間労働や勤務設計の見直し、管理監督者の役割明確化、チームワーク強化、医療従事者自身の健康増進、施設内外の医療従事者のケア体制の整備など幅広い視点に目配りします。

（3）メンタルヘルス改善のための良好事例

　医療従事者が安全で健康に働くための職場環境改善の取組みは、勤務生活全般にわたっていることが特徴です。ここでは、チェックリストを活用して実際に行われたいくつかの改善事例を紹介します。

113

II　心理社会的要因への対応

表1　チェックリストを活用して実際に行われた病院職場の改善事例

事例1：勤務時間と休憩、休日・休暇
例：休憩時間を十分確保し、特定の職員に過重な負担がかからないようにした。
例：リフレッシュ休暇や休日を交代で計画的に取得するようにした。

解説：サービス残業が当たり前、休日・休暇が十分とれない、というような様々な心理的・身体的負担は仕事上のストレスを増加させ、スタッフを疲弊させます。年間計画で休日の目標値などを定めます。また、一部の職員に患者の苦情対応が任される、受け持ち患者が多い、できる人には仕事が集まる、といった特定の負担がかかっていないかなどを職場内の短時間のミーティングなどで調整します。

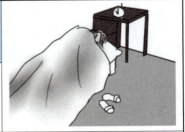

事例2：勤務環境の改善
例：職員用の休憩室と食事場所を低予算でリフォームし、個人用ロッカーのある更衣室を設置したところ、スタッフから大好評だった。
例：スタッフルームの掃除当番をきめて整理・整頓を進めたら、私物が少なくなった。

解説：よく整備された洗面施設、トイレ、休憩室は、職員が健康で生活しながら仕事をするために、最も基本的な設備といえます。仕事の合間に足を伸ばしてちょっと休憩できる場所、食事を患者さんにみられずに安心して取ることが出来る場所は不可欠です。また、医療職場は夜勤職場です。快適な仮眠室は睡眠の質を向上させます。良好な衛生レベルで生活しやすい施設が整備されていることが、その病院の「顔」となります。施設が古くてもちょっとした予算によるリニューアルで、見違えるほどのスタッフルームに変わります。

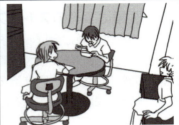

事例3：業務手順に関連したストレス軽減策
例：作業動線に沿って、パソコン、文書記録、治療準備など、機能別に作業台を確保して、診療所内を働きやすいレイアウトにした。物品・カルテ・文書類の整理整頓もすすめた。
例：イス・机の高さ・パソコン位置を個人に合った高さに調整した。

解説：医療従事者はよく腰痛に悩まされます。作業姿勢が作業中に起こることを極力避け、自然な姿勢で作業ができるように改善することが重要です。作業台のレイアウトを変更することや、使いやすいカートを導入することで、負担のかかる姿勢の出現を減らして、作業を効率よく進めることができます。また、読みやすくはっきりとした表示は、仕事の効率をあげ、ヒューマンエラーを防止して医療事故防止にも役立ちます。

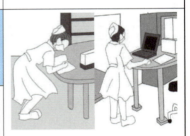

事例4：気持ちのよい仕事の進め方
例：暴言・暴力防止策として、クレーム相談窓口が設置され、暴言・暴力防止のための研修を定期的に実施するようにした。
例：すべてのスタッフに年2回の有給の院外研修と、年2回の学会参加費補助を決めた。

解説：気持ちのよい挨拶が響いている病院は、患者さんにとっても気持ちのよいものです。病院の様々な情報や運営方針が周知され、医療事故対応を組織として取り組んでくれる病院は、スタッフが患者の治療やケアに専念できます。医療従事者の仕事上のストレスは、仕事上の要求と個人の技術・希望とのミスマッチや、サポート体制の不備などにより発生しやすくなります。同僚や上司に相談しやすい職場は、スタッフの心身の健康がよくなります。キャリア支援・研修機会を設けたり、院内保育施設を整備することなどは、安心して働くことのできる職場のしくみに不可欠です。

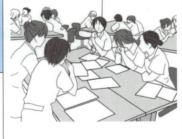

参考資料：吉川徹 編『医療施設等におけるメンタルヘルス向上のための職場環境改善チェックポイント』(労働科学研究所出版) 2009

 ## 2　対策の進め方－職場改善チェックリストの活用

（1）メンタルヘルスのための職場環境改善チェックリストの例
❶医療従事者の健康支援のための職場改善チェックリスト

医療従事者の安全と健康を考える際、医療従事者自身の健康的な生活習慣の維持（食事

5. メンタルヘルス向上のためのアクションチェックリストの活用

/運動/休息のとり方/禁煙）や、ストレスへの対処能力向上などの個人へのアプローチ
だけでなく、医療従事者の心身への負担・ストレスの原因となる労働条件や職場環境を改
善して、快適に働くことのできる職場づくりをすすめることが重要です。この職場改善チェックリストは、日本の各病院ですでに実施されている職場環境改善・労働条件改善の事例に基づき作成されています。取り上げられている視点を表2に示しました。このチェックリストは118ページに掲載しています。

表2　医療従事者のメンタルヘルス改善のために取り上げられている視点

健康支援6領域	具体的な項目
（A）スタッフの健康支援策	生活習慣を見直す機会の提供、ストレス関連情報提供、健康診断、家族の支援、相談窓口
（B）勤務時間と休憩、休日・休暇	恒常的残業の制限と休日確保、ピーク作業の調整、交代制、育児・介護休暇制度、医師確保支援、開業医・地域との連携
（C）勤務環境の改善	照明、温度、休憩設備、健康的な食事、トレーニングルーム
（D）業務手順ストレス軽減	暴言・暴力対策、ハラスメント対応、電子カルテシステムの改善、書類・文書化の改善、運搬・作業姿勢などの改善
（E）気持ちのよい仕事の進め方	職場内の相談しやすさ、気持ちのよい挨拶、情報周知、運営方針周知、医療事故対応
（F）安心できる職場のしくみ	公正な給与制度、キャリア支援・研修機会、女性医師の支援、医学生・研修医への教育研修の充実

❷安心・安全で快適な医療職場のための改善チェックリスト

　このチェックリストは医療従事者の働きやすさに注目して開発されたチェックリストです。①物品の保管と移動、②作業ステーション、③院内環境の整備、④福利厚生、⑤勤務とキャリアの5領域で作成されています。これらの項目は、福岡徳洲会病院で行われたメンタルヘルス改善プログラムの結果、実際に行われた事例に基づいて作成されました（活動事例④：41ページ参照）。

　それぞれの項目は、具体的な改善方法がアクション形式（その対策項目をその職場に提案するかどうか）で解説されていますので、スタッフ間で自分の職場のチェックを行うことで必要な改善が見えやすくなっていることが大きな特徴です。この改善チェックリストは職場環境改善を通じて健康支援を行う際の有効なヒント集になっています。それぞれの施設の状況や目的に合わせてチェックリストを選択して利用します。このチェックリストは120ページに掲載しています。

（2）チェックリストの活用方法

　職場改善チェックポイントの活用場面は多岐にわたります。スタッフミーティングや医局会議などの場面や、リスクマネジメント委員会、安全衛生委員会の取組みの一つとして、あるいは職員のメンタルヘルス向上のための話し合いなどでも活用できます。その際、必ずチェックリストの記入結果をもとに、職場ですでに実施している健康支援対策（＝その職場の良い点）3つ、改善したい点3つを討議すると良いでしょう。

Ⅱ 心理社会的要因への対応

職場環境改善を進める基本ステップを図1に示しました。方針と担当組織、チェックリスト活用場面の設定と実施、改善提案とフォローアップといった、職場環境改善のためのPDCAサイクルを念頭においてステップを計画します。チェックリストや討議の記録は、病院機能評価やその他の記録文書としても活用できるでしょう。

STEP	方針づくり	→	職場改善チェックリストの活用	→	改善計画への合意	→	フォローアップ
ねらい	チェックリストの活用方針を決める		職場の良好事例から学ぶ、実施可能な改善策を提案する		良好事例の水平展開、改善計画責任部門決定		成果を確かめる
方法	担当部署、活用場面、活用方法		スタッフ会議や委員会など、小グループでの話し合い		良好事例周知、各担当部門との調整、予算措置		改善のすぐの実施と評価、記録

図1　医療従事者の健康支援・メンタルヘルス改善のための取組みのステップ

職場改善チェックリストを用いた活動の目標は、スタッフが自分の職場にも存在する良好事例と実施可能な改善策を知って、職場の仲間と積極的に改善にかかわれる具体的な機会をもつことにあります。図2には活用事例を紹介しました。スタッフがグループで活用できる場面を設定することがポイントとなります。これは短時間でも実施可能で、各職場での話し合いの場面を、現場のやり方に合わせた方法で実施していくと良いでしょう。

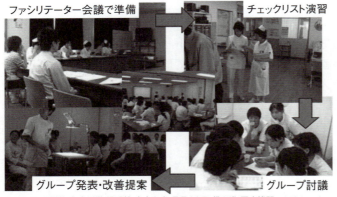

図2　病院におけるストレス一次予防をねらいとした職場環境改善の取組み

坂田知子,石橋静香,吉川徹,堤明純,小木和孝,長見まき子,織田進.医療機関におけるメンタルヘルス対策に重点をおいた参加型職場環境改善.労働科学.2006;82(4):192-200.

（3）効果のあがる職場環境改善の取組み

近年、多面的な視点から医療従事者のストレス・負担をとりあげた、医療従事者の労働環境・労働条件の見直しが進んでいます。日本医師会は、「医師の職場環境改善ワークショップ研修会」を参加型研修会として開催し、勤務医の過酷な労働環境改善に正面から取り組んでいます。日本看護協会は「看護職の夜勤・交代制勤務に関するガイドライン」などを公開し、職能団体として労働条件の底上げと看護師が安心して安全に勤務できるための労働条件改善のための取組みを進めています。厚生労働省は、医師や看護職員等の医療スタッフを含めた医療機関全体で「雇用の質」の向上に取り組むことが重要であるとの認識のもと「医療分野の『雇用の質』向上プロジェクトチーム報告」（平成25年2月）をと

りまとめ、行政、日本医師会、日本看護協会、各病院団体等と連携した事業をすすめています。これらはいずれも、各施設でトップの方針のもとチームを作り、計画（P）-実施（D）-評価（C）-見直し（A）のPDCAサイクルで、現実的な取組みからスタートすることを目標とすることが特徴です。

　また、職場のストレス一次予防対策のための「職場環境改善の評価と改善に関するEBMガイドライン」では、①計画・組織づくり、②実施手順の基本ルール、③実効性のある改善策の提案、④実施継続のしくみの4ステップが重視されています。

（4）追加のヒント

　最後にもう一点、病院・診療所で医療従事者が心身の負担なく、安心して、安全に働くことのできる労働環境を作るために以下の3つの視点を強調します。

表3　職場環境改善を通じたメンタルヘルス一次予防の3つの視点

1）職場ストレスへの共感場面を設定する	病院管理者の理解を支え、職場の医療従事者の健康支援の方針を定めます。多くの医療従業者が参加できる取組みのきっかけづくりと、枠組みづくりを進めます。
2）幅広い心身負担要因・職場環境改善の視点に注目する	自分の職場に存在する良好事例を念頭にGP（Good Practice）視点で考え、問題点のみに注目せずに、ポジティブ視点で職場環境改善に取り組みます。
3）労使の自主改善を支援する	職場内外の支援者を育成、または活用し、縦割りの要素分析を省略して、チーム医療にあらためて注目します。

　それぞれのねらいにあわせて開発された職場環境改善ツール（アクションチェックリスト等）は、各病棟や医療職場にある良好事例を横（水平）展開する思考の流れに、自然に入ることができ、現場力を支えます。

さらに学ぼう！

● 吉川徹 編『医療施設等におけるメンタルヘルス向上のための職場環境改善チェックポイント』（労働科学研究所出版）2009
● 保坂隆 編『医師のストレス』（中外医学社）2009
● 厚生労働省「医療分野の『雇用の質』向上プロジェクトチーム報告」
http://www.mhlw.go.jp/seisakunitsuite/bunya/kenkou_iryou/iryou/quality/torikumi.html
● 吉川徹、川上憲人、小木和孝他. 職場環境改善のためのメンタルヘルスアクションチェックリストの開発、「産衛誌」49（4）、127-142、2007
● 吉川徹、吉川悦子、土屋政雄他. 職場のメンタルヘルスのための職場環境改善の評価と改善のためのEBMガイドライン、「産業ストレス研究」2013; 20（2）: 135-145.

（独立行政法人 労働者健康安全機構 労働安全衛生総合研究所・吉川　徹）

Ⅱ　心理社会的要因への対応

医療従事者の健康支援のための職場改善チェックリスト

日本医師会「勤務医の健康支援に関するプロジェクト委員会」（委員長：聖路加国際病院　保坂 隆）報告書より作成

●性別：男・女　●年齢：20代・30代・40代・50代・60代・70代　●勤続年数（　　　年）
●役職：非管理職・管理職　●勤務先：診療所・病院（＿＿＿＿＿＿　床）・その他 ＿＿＿＿＿＿＿＿＿＿＿＿
●勤務科・部・課：（　　　　　　　　　　　　　　　）

【チェックリストの使い方】この職場改善チェックリストは、アクションチェックリストと呼ばれるスタイルをとっていて、全国の医療機関ですでに行われている良好事例に基づいて作成されています。チェックの際には、どの対策を行えば、医療従事者がより健康で安全に、無駄なストレスが少なく、安心して仕事を続けられるかという視点で対策を選びます。それぞれのチェック項目に対して「この対策を提案しますか?」という問いに、「いいえ」または「はい（優先する）」と答えます。具体的には、「いいえ」は対策が必要でない、またはすでに対策が行われている場合にチェックします。その対策が今後必要と考える際には、「はい」にチェックします。一通りチェックした後、「はい」にチェックした項目から、特に優先して取り上げる3- 5項目を選び、「優先」にチェックを入れます。
　このチェックリストは、職場の問題点や課題をもれなくチェックするためのものではありません。管理者、職場の同僚、産業医など多くの関係者でグループを作って、チェック結果を利用して自分たちの職場の良好点を見つける、また改善できる点を話し合う（討議する）目的で利用してください。

対策項目 （健康支援のための職場改善領域）	改善チェック項目リスト ●対策がすでに行われている、または該当しない場合→「いいえ」にチェックを入れる ●その対策を取り上げたい、今後必要な場合→「はい」にチェックを入れる	この対策を提案しますか?			
		いいえ	はい	優先する	メモ
A スタッフの健康支援策	1. スタッフ自身が健康的な生活習慣（食事／運動／睡眠／喫煙等）について見直す機会を提供する				
	2. スタッフ特有の疲労やストレスに対処する情報や学ぶ機会を提供する				
	3. スタッフのメンタルヘルスを支援する体制を整える				
	4. 個人的な健康問題について相談できる、プライバシーが守られた窓口を設ける				
	5. スタッフ個人が、自分の健康状態に合わせて健診内容や項目を選択できるようにする				
	6. スタッフの家族やパートナーにも「スタッフの健康」を守るための情報を提供する				
B 勤務時間と休憩、休日・休暇	7. スタッフに必要な休日（少なくとも週1日）と、年次有給休暇が取れるようにする				
	8. スタッフに必要な休憩時間・仮眠時間を取れる体制を整える				
	9. 医療機関としてスタッフの就業時間を把握し、時間外労働の多いスタッフに対して産業医や管理者による面接の機会を提供する				
	10. 地域の医療施設が連携して小児科・産婦人科等は集約化や医師の計画配置を行い、地域内での医師の労働力の調整をし、特定の医師の長時間勤務や過剰な労働負担を減らす				
	11. 大学や基幹病院の医局、医師会等の協力を得て、医師確保支援を進める				
	12. 開業医が地域において交代で休日夜間診療を担当し、勤務医等の負担を軽減する体制を強化する				

5. メンタルヘルス向上のためのアクションチェックリストの活用

対策項目 (健康支援の ための 職場改善領域)	改善チェック項目リスト ●対策がすでに行われている、または該当しない場合→ 「いいえ」にチェックを入れる ●その対策を取り上げたい、今後必要な場合→「はい」に チェックを入れる	この対策を提案しますか？			
		いいえ	はい	優先する	メモ
C 勤務環境の 改善	13. 院内に明るくきれいで快適な休憩室や当直室を確保する				
	14. バランスのとれたおいしい食事や軽食が院内で取れるようにする				
	15. スタッフが気軽に利用できるフィットネスルーム、トレーニングルームなどを確保する				
D 業務手順 ストレス軽減	16. 院内で発生する患者・利用者による暴言・暴力の防止対策を進める				
	17. パワーハラスメント、セクシャルハラスメントに適切に対処する組織を作る				
	18. スタッフの負担を軽減できる電子カルテシステムの導入や改善を行う				
	19. 記録や書類作成の簡素化、診療補助者の導入等を進め、医師が診療に専念できるようにする				
	20. 物品・カルテ・文書類の整理整頓をすすめて、心身に負担の少ない取り扱い方法を検討する				
E 気持ちの よい仕事の 進め方	21. 同僚間で問題点を共有し合い、相談し合えるようにする				
	22. 互いに積極的に挨拶をし、良好な人間関係を保つ				
	23. 治療方針や業務の進め方について、関係者が短時間のミーティングを定期的に行う				
	24. 掲示板・診療スケジュール板などを活用し、必要な情報が全員に正しく伝わるようにする				
	25. 医療機関の運営方針が周知される。具体化にあたっては、その決定に関係スタッフが関われるようにする				
	26. 医療事故に関する訴えがあった際には必ず組織的に対応し、関係者が参加して個人の責任に固執しない再発防止策を進める				
F 安心できる 職場のしくみ	27. 公正で透明性のある給与制度にする				
	28. 進歩する医療に対応できるスタッフの専門性確保とキャリア支援のため、学会や研修の機会を提供する				
	29. 女性スタッフが働き続けられるように産休・育休の保障や代替スタッフを確保し、時短勤務制度の導入、妊娠・育児中の勤務軽減、育休明けの研修等を充実させる				
	30. スタッフの心身の健康を保つ方法について、学生や研修医に対しても教育を行う				

II　心理社会的要因への対応

医療機関におけるメンタルヘルス改善チェックポイント

安心・安全で快適な医療職場のための改善チェックリスト

1. チェックを始める前に、その職場でどのように働いているか観察します。
2. 項目ごとに、その提案が当てはまるかどうかを見ます。それが既に行われているか不必要と思われる場合は「提案しない」を選びます。もしその提案を行うべきだと思う場合は「提案する」にチェックをします。既存のよい点も余白にメモしておきます。
3. すべての項目にチェックし終えたら、「提案する」にチェックをした項目のうち、重要と思われるものをいくつか選んで「優先」にチェックを付けます。追加項目を話し合って決めておき、それら追加項目もチェックに含めます。

1．保管と移動（6項目）	改善項目		
1（収納エリアのレイアウト）	わかりやすいレイアウトで、収納のエリアを区分します。	□-提案しない □-提案する メモ	□優先
2（多段の棚）	多段の棚を活用して、資材庫や物品庫に分類して収納します。	□-提案しない □-提案する メモ	□優先
3（小区分容器）	定数管理しやすいように、小区分容器で分別保管します。	□-提案しない □-提案する メモ	□優先
4（ラベルと仕分け）	わかりやすいラベル表示で、取り出し、仕分けしやすくします。	□-提案しない □-提案する メモ	□優先
5（移動カート）	用途に合わせて、必要数のみのせて、医療器材を取り出しやすくした移動カートを利用します。	□-提案しない □-提案する メモ	□優先
6（通路確保と定位置表示）	物品カート（作業台）などの置き場を決めてマークをつけ、安全な通路を確保します。	□-提案しない □-提案する メモ	□優先
2．作業ステーション（6項目）			
7（作業動線の工夫）	作業導線に沿って、診療所内を働き易い区分けにします。	□-提案しない □-提案する メモ	□優先
8（機能別作業台）	パソコン使用、文書記録、治療準備、物品洗浄消毒など、機能別に作業台を確保します。	□-提案しない □-提案する メモ	□優先
9（ケア支援機器の活用）	電動ベット、リフターなどを活用して、作業者・患者に負担の少ないケアを行います。	□-提案しない □-提案する メモ	□優先
10（準備・作業台）	吊り下げフックなどを活用し、作業しやすい器材準備台の工夫をします。	□-提案しない □-提案する メモ	□優先
11（肘高作業）	作業時にはいす・机の高さ・パソコン位置を個人に合った高さに調整します。	□-提案しない □-提案する メモ	□優先
12（わかりやすい作業指示）	安全で効率のよい作業に必要な指示・情報を周知します。	□-提案しない □-提案する メモ	□優先

120

5. メンタルヘルス向上のためのアクションチェックリストの活用

3. 院内環境の整備 （9項目）	改善項目		
13（明るい照明）	自然採光、局所ライトなどを利用して、明るい照明を確保します。	□-提案しない □-提案する メモ	□優先
14（明るい雰囲気つくり）	色分け・飾りなどで明るく清潔感のある院内環境にします。	□-提案しない □-提案する メモ	□優先
15（安全な電気配線）	わかりやすく、安全な配線・ケーブルを確保します。	□-提案しない □-提案する メモ	□優先
16（プライバシーの確保）	清潔なカーテン、パーティションなどを利用して患者のプライバシーを確保します。	□-提案しない □-提案する メモ	□優先
17（転倒・衝突防止、エラー対策）	手すり、ミラー、わかりやすい分別法、ダブルチェックなどで転倒やエラーを防止します。	□-提案しない □-提案する メモ	□優先
18（感染管理、標準予防策）	清潔・不潔を区別して、手洗いを励行します。	□-提案しない □-提案する メモ	□優先
19（緊急時対策）	避難路を確保し、避難訓練を定期的に実施します。	□-提案しない □-提案する メモ	□優先
20（有害環境源の隔離）	わかりやすい処置に統一して、抗がん剤、消毒薬などの有害化学物質の取り扱い管理をします。	□-提案しない □-提案する メモ	□優先
21（PPEの保守点検）	個人用保護具の置き場、保守手順を定め研修をし、必要な場所での使用を励行します。	□-提案しない □-提案する メモ	□優先
4. 福利厚生（6項目）			
22（休憩室・更衣室・食堂）	くつろげる休憩室、個人用ロッカーのある更衣室、職員用の食事場所を確保します。	□-提案しない □-提案する メモ	□優先
23（仮眠室）	快適な仮眠室を設けます。	□-提案しない □-提案する メモ	□優先
24（衛生設備とトイレ）	快適で清潔なトイレや洗面設備を設置します。	□-提案しない □-提案する メモ	□優先
25（上司・同僚の支援）	上司・同僚に相談しやすい職場環境を整えます。	□-提案しない □-提案する メモ	□優先
26（職員交流）	インフォーマルな催し・イベントで病棟や職場の明るい風通しのよい雰囲気を保ちます。	□-提案しない □-提案する メモ	□優先
27（相談窓口の設置）	個人の健康について相談し易い窓口を設け、院外受診などしやすいようにします。	□-提案しない □-提案する メモ	□優先

Ⅱ　心理社会的要因への対応

5．勤務とキャリア （7項目）	改善項目		
28（労働時間短縮と休憩 時間確保）	休憩時間を十分確保し、特定の職員に過重な負担がかからないようにします。	□-提案しない □-提案する メモ	□優先
29（休日・休暇）	リフレッシュ休暇や休日を交代で計画的に取得します。	□-提案しない □-提案する メモ	□優先
30（夜勤・交代勤務）	働きやすく、十分休養の確保のできる交代勤務制度を導入する。	□-提案しない □-提案する メモ	□優先
31（情報共有と周知）	掲示・ミーティング・小集団活動で、院内の情報や、患者に役立つ情報を共有します。	□-提案しない □-提案する メモ	□優先
32（チーム医療の推進）	明確な役割分担、部署間の連携により、チーム医療を円滑にします。	□-提案しない □-提案する メモ	□優先
33（緊急対応手順）	緊急対応（患者急変、暴言・暴力など）プランを作成し周知するとともに、必要な訓練を実施します。	□-提案しない □-提案する メモ	□優先
34（キャリア支援）	安全で健康な職場つくりを推進し、キャリア向上を図るための教育・研修の機会を設けます。	□-提案しない □-提案する メモ	□優先
6．追加項目			
35		□-提案しない □-提案する メモ	□優先
36		□-提案しない □-提案する メモ	□優先
37		□-提案しない □-提案する メモ	□優先
38		□-提案しない □-提案する メモ	□優先

Column

人間工学改善アクションチェックリストの活用

「医療・介護職場における人間工学改善アクションチェックリスト」[1]（126ページ参照）は、人類働態学会（Human Ergology Society, HES）と国際人間工学連合（International Ergonomics Association, IEA）が協働で開発した「ヘルスケアワーク職場の人間工学チェックポイント」[2]と「メンタルヘルス一次予防策のための職場ドックチェックリスト」[3]を基に作成しています。このアクションチェックリストは、作業負担、人間関係・相互支援、心理社会的ストレス要因、作業編成、情報共有・コミュニケーションを含めた幅広い人間工学領域をカバーしており、現場ですぐに取り入れることのできる有用な対策をほぼ含んでいます。さらに、中小規模の医療機関や介護施設への応用も視野に入れ、包括的な視点を含みながらも、より簡便で使いやすいツールとしての工夫がなされています。たとえば、改善領域は4つ、チェック項目は24項目に絞り、初見であっても5分程度ですべての項目に目を通しチェックすることができるようにしました。そして、職場全体での環境改善の計画を支援するために、チェックリストで職場を振り返った後に働きやすい職場づくりに役立っている良い点と改善すべき点をメモ書きできる記載欄を設けました。これらの個人のチェック結果に基づき、職場での小集団討議で意見交換をして職場環境改善の計画立案につなげていきます（図）。

人間工学改善アクションチェックリストを活用した職場環境改善の職場内ワークショップの例

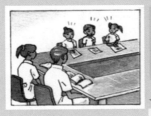

10分＜説明＞
アクションチェックリスト使い方
ワークの進め方の説明

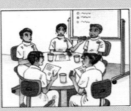

10分＜個人ワーク＞
チェックリスト記入

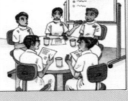

25分＜グループ討議＞
①職場の良い点、改善点
②改善計画作成

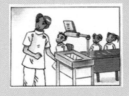

15分発表と総合討議

アクションチェックリストは、実際に職場で働きやすい職場づくりに役立った良好実践をリスト化し、かつ対策指向のアクションフレーズで表現しているので、自分たちの職場ですでに取り組んでいる良い点や工夫点を把握することと同時に、働きやすい職場環境のためには何を改善すれば良いのか、具体的なアクションとして挙げることができるのです。

実際にこのアクションチェックリストは、参加型アプローチで対策指向の職場環境改善を進めるための具体的な改善の道筋を立てるために活用できるのですが、それ以外の活用場面としては、衛生委員会や職場単位での小集団活動が挙げられます。衛生委員会で職場巡視を行う場合や職場の小集団活動の一環として業務改善や職場環境改善をすすめる際にこのツールを用いることが可能です。いずれの場合でも、まずは個人でチェックリストを使って職場を振り返り、良い点と改善点をまとめ、その結果を小集団で意見交換し、グループ間で意見交換することが重要です。職場環境改善は、管理監督者や安全衛生の担当者が一人で考え進めるのではなく、その職場で働くスタッフの意見を取り入れながら、皆で一緒に進めることが、互いの理解や共感につながり、心の健康づくりにも大いに役立つと考えています。

【参考文献】
1）吉川悦子：これでできる「職場ドック」―広がる実践と活動のポイント　医療・介護職場における人間工学改善アクションチェックリスト．労働の科学 71（7）：400-404，2016．
2）真家和生、吉川徹、小木和孝、吉川悦子、榎原毅、城憲秀、錦戸典子、佐々木美奈子、武澤千尋、吉野正規、長須美和子、水野ルイス里美、蓑田さゆり：人のケア作業人間工学 チェックポイント編集の試み．第47回人類働態学会全国大会　抄録集 No.96：64-65,2012．
3）小木 和孝，吉川 徹：メンタルヘルスに役立つ職場ドック．労働科学研究所，東京，2015．

（日本赤十字看護大学 地域看護学・吉川悦子）

コラム：人間工学改善アクションチェックリストの活用

医療・介護職場における人間工学改善アクション チェックリスト

Action checklist for health care work

【チェックリストの使い方】

1 チェックを始める前に、チェックリストに目を通し、その職場ではケアスタッフがどのように働いているかを観察します。

2 各項目について、その項目の提案があてはまるかを見ます。
  既に行われている、不必要と思われる場合は「この改善を提案しますか」の下の「いいえ」にチェックをつけます。その提案を行うべきだと思う場合は「はい」にチェックをします。「メモ」には、良い点・改善提案を具体的に書きとめてください。

3 すべての項目にチェックし終えたら、「はい」にチェックをした項目をもう一度見直します。その中で、重要と思われるものをいくつか選んで「優先」にチェックを付けます。

4 チェックリストにある項目以外でも、良い点、改善提案をみつけたら、余白に書きとめてください。その対策が不必要で、今のままでよい（対策がすでに行われているか、行う必要がない）場合は「□いいえ」に✓をつけます。

A　保管・移動とワークステーション		
1	妨害物のない、すべりにくい、段差のない通路を確保します。	提案しますか？ □いいえ　□はい ┗□優先する
2	多段の棚に小型容器に小分けして整理し、わかりやすいラベルをつけて保管します。	提案しますか？ □いいえ　□はい ┗□優先する
3	移動の容易なカートと車輪付き運搬用具を用います。	提案しますか？ □いいえ　□はい ┗□優先する
4	医療・介護に際して、安全で安心して使用できるリフター、スライディングボードなどの移乗用具を用います。	提案しますか？ □いいえ　□はい ┗□優先する
5	頻繁に使う資材、器具やスイッチを手の届く範囲に置きます。	提案しますか？ □いいえ　□はい ┗□優先する
6	肘高またはそれよりも少し低い位置で作業ができるように調整します。	提案しますか？ □いいえ　□はい ┗□優先する

Ⅱ　心理社会的要因への対応

	B　機器の安全と緊急時への備え		
7	機器の危険部位との接触を防止するため適切な防護装置を使用します。		提案しますか？ □いいえ　□はい ↳□優先する
8	機器の安全な配線接続を確実に行います。		提案しますか？ □いいえ　□はい ↳□優先する
9	すぐに手の届く範囲に十分な消火設備、救急用具を設置し、スタッフが使用方法を理解しているようにします。		提案しますか？ □いいえ　□はい ↳□優先する
10	緊急時対応を正しく行い、容易に避難できるように緊急時計画を確立します。		提案しますか？ □いいえ　□はい ↳□優先する
11	地震などの自然災害に備える対策を協議して実施します。		提案しますか？ □いいえ　□はい ↳□優先する
12	施設内で発生する暴力やハラスメントに対応した適切な予防手順を確立します。		提案しますか？ □いいえ　□はい ↳□優先する
	C　作業場環境と感染予防		
13	スタッフが効率的に快適に作業できるように十分な照明と空調設備を設けます。		提案しますか？ □いいえ　□はい ↳□優先する
14	安全な取り扱いを確保するために、有害な化学物質の容器に適切なラベルを付けて保管します。		提案しますか？ □いいえ　□はい ↳□優先する
15	手洗い設備を設置して、手指衛生のための手洗い手順を確立します。		提案しますか？ □いいえ　□はい ↳□優先する

コラム：人間工学改善アクションチェックリストの活用

16	鋭利な器材の取り扱い手順を定めて、必要な安全装置と適切な廃棄容器を使用します。		提案しますか？ □いいえ　□はい 　　　↳□優先する
17	感染経路別予防策に応じた個人用防護具の適切な使用方法を確立します。		提案しますか？ □いいえ　□はい 　　　↳□優先する
18	リフレッシュできる休憩施設と夜勤従事者のための仮眠施設を設けます。		提案しますか？ □いいえ　□はい 　　　↳□優先する

D　作業組織とコミュニケーション

19	業務スケジュールについて従業員が参加するミーティングをし、スケジュール表や掲示板を活用し、全員に必要な情報を共有します。		提案しますか？ □いいえ　□はい 　　　↳□優先する
20	長時間の労働を避け、十分な休憩時間を確保できるような作業スケジュールを調整します。		提案しますか？ □いいえ　□はい 　　　↳□優先する
21	職員向けの交流やレクリエーションなどインフォーマルな活動の場を設けます。		提案しますか？ □いいえ　□はい 　　　↳□優先する
22	仕事によるストレスを予防する対策を労使協力して計画実施し、トレーニングを行います。		提案しますか？ □いいえ　□はい 　　　↳□優先する
23	障がいを持った労働者が仕事を安全に効率的にすることができるよう設備、装備および作業方法を適応します。		提案しますか？ □いいえ　□はい 　　　↳□優先する
24	職員同士が相互に支え合う雰囲気が生まれるように、懇談の場を設けたり、勉強会などの機会を持ちます。		提案しますか？ □いいえ　□はい 　　　↳□優先する

E　追加項目			
25	（追加項目）上記以外で提案があれば加えてください		提案しますか？ □いいえ　□はい 　　　　　┗□優先する
26	（追加項目）上記以外で提案があれば加えてください		提案しますか？ □いいえ　□はい 　　　　　┗□優先する
27	（追加項目）上記以外で提案があれば加えてください		提案しますか？ □いいえ　□はい 　　　　　┗□優先する

チェックリストに記入し終えたら、職場の良い点、改善点を３つあげてください	
あなたの職場で安全・健康に、快適で働きやすい職場づくりのために	
役立っている良い点３つ	改善したい点３つ
例：3　カートの台数が揃っている	例：8　ステーションのタコ足配線を整理する
例：17　感染予防対策の手順が決められている	例：21　職員向けのレクリエーション活動を設ける
1. 2. 3.	1. 2. 3.

6. メンタルヘルス不調者への対応－休職から職場復帰後まで

メンタルヘルス不調者への対応
－休職から職場復帰後まで

なぜ対策が必要か

　平成29（2017）年度の精神障害等の労災補償状況は、請求・支給決定件数が過去最多であり、業種別の大分類では請求件数は「医療，福祉」、「製造業」、「卸売業，小売業」の順に多く、支給決定件数は「製造業」、「医療，福祉」、「卸売，小売業」の順になっています。これを中分類でみると、請求件数は「医療，福祉」の"社会保険・社会福祉・介護事業"が最多で、次いで"医療業"の順であり、支給決定件数では"道路貨物運送業"が最多となっているものの、"医療業"と"社会保険・社会福祉・介護事業"が同数で続いており、「医療，福祉」における請求・支給決定件数が非常に多いことが分かります。

　昨今の状況に鑑みると、自殺の問題で、事業者の安全配慮義務違反が厳しく追及され、多額の損害賠償を請求される裁判事例も少なくないのが実情です。特に医療機関の場合は、表1に示すように、メンタルヘルス不調者と病院の双方だけでなく、サービスの対象者である患者も損失を被り、その影響は少なくありません。そのため、医療機関でのメンタルヘルス対策の必要性は高いと言えます。

　実際、メンタルヘルス不調になると、長期休業となりやすく、また、再発や再燃により休職、復職を繰り返す事例もあります。

表1　メンタルヘルス不調者の発生に伴う影響

メンタルヘルス不調者	病院への影響
意欲・集中力の低下	患者への治療の質の低下 患者へのケアの質の低下
疲労感・眠気	医療ミスや事故の発生 職員のケガの発生
心身の不調	休業日数の増加 休業者数の増加
自殺（過労自殺を含む）	労働災害 損害賠償

対策の進め方－ステップごとの職場復帰支援

　厚生労働省は「心の健康問題により休業した労働者の職場復帰支援の手引き」を公表し、平成21年と平成24年に改訂しました。これは医療機関における職場復帰支援を考える上でもとても参考になります。職場復帰支援の流れは図1の通りです。

129

Ⅱ　心理社会的要因への対応

```
┌─────────────────────────────────────────┐
│ ＜第1ステップ＞　病気休業開始及び休業中のケア      │
└─────────────────────────────────────────┘
                    ↓
┌─────────────────────────────────────────┐
│ ＜第2ステップ＞　主治医による職場復帰可能の判断    │
└─────────────────────────────────────────┘
                    ↓
┌─────────────────────────────────────────┐
│ ＜第3ステップ＞　職場復帰の可否の判断及び          │
│                 職場復帰支援プランの作成          │
└─────────────────────────────────────────┘
                    ↓
┌─────────────────────────────────────────┐
│ ＜第4ステップ＞　最終的な職場復帰の決定           │
└─────────────────────────────────────────┘
                    ↓
┌─────────────────────────────────────────┐
│              職　場　復　帰                      │
└─────────────────────────────────────────┘
                    ↓
┌─────────────────────────────────────────┐
│ ＜第5ステップ＞　職場復帰後のフォローアップ        │
└─────────────────────────────────────────┘
```

図1　職場復帰支援の流れ

　ステップごとの職場復帰支援の内容を表2に示しました。事業場であらかじめ「職場復帰支援プログラム」を作成し、担当者の役割や対応の手順を決めておきましょう。また、職場復帰の際にトラブルが発生しないように、長期休業中の給与の支給、復職後に再休職に至った場合の休職期間の取扱いがどのように就業規則等に明記されているか、確認しておくことも大切です。

表2　ステップごとの職場復帰支援の内容

＜第1ステップ＞
・主治医による病気休業診断書を職員が提出することで病気休業開始
・職員が安心して療養に専念できるように担当者（人事・総務・上司等）による情報提供
　＊あらかじめ事業場で**パンフレットなど説明ができる書類**（次ページの＜第1ステップ＞参照）を作成しておくとよい

＜第2ステップ＞
・主治医による職場復帰可能とする診断書を職員が提出
　＊診断書には就業上の配慮に関する具体的な意見が記入されていないこともあるため本人の同意を得て主治医と連携する
　＊職場で必要とされる業務遂行能力の内容に関する情報を主治医に提供し、休職者の現状態の意見をもらうとよい

＜第3ステップ＞
・職場復帰が可能と判断された場合、**職場復帰支援プラン**（次ページの＜第2ステップ＞参照）を作成
　＊産業医、産業看護職、管理監督者、休職者が十分に連携して、プランの内容を練ることが大切

6. メンタルヘルス不調者への対応－休職から職場復帰後まで

> <第4ステップ>
> ・事業者による最終的な職場復帰の決定
> <第5ステップ>
> ・管理監督者による観察と支援
> ・産業医・産業看護職等によるフォローアップ、プランの評価・見直し

<第1ステップ>

●職員から病気休業診断書が提出されます。

　休職前の情報提供は、休職する職員の負担を考慮し、パンフレットなどでわかりやすい書類を作成し、手渡します。これは病気休業期間中の職員の安心感の醸成にもつながります。パンフレットには、①傷病手当金等の経済的保障、②休業期間中の相談先・連絡先の紹介、③職場復帰支援制度、④休業できる最長期間、⑤公的支援制度を記しておきます。

　できるだけ早期に、パンフレットを用いながら、休職者と家族に、①～⑤の内容を伝え、主治医とも連携をとって、職務内容や職場環境等を伝えておく必要があります。主治医は症状が落ち着き、本人からの復職希望が強ければ、職場側から見れば時期尚早と思われても職場復帰可能という意見書を作成することがあるためです。

　この時期には、休職者が不安を抱えず、家族も安心して本人の支援ができるように関わります。休職中に職場から頻回に連絡があると、休職者が安心して療養できず、負担が増す可能性があるためです。休業開始時に、休業中の連絡に関して、本人と話し合っておくとよいでしょう。

> キーポイント：安心して療養できるように、必要な情報を提供する

<第2ステップ>

●休職者から職場復帰の意思表示、職場復帰可能の判断が記された診断書が提出されます。

　主治医が復職可能と判断しても、日常生活における症状の回復は、必ずしも業務遂行能力の回復を意味しているわけではありません。そのため、産業医等による精査や、休職者に事前に同意を得て、主治医への情報提供を行います。その際、事業場における職場復帰支援制度や職場が求める業務遂行能力について、ポイントを絞って説明します。その上で、主治医の意見書には、治療経過と回復の程度、望ましい就業上の配慮、職場で留意する点、本人や家族と職場復帰にあたり話し合った内容等を記述してもらうとよいでしょう。

　このように事前に情報提供依頼書を作成し、主治医に記入を求めることもできます。主治医と連携をとる際には、復職診断書と主治医の情報提供書の費用負担については、あらかじめ事業場が負担することをお伝えしておくとよいでしょう。

> キーポイント：主治医に情報提供を行い、具体的な意見を診断書に記入してもらう

<第3ステップ>

●職場復帰が可能かどうかを判断し、職場復帰支援プランの作成を行います。

　今回の休業で、どのようなことが仕事に影響し、現在、どの程度回復してきているのかを、休職者に具体的に質問します。例えば、症状の改善度、生活リズム、日中の過ごし方、意欲、体力、集中力、睡眠の状況、薬の副作用について尋ねます。また、職場に対しては、

上司・同僚の受け入れ態勢、上司・同僚の病状に対する理解度、職場の繁忙状況等、職場での復帰支援体制が十分にあるかどうかを考慮した、総合的判断が必要となります。職場復帰支援プランには、①職場復帰日、②管理監督者による就業上の配慮、③人事労務管理上の対応、④産業医等による医学的見地から見た意見、⑤フォローアップ等について、記しておきます。

キーポイント：職場復帰の可否は総合的に判断する

＜第４ステップ＞

●就業上の配慮等に関する意見書の作成、事業者による最終的な職場復帰の決定を行います。

元の就業状況に戻すまでに、スモールステップを踏むことが必要です。①短時間勤務、②軽作業やルーチンワークへの従事、③残業の禁止、④交代勤務の制限等、就業上の配慮について、十分に検討しておきましょう。

職場復帰の原則は、現職場への復帰です。しかし、職場内の人間関係の問題（パワーハラスメント）が存在した場合や、異動による適応障害の場合は、休職者と関係の良好であった管理監督者の元に配置するのも一案です。ただ、看護職や事務職は配置転換が有効な場合もありますが、医師、薬剤師、臨床検査技師等の専門職集団は異動先がなく、現職場に復帰するため、第５ステップの職場環境改善や管理監督者・同僚等への配慮が重要になります。

キーポイント：就業上の配慮の具体的内容については十分に話し合って決めていく

＜第５ステップ＞

●職場復帰支援プランの実施状況の確認、そして評価と見直しをします。職場環境等の改善や、管理監督者、同僚等への配慮を行います。

キーポイント：管理監督者や同僚を支援する

メンタルヘルス不調者の対応に関するＱ＆Ａ

医療機関においても、様々なメンタルヘルス対策が実施されています。ここでは、医療機関で実際に困ったメンタルヘルス不調者の対応について、質問とその回答例を示します。

ケース１：同じ職場の医師が主治医になる場合の対応

Q 病院の事務職員です。人間関係で悩んでいて、職場の精神科医の先生に相談したら、睡眠薬や抗うつ薬を処方すると言ってくれました。ただ同じ職場なので、他の職員にカルテを閲覧されたり、薬局で会ったりするのではないかと心配です。

A 自宅近くや通勤経路で通いやすいクリニックを受診する等、外部の資源を活用するとよいでしょう。

6. メンタルヘルス不調者への対応－休職から職場復帰後まで

　メンタルヘルス不調の治療は短期間では終了することがないため、他の職員に知られずに治療を受け続けることは難しいです。また、病院の勤務医が長期間、主治医の役割を担えるか疑問です。さらに主治医が病院の産業医である場合、主治医の役割と産業医の役割を同時に果たすことはできず、職員にとっても組織にとっても、よい結果を生みません。病院が契約しているクリニックがあれば活用し、クリニックを探せない場合に精神科医の先生に紹介してもらうとよいでしょう。

ケース２：本人が精神科受診を拒否した場合の対応

Q 師長です。新人がメンタルヘルス不調で、精神科や心療内科の受診を勧めてみたのですが、受診を拒否しています。数週間、眠れていないようで、面接中も涙ぐむことが多く、否定的な発言が目立ちます。このまま様子を見ればいいでしょうか？

A 受診を勧奨しましょう。

　管理監督者でも、強制的に受診させることはできません。しかし、職員の体調不良が患者のケアの質の低下や、医療ミス、事故につながる可能性があるならば、本人が受診を拒否するからといって様子を見るだけではいけません。受診を勧奨しましょう。
　ここでは、本人が症状を自覚できるか、病識があるか、精神疾患に偏見があるかどうかがポイントになります。医療従事者は病気に関する知識が豊富ですが、精神疾患への偏見がある場合があります。症状の自覚がない・病識がない・偏見がある場合、受診行動につなげるのが困難です。まずは、医療ミスや事故を起こしやすい状態であるのか、患者や他の職員とコミュニケーションがとれているのか、遅刻・欠勤していないか等で判断します。管理監督者が対応する際は、病名や病態に触れずに、仕事のペースが落ちていること、遅刻・欠勤等、現実的な問題を扱うようにします。管理監督者や人事労務担当者が現実的な対応を進めながら、産業医は治療の必要性を十分に説明し、本人を受診行動へと向かわせます。本人が産業医の面接に応じない場合、家族に協力を求める場合もあります。

ケース３：休職者が職場に戻ってきた時の同僚の対応

Q 休職者が職場に戻ってきます。同僚としてどのように接したらよいでしょうか？

A 就業制限以外は、普段通りに接して構いません。

　同僚として、休職者に理解を示し協力することが大切です。腫れものにさわるような特別な扱いではなく、どのような配慮が就業上必要なのかを理解し、接します。

133

ケース４：元の部署ではない部署での復帰を強く希望をしている場合の対応

Q 管理職です。他部署での復帰を強く希望しています。時間外が少ないのですが体力が必要な部署で、本人がやっていけるのか心配です。希望通りにしたほうがよいでしょうか？

A 現職に復帰させるのが原則です。ただし留意点があります。

新しい環境や新たな人間関係づくりに多大なエネルギーを費やすため、現職復帰が原則です。新しい仕事を覚えて一人で対応できるようになるまでは負担が大きく、症状の再発・再燃のリスクが上がります。まず元の慣れた職場で、一定のペースがつかめるまで仕事の負担を軽減しながら様子を見て、異動するほうがよいでしょう。

ただし職場不適応の場合や元の職場が忙しく十分にラインケアができない場合、異動が必要な場合もあります。なお、変則な時期の異動は、職場のスタッフが差別意識や不満を感じる可能性があるため、一定期間の就業実績を作ったうえで、定期異動の時期に他の職員と一緒に異動するほうがよい場合もあります。定期異動のほうが、異動先の選択肢が広がり、本人にメリットが大きいかもしれません。

人間関係の問題（パワハラは除く）が原因である場合は、異動が問題解決にならないこともあります。人間関係の問題はどの職場でも存在します。次の職場でも同様に、人間関係の問題がないとは限りません。人との距離の取り方を学ぶ機会として、異動させないほうがよい場合もあります。それでも本人が異動を強く希望する場合、「異動して上手くいかなかったらどうするか」を話し合っておきましょう。新しい異動先で復職が上手くいかない場合には、本人に原因があるかもしれません。

ケース５：休職・復職を繰り返すケースの対応

Q 復帰後、すぐ休職する職員がいて、頑張っている他のスタッフのモチベーションが下がります。管理職としてどのように対応すればよいのでしょうか？

A 就業規則をもとに人事と相談

休職期間満了間近になり、退職を回避するために、主治医の「復職可能」の診断書を持参し、復職するケースがあります。1日でも復職すれば休職期間がリセットされてしまう組織、復職後ある一定期間勤務すればリセットする組織、休職を通算する組織など、様々です。いずれにしても復職が目的ではなく、休職期間をリセットする目的の復職は認めないことが必要です。そのため、今一度、必要に応じて所属組織の就業規則を労使で見直す必要があります。また、主治医の意見書だけでなく、産業医や管理監督者を含めた復職可否の判断ができる体制が十分に機能しているかを確認します。

さらに学ぼう！

- 厚生労働省「職場における心の健康づくり～労働者の心の健康の保持増進のための指針～」http://www.mhlw.go.jp/file/06-Seisakujouhou-11300000-Roudoukijunkyokuanzeneiseibu/0000153859.pdf（2017年3月）
- 厚生労働省・独立行政法人労働者健康福祉機構「メンタルヘルス対策における職場復帰支援　改訂　心の健康問題により休業した労働者の職場復帰支援の手引き」http://mhlw.go.jp/file/06-Seisakujouhou-11300000-Roudoukijunkyokuanzeneiseibu/H25_Return.pdf
- 厚生労働省　こころの耳「15分で分かる職場復帰支援」http://kokoro.mhlw.go.jp/e-learning/return-to-work/
- 梶木繁之.〔特集〕組織的なメンタルヘルス対策の実際－病院看護師の実践に学ぶ、メンタルヘルス対策の体制と復職のしくみ－リハビリ制度・復職制度、「労働の科学」66（2）：23-27，2011.
- 廣尚典 著『メンタルヘルス　どう進める？職場復帰支援の実務』（産業医学振興財団），2011.
- 秋山剛 監修『うつ病の人の職場復帰を成功させる本　支援のしくみ「リワーク・プログラム」活用術』（講談社），2013.
- 難波克行・向井蘭 著『現場対応型　メンタルヘルス不調者　復職支援マニュアル』（レクシスネクシス・ジャパン），2013.
- 桜澤博文 著『メンタルヘルス不調者のための復職・セルフケアガイドブック』（金剛出版），2016.
- 日本産業精神保健学会編『ここが知りたい　職場のメンタルヘルスケア：精神医学の知識＆精神医療との連携法』改訂2版（南山堂），2016.

（関西医科大学 看護学部・看護学研究科・三木明子）

Column

医療機関での復職支援

医療機関における復職支援の実際

　医療機関での復職の支援で重要なことは、❶メンタル不調の原因を明らかにする、❷復職が可能かどうかを判断する、❸関係者の調整役になる、です。

❶メンタル不調の原因を明らかにする

　産業保健スタッフにとって最も重要だと私が思っていることは、メンタル不調の原因が職場にあるか否かを明らかにすることです。原因が職場にない場合、例えば、身内の不幸などプライベートなことが原因の場合、元の職場に復帰させ、本人の体調を聞きながら負荷量を調整するだけで済むことがほとんどです。

　原因が職場にある場合は、復職の支援も複雑になります。この、「原因が職場にある」というのは、職場に問題があることとは限らず、労働者に問題があることも少なくありません。後述するように、医療機関特有の問題も絡んできます。原因が職場にあるとは言っても、職場に問題があるのか、労働者に問題があるのかを判断するのは難しいですし、どちらか一方ではないこともよく経験します。上司が業務上普通のことを要求していると思っている場合には、パワハラ問題に発展することも珍しくありません。不適応が人間関係を悪くさせていることも多く、問題そのものを複雑にしています。

　医療機関の産業保健スタッフは、自らもその医療機関に所属していることがほとんどではないでしょうか。各職場の状況や人間関係を把握していることも多いと思います。そうすると、たとえ産業医であっても、自分自身が巻き込まれ、中立性・客観性が危うくなることも少なくありません。例えば、研修医の頃お世話になった看護師から、「この新人看護師は、何をさせても上手くできない」などと言われると、新人看護師に問題があるように感じてしまいやすいと思われます。

　私は、労働時間など客観的な数字で問題を把握できる場合を除いて、問題の在り処を明らかにする必要はないと考えています。それは、職場が労働者に求めることや労働者の能力は簡単には変わらない、というのが私の経験則だからです。労働者のメンタル不調の原因が職場にあることが明らかになれば、要求度と能力を前提にして復職支援を進めるだけにしています。

❷復職が可能かどうかを判断する

　一般の労働者の場合、主治医は職場を知らないことがほとんどですので、主治医の復職可能の判断は鵜呑みにはできません。しかし、患者が医療従事者の場合は、主治医も職場を一定理解しているので、復職可能の判断はかなり信頼できると考えています。それでも、私は復職可能とするためには、ハードルを設けています。大きなところでは、生活リズムと睡眠、体力と精神力です。出勤時間に間に合う時間に起床できなければ、労働はできません。睡眠が取れて、生活リズムがしっかりしていることは、復職の大前提です。そして、およそ1日1万歩歩く程度の体力と、2～3時間本や映画など何かに集中できる精神力は、労働能力を

ある程度担保できると考えています。復職前の産業医面談では、この基準を労働者に必ず伝えて、復職の目安にしてもらっています。

❸関係者の調整役になる

休職中の労働者、職場の上司や管理者、主治医、産業保健スタッフがうまく連携することは、職場復帰を成功させる上で重要です。労働者が休職に至った原因を理解して、再休業に至らないために本人ができることをさせると同時に、職場の上司や管理者とは職場で可能な配慮について相談します。特に、元の職場での復帰ではない場合には、職場の上司との連携はより重要です。この場合、職場復帰訓練や慣らし勤務と呼ばれる期間も長めに取り、職場が労働者に慣れるための期間としています。復職することが、職場の他の労働者のストレッサーになるのは、産業保健スタッフとしても本意ではないからです。

医療従事者に特有の課題

１）離職

医療機関は、主に有資格者の協働で成り立っています。有資格者に多い問題が、仕事観のギャップによるストレスではないかと感じています。この「仕事観」は、医療機関で働く上で常に問われるものです。例えば、患者さんや家族とどこまで話をするか、指導的態度で接するか、共感的態度で接するかなど、教科書やガイドラインにない部分です。仕事のやり方・流儀とでも言えましょう。意識せずに行っている判断の背景に、その人の仕事に対する態度があると思うのです。この仕事観のギャップは、労働者にとっても医療機関にとっても解決が困難で、労働者には大きなストレッサーとなります。これは、医療に限ったことではなく、保育、教育、福祉の現場にも多くみられるのですが、医療ではこの仕事観のギャップが離職という形に至ることが多いと感じています。このような場合、そもそも労働者は職場復帰を望んでいないことも多く、休職中や、休職前にすでに転職先を探している・探し当てている労働者も珍しくありません。私は、医療機関の労働者が休職している場合には、復職の意志があるかどうかを、必ず確かめるようにしています。その上で、休職中の労働者にとっての職場復帰の意味を考えてもらうように促しています。ただ、産業医面談などで、「私のやりたかった仕事ではない」「思っていたのとは違った配属先だった」などと話をしてもらえると対応も考えやすいのですが、仕事観のギャップから人間関係の問題に発展している場合には、人間関係の問題として映るようになり、問題が複雑化します。

２）医療従事者とリワークプログラム

医療機関が提供するリワークプログラムによって、職場復帰後の再休職が減ったという報告があります。私も、休職中の労働者に対してはリワークプログラムを推奨していますが、医療機関の労働者には、これを受けない方が多いように感じます。特に有資格者でそのように感じます。高度な専門職であるが故に、一般的なリワークプログラムにはなじまないという側面もありますし、病気で休職していることを自身の健康管理の問題にすり替えやすいという側面もあるでしょう。リワークプログラムによって、より適正な診断に至る症例もあるので、医療従事

者向けのリワークプログラムの開発が期待されます。

3）能力の多様性と職場適応

　医療従事者、特に看護師の職業性ストレスは高く、燃え尽き症候群に至ることも多いと指摘されています。これには、医療制度や診療報酬など、医療機関内の努力だけでは如何ともしがたい課題も係わっていると考えています。医学が発達し、国民が医療従事者に求めることも、年々増えているとも感じます。そのため、休職に至る労働者の中には、現場で求められている能力が不足していることが原因である割合が多いと感じます。これは、新入職員に限らず、管理者にも多く認められます。職場のマネジメントを学んでいない有資格者＝技術者が管理者になることは、ストレッサーになって当然だと思います。このような場合、「能力問題」と処理され、診断書に適応障害と書かれがちなのです。しかし、そもそも医療機関は、正当に多くのことを国民から望まれる職場だということも要因でしょう。

　また、有資格者は、自身のスキルと周囲のスキルを比較しやすいという特徴もあります。別の言い方では、「能力」が評価されやすいのです。「自身の能力が足りない」と、簡単に認識できてしまいます。私が産業医をしている医療機関では、能力の上下ではなく、能力の多様性を認め合う職場づくり・風土づくりが重要だと話しています。その上で、「能力問題」が原因で休職した労働者に対しては、再発予防対策として異動だけでなく、雇用形態の変更や転職についても話すようにしています。

（大阪社会医学研究所・中村賢治）

Column

医療従事者のためのワーク-ライフ-バランス
―家庭を大事にすると仕事がもっとうまくいく―

　最近、ワーク-ライフ-バランスの充実度に関する企業のランキングを目にします。それを決める指標として、育児や介護支援といった制度の有無などがあげられています。しかし、制度面の充実だけではなく、医療従事者一人ひとりに、ワーク-ライフ-バランス実現のためにできる日々の行動があります。

まずは家庭を大事にする意識と行動から

　少し大袈裟な言い方かもしれませんが、「医療を通じて人と社会のために頑張りぬきたい」、「人生において、仕事こそが最重要で、医師としての使命を全力で果たしたい」という意識をもって仕事に臨む医療従事者は多いでしょう。そういう方こそ、普段から家庭を大事にするようにしたほうが良いようです。まずは自らの基盤がしっかりしていなければ、とても患者さんに適切かつ十分な医療の提供などできないでしょう。ここで言う「自らの基盤」とは、医師自身のみならず、その家族をも指します。米国で出版され、日本語にも翻訳された『医師が患者になるとき』という医師のメンタルヘルスを扱った有名な本においても、「自分自身や家族の世話ができず，家族からのケアも受けていないのならば，(その医師は)患者のことを十分に助けることはできない」と断言しています。

家庭のことで仕事の時間が確保できないと慢性疲労につながる

　筆者らの日本の既婚男性医師を対象にした調査の結果を紹介します（残念ながら既婚女性医師のデータ数は十分に確保できませんでした）。

　既婚男性医師では、家庭のことが仕事の時間に影響した場合に起こる葛藤が慢性疲労と関連していました。家庭をもっていれば様々なことが起こり得ます。子育てであれば父親あるいは母親として、介護であれば子としての対応が求められます。例えば、子供が不登校気味になり、母は認知症が始まりつつある、さらに職場では管理職に昇進し労働時間が増え…といったことが同時に発生した際に、いかに段取りや優先順位をつけて乗り越えるのか。

　対応としては、常に120%で働くのではなく、ある程度家庭のことにもシフトできる時間を普段から意識しておくことのようです。また、本人だけで乗り越えようとせず、そんな時こそ夫婦、家族が協力して事に当たることも大事でしょう。さらに、個人・家庭レベルでの対応の次元のみでなく、病院組織として、非常勤職員の確保や勤務シフトの工夫ほか、柔軟な雇用ルールの作成と運用なども、すでに女性医師確保や看護師確保の観点からではありますが、取り組まれています。

家庭のストレスは慢性疲労を起こす

　家庭でのストレスも慢性疲労と関連していました。先ほどの『医師が患者になるとき』では、「人は自分が十分に世話をされているときに，よりよく世話をすることができると感じるものであり，幸せに感じているときにより（幸福感を）与えることができるものであり，愛され認められていると実感するときにより寛

容になれるものなのである」と家族に関する課題の章をまとめています。

　家庭でのストレスの背景には、逆に職場でのストレスや疲労などが影響している可能性もあります。できるだけ仕事のストレスを家庭に持ち込まないようにする個人の日々の努力も必要です。

ワーク-ライフ-バランス実現のための7つの行動
❶家庭を大事にすることが仕事の生産性も高めることを認識する
❷週に最低でも1日は家族と過ごす時間を確保する
❸仕事のストレスを家庭に持ち込まないよう、運動などの気分転換を積極的に行う
❹家族が支えてくれていることに感謝し、積極的にありがとうと謝意を表する
❺他の人に仕事を任せることに罪悪感を持たない
❻仕事と生活の調和に理解をもつ同僚を一人でも多く作る
❼定期的に仕事と家庭の配分を考えなおしてみる

【参考文献】
松島英介，保坂隆監訳. 『医師が患者になるとき』（メディカル・サイエンス・インターナショナル）2009
日本看護協会.「看護職のワーク・ライフ・バランス推進ガイドブック」第2版3刷，2016
http://www.nurse.or.jp/home/publication/pdf/kakuho/2016/wlb_guidebook.pdf

（和田耕治）

Column

「おやっ?」メンタルヘルス不調が疑われたら

　部下や同僚のメンタルヘルス不調を疑った場合、どんな風に評価し、声がけをするといいのでしょうか? いざとなると二の足を踏んでしまいがち。ここではそのポイントについて考えてみましょう。

1．職場での評価のポイントは「疾病性」より「事例性」が重要

　「疾病性（illness）」とは、「精神症状はあるか」、「何の疾患に罹患しているか」、「その重症度はどの程度か」、「治療の可能性や予後は」など、医学的な評価と見通しを指します。一方「事例性（caseness）」は、「職場で問題となっている具体的な出来事」、「具体的な問題行動や業務遂行能力」を指します。職員の健康管理をしなければ、と考えれば考えるほどついつい「疾病性」に注目しがちです。しかし、疾病性の評価は医師が中心となって行うべきもので、職場での評価として重要なのは「事例性」にあります。

　つまり職員の言動や業務遂行上、どんなところに誰が困っているのかはっきりさせる必要があります。例えば「朝起きられずに遅刻しがち」、「極端に口数が少なくホウレンソウ（報連相）ができない」などと表現されます。さらに業務遂行上どのような影響が出ているか、という観点で整理しましょう。

　これらは職場だからこそ得られる情報であり、産業医や精神科専門医につなげる際とても重要になります。また、本人に対して職場として許容できることと、許容できないことの線引き・明確化（「限界設定」といわれます）を行い、問題となっている行動が減るように促してゆくことが職場の役割であり、従業員の職場適応を高めることにつながります。

2．上司から部下への声掛けのポイント

　部下のメンタルヘルス不調が疑われたら、放置せずに声を掛けましょう。その時の注意事項をまとめてみます。本人への声掛けの最終目標は「行動変容」にあります。行動変容とは、簡単に言うと本人がより適応的な行動がとれるように促すことです。しかし、一足飛びに行動変容に至ることはむしろ稀で、職場/上司としていくつかの点に留意して接し、本人か正確な情報を引き出し、事業場内産業保健スタッフにつなげるかが大事になります。

　まず、どのような時に部下への声掛けが必要かを考えてみましょう。先ほどの「事例性」ですが、実際の職場に即して言えば、"部下の変化に気づく"というところから始まります。一例として「遅刻・早退・（無断）欠勤が増える」、「身だしなみが乱れる」、「元気がない、表情が乏しい」、「同僚との会話が減った」、「仕事上のミスが目立つ」、「極端に業務効率が低下している」などが挙げられます。

　こうした部下の変化を前提に、まず、望ましくない声掛けの例を考えます。「あなた、もしかしてうつ病ではないですか?」と聴いてしまうのはまずいですね。上司と言えど医師ではありませんし、先述のように「疾病性」で評価することはできませんし、してはいけません。また、確かに「うつ病」という言葉自体はか

なり人口に膾炙していますが、メンタルヘルス不調／精神疾患は非常にセンシティブな面があり、いまだに偏見等も少なくないことから、不調者本人はもとより、部署内でもその言葉遣いには配慮が必要です。このほかにも望ましくない声掛けの例として、「ぼーっとしてるぞ」、「しっかりしろ」、「気を引き締めろ」、「たるんでるぞ」、「若い時は死ぬほど頑張ればいいんだ」、「死んでも明日までに仕上げろ」、「君には期待している」、「酒でも飲んで気晴らしだ」などが挙げられます。たとえ相手を奮起させる目的でも、何らかの原因でメンタルヘルス不調を来していると疑われる場合に、過度の叱咤激励や精神論の押し付けは適切とは言えません。

　続いて望ましい声掛けの例です。「疲れているようで心配だな、仕事上何か問題でも抱えているのかな？」、「顔色が悪い、体調でも悪いのか？」、「眠れているのか？」、「食欲はどうだ？」、「悩み事でもあるのかな？」、「よかったら話を聞かせてくれないか？」となります。望ましい例には、重要なポイントが2つあります。1点目は、部下の変化（に伴う事例性の顕在化）をベースに、相手の体調面に配慮するということです。上司が「私はあなたの体調を心配している」という態度を表明することで、より相手の受容を促し、色々と抱えている状況などについて話してくれること（心を開いてくれること）につながりやすいと言われています。2点目は、「〜しなさい」という命令口調ではなく、部下に問いかけることにあります。カウンセリングの基本原則に「傾聴（けいちょう）」という概念があります。助言や結論を急がず、共感的態度で接し批判や価値判断は控え、聴き役に徹するというものです。

　以上のような不調者に対する2つの態度に注意して声掛けをすると、本人が抱える状況（情報）をより多く、正確に引き出すことができると考えられます。上司として見てとることができる不調者の「事例性」と、声掛けにより得られた情報とを、しっかりと事業場内産業保健スタッフに伝えることが非常に大事です。

3．産業保健スタッフによる本人評価のポイント

　さて、こうして職場／上司から上がってきた情報をもとに、産業保健スタッフはどのように評価し、対応するのでしょうか。

　産業医との面談を例に考えてみましょう。ここでは「疾病性」の評価として、既往歴や現在の身体症状、精神症状の有無を確認した後に、「事例性」をベースにメンタルヘルス不調に至った要因の検討を行います。非常に参考になるデータとして「平成29年労働安全衛生調査（実態調査）」があります。仕事で強いストレスを感じる労働者の割合は58.3％に上っており、ストレス要因として挙げられた項目（複数回答）をみると「仕事の質・量：62.6％」、「仕事の失敗・責任の発生等：34.8％」、「対人関係：30.6％」の順に多く挙げられています。現実に産業医面談の場面でも「現在の業務の内容が自分の技能に合わない、また分量が多すぎて処理できないと感じていますか？」、「最近、業務上でうまくゆかないことがありましたか？」、「周囲の方との人間関係はどうですか？」の3つの質問を訊ねるとほとんどの方が「あります。実は…」とお話しされます。まれに「家庭の問題が深刻で」など語る方もおられますが、産業医につながる方の多くは上記3点に対して問題を自覚しています。この質問から、問題を掘り下げてゆき、

本人側の要因と職場（環境）側の要因に分けて案件の「事例性」を評価してゆきます。

　さて、産業医が本人を評価した上で、次に重要な仕事として「外部の医療機関（事業場外資源）につなげるか」の判断があります。この判断の基準はどのように考えてゆけばよいのでしょうか。筆者は、以下の場合は速やかに精神科・心療内科を受診するよう促しています。つまり「本人が精神科など受診を望む場合」、「明らかな精神症状があり、業務の遂行ができず休業が必要な場合」、「精神科での治療歴があり、主治医の受診が比較的容易な場合」などです。逆に「自分は絶対に精神科・心療内科にはかかりたくない」と拒否する場合は、無理な受診はすすめられません。「切迫した希死念慮や他害の可能性」など緊急介入を要する場合を除き、医療機関の受診はあくまで本人の意思に基づくものでなければなりません。ここのあたりの適切な運用は現場での経験が必要であり、スタッフが知恵を絞って個別に対応する部分になります。実はこのあたりが産業保健に取り組む醍醐味であったりします。

　さて、産業医の対応を例にとりましたが、保健師等の産業看護職が配置されている場合は、職場／上司→産業看護職→産業医→外部医療機関（専門医）という流れもあるでしょう。

　ここまで、従業員のメンタルヘルス不調が疑われた場合の上司と産業保健スタッフの対応について考えてきました。ここで大事なことは、職場／上司は「事例性」ベース、外部医療機関（専門医）は「疾病性」ベースで捉えますが、産業医（や産業看護職）はその両者をベースに評価・対応していくという点です。職場を知る医師（医療職）として、職場側と専門医側の双方を往還し、切り結んでいくことが求められているわけです。

　メンタルヘルス不調者への対応は、型通り・ワンパターンの対応はあり得ません。変数として、従業員個々が抱える問題やパーソナリティーも様々ですし、専門医の職域への理解の度合いも様々です。そして産業医ほか産業保健スタッフや職場の経験値もけっして同じではありません。したがって、職場全体で事例を積み重ねて共有し、従業員も含めた関係者それぞれの属性に応じたスキルアップを図ってゆくことが、職場を「しなやかな集団」に作り替えてゆく上で重要だと考えます。

【参考文献】
川上憲人・堤明純監修「職場におけるメンタルヘルスのスペシャリストBOOK」（培風館）2007
松原六郎ら著「職場のうつ－実践対応マニュアル－」（星和書店）2010
厚生労働省　平成29年労働安全衛生調査（実態調査）(http://www.mhlw.go.jp/toukei/list/h29-46-50.html)
ストレスチェック実務Ｑ＆Ａ編集委員会編『面接指導版　嘱託産業医のためのストレスチェック実務Ｑ＆Ａ』（産業医学振興財団）2016
川上憲人著『基礎からはじめる職場のメンタルヘルス』（大修館書店）2017

（千葉大学医学部附属病院 産業医／病院経営管理学センター・吉村健佑）

Ⅱ 心理社会的要因への対応

7 夜勤・交代制勤務に伴う健康管理のポイント

1 なぜ対策が必要か

　夜勤を含む交代制勤務は、これに従事する労働者の健康と生活にさまざまな影響を及ぼし、時として注意力や集中力の低下がパフォーマンスの低下や事故につながることが知られています。医師や看護職をはじめとする医療従事者においては、患者の医療安全に悪影響を及ぼす懸念があります（図1）。

　365日24時間を通じ、患者や要介護者の安全を守りケアにあたるという業務の特性上、看護職の多くが夜勤を含む交代制勤務に従事しています。病院・施設における看護職の交代制勤務の編成は、部署ごとに作成される1カ月単位の勤務計画表で看護職個人に示されます。製造業などの交代制勤務で見られる勤務時間帯の遷移が規則的なものとは異なり、複数の勤務時間帯を不規則に連続して勤務するもので、勤務日と休日の設定も必ずしも規則的ではありません。

　交代制以外にも、宿日直制のもとでの夜間当直や、夜間の緊急呼び出しに備えての自宅待機（オン・コール）の態勢がとられることも珍しくありません。夜間当直や夜間の緊急呼び出しによって実労働が生じても、そのまま翌朝からの通常勤務に入ることが多く、十分な休息が確保されない場合があることが懸念されます。

　ヒトは、サーカディアンリズムにより、昼間活動し夜間眠る生き物です。本来、心身の休息に適しているといわれている夜間に勤務することは、昼間の勤務以上に心身に負担をかけます。その負担から生じた疲労は、夜勤明けの昼間の睡眠で回復させることになりますが、昼間の睡眠では夜間睡眠ほどの疲労回復効果が期待できません。これは、昼間の睡眠中には「レム睡眠」がはく奪され、睡眠の質が夜間睡眠とくらべて劣るためです。レム睡眠には負の情動ストレスの解消機能があり、レム睡眠がはく奪された昼間の睡眠では情動ストレスの解消が不十分となり、そのような生活が続けば、感情障害を生じる可能性もあります[1]。また、サーカディアンリズムの乱れは、女性の月経周期を乱す要因ともなります。睡眠の変調は循環器疾患（高血圧、心疾患、脳血管疾患）につながるほか、ホルモンバランスの乱れが糖尿病の発症に影響することも指摘されています[2]。諸外国では夜勤・交代制勤務と発がんのリスクとの関係も指摘されており、WHOの専門機関である国際がん研究機関（International Agency for Research on Cancer；IARC）が公表している発がん性リスクの一覧では、「サーカディアンリズムを乱す交代制勤務」を「グループ2A 発がん性が恐らくある（probably）」に分類しています[3]。発がんリスクが高まる理由は、メラトニン（夜間に多く分泌される）の分泌が夜勤による人工照明のばく露（light at night；LAN）によって抑制され、これによって女性ホルモンのエストロゲンや男性ホルモンのテストステロンの過剰分泌を招くこと、さらに、メラトニンの抗酸化・抗腫瘍作用が分泌抑制によって十分ではなくなることが考えられます。

7. 夜勤・交代制勤務に伴う健康管理のポイント

　私たちの日々の生活は、活動による疲労を適切な休息（睡眠）によって解消し、次の活動に備えるという疲労回復のサイクルのうえに成り立っています。たとえば、休息が不十分であったためにその日の疲労が解消しきれず、翌日以降に持ち越された場合、解消されなかった疲労は蓄積します。こうして長期にわたって蓄積された疲労が、心身の活動性を低下させ、さらに健康にも悪影響を及ぼすことが知られてきました。

　注意すべきは、夜勤・交代制勤務ではシフト勤務編成にあたって勤務後の疲労回復のために十分な休息時間が確保されないと、疲労の蓄積が起こり、夜間活動すること自体のリスクとあいまって労働者の健康と仕事のパフォーマンスに影響を及ぼすという点です。このことは、患者の医療安全の確保の観点から、また、看護職をはじめとする医療従事者の健康の維持、さらに離職の防止と人材確保の観点から、組織にとって夜勤・交代制勤務の見直しと勤務負担軽減が喫緊の課題であることを示しています。

　看護職の勤務・労働時間に関して、労働安全衛生上のリスクをもたらす要因となるものとして、以下が挙げられます。

◎勤務間インターバル（勤務終了から次の勤務開始までの間隔）が確保されない

◎1回の勤務（夜勤を含む）の拘束時間が長い

◎時間外勤務が常態化している、時間外勤務の総時間数が長い

◎夜勤の回数が多い

◎勤務（夜勤を含む）中に適切な休憩時間が設定されない、または、休憩が取れない

◎夜勤中に適切な仮眠時間が設定されない、または、仮眠が取れない

◎当直中、あるいはオン・コールによる緊急呼び出しによる実働があった場合に、十分な休息がないまま次の通常勤務につく

　交代制勤務は交代時刻で次の勤務シフトに業務を引き継ぐ仕組みであり、本来勤務延長による時間外勤務は発生しないはずですが、実際には多くの職場で発生しています。交代制勤務者の時間外勤務は交代制勤務の負担をより重くし、相乗効果として労働安全衛生上のリスクを増大させます。交代制勤務者の長時間労働の危険性について、十分認識する必要があります。

　わが国の労働法制上、夜勤の回数および時間数の上限についての規制はありません。また、1回の勤務の長さについても、変形労働時間制の下で法定労働時間（1日8時間、週40時間）を超える時間設定が認められており、1回の勤務で12～17時間の勤務拘束を伴う勤務帯の設定が可能とされています。

　労働法制上の規制がないこれらの事柄については、実際には職場のルール（就業規則、労使協定など）、および、労働者と使用者との個別の労働契約によって決められることになります。夜勤負担の歯止めは、それぞれの職場のルール作りに委ねられます。勤務間インターバル（前の勤務の終了から次の勤務の開始までの時間）の確保については、一連の働き方改革関連法案の成立（2018年7月）により「労働時間等設定改善法」が改正され、事業主の努力義務となりました。「勤務間インターバルの確保」については、今後「労働時間等設定改善指針」の見直しによって、「深夜業の回数」とともに職場での勤務環境改善の取組み項目として挙げられる見通しであり、各職場でのルール作りが推奨されます。

Ⅱ　心理社会的要因への対応

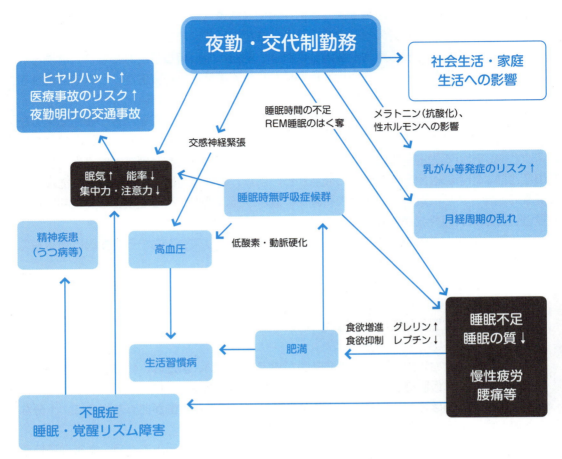

図1　夜勤・交代制勤務による医療安全およびスタッフの健康・生活に及ぼす影響
作成：小川　忍（前・日本看護協会常任理事）

2 対策の進め方－組織としての対策と個人の対策

　対策には、組織として取り組む対策と、個人として日常生活上の健康管理も含めて取り組む対策の2つがあります。つまり組織としても、夜勤・交代制勤務に従事するスタッフ個人としても、夜勤・交代制勤務の「健康」、「生活」、「安全」に関わる3つのリスクを共有し、対策の必要性を認識することが何よりも大切です。

　また夜勤・交代制勤務をはじめ、時間外労働の削減や年次有給休暇の取得促進など勤務環境改善は、地道な取組みです。着実かつ効果的に対策を実施するためには、問題の把握、分析と推進体制の確立が重要です。焦らずにできることから、一歩一歩、順次対策を実施していくことが成功の秘訣です。

　各病院の看護職の勤務編成のルールについては、主として看護部門が責任を持ちます。勤務計画表で示された日々のそれぞれの勤務帯の出勤者の構成は、すなわち患者への看護提供体制であり、同時に個々の看護職にとってはその期間の勤務と休息の計画となります。多くの場合、各病院の看護部門は独自に勤務編成に関するルールを持っていますので、夜勤・交代制勤務の負担軽減を意図した勤務体制の見直しは、具体的にはこの勤務編成ルールの見直しと変更、さらに新たな勤務編成ルールに基づいた勤務計画の実施によって実現されます。労働時間管理の面から就業規則とのすり合わせを行い、必要があれば就業規則を変更します。また、夜勤に係る手当の支給基準の見直しが必要となることもあります。勤務体制の見直しについては、そのプロセスを通じ、人事労務管理部門を始め、関係部署が参画した組織的な取組みが欠かせません。

（1）組織としての対策

❶組織として、対策の必要性を確認し、夜勤・交代制勤務の改善に取り組むことを組織決定します
❷現状の把握・分析を行い、課題を明確にします
❸対策を立案します（表1参照）
❹対策を実施し、評価・改善のPDCAサイクルを回しましょう

❶**組織として、対策の必要性を確認し、夜勤・交代制勤務の改善に取り組むことを組織決定します**

　ワーク-ライフ-バランスの推進、勤務環境改善の一環として、夜勤・交代制勤務の改善に取り組むことを組織決定します。その際に、衛生委員会や労働時間等設定改善委員会等の既存の委員会を活用し、以下の❷❸❹を検討する推進体制とすることを確認しましょう。必要に応じて、対策ごとにワーキング・グループを設置します。予算を伴う対策や部署間の調整が必要な対策がありますので、委員会のメンバーには事務長等の権限のある職位の者、関係部署の責任者等で構成するほか、労働組合や夜勤・交代制勤務に従事する者もメンバーに加わることが望ましいでしょう。

147

Ⅱ　心理社会的要因への対応

❷現状の把握・分析を行い、課題を明確にします

　アンケート、業務量調査、職場巡回、スタッフへのヒアリング、健康診断の結果などを参考に、現状の把握・分析を行います。職場の立地、気候、患者の重症度、夜勤時間の長さ、夜勤回数、休憩・仮眠の取得状況、夜勤帯における業務内容、業務量、夜勤人員、スタッフの年齢構成、有子率、通勤時間、健康状態、夜勤の負担感などを把握し、分析します。その際に、夜勤そのものの状況だけではなく、日勤帯の時間外勤務や年次有給休暇の取得状況、夜勤や通勤時の防犯上の問題などにも留意しましょう。

❸対策を立案します

　対策の立案、計画の策定を行う際には、緊急性、スタッフのニーズ、実現可能性、コスト、重要性等を考慮して優先順位を決定し、すぐにできることから順次実施するように計画します。多くのスタッフの意見を聴取し、多様なニーズに応える対策を立案しましょう。
　対策を実施する際には、夜勤・交代制勤務に従事するスタッフ一人ひとりの協力が欠かせません。次に述べる【個人の対策】（149ページ）の周知、健康教育とあわせて、対策の必要性と組織の対策を説明しましょう。
　組織としての対策としては、表1のような事項が考えられます。

❹対策を実施し、評価・改善のPDCAサイクルを回しましょう

　勤務時間の変更は業務およびスタッフの生活に大きな変化をもたらしますので、試行を実施するなど慎重に検討します。また、勤務時間の設定に当たっては、表1の「勤務編成の基準」の項を参考にするとともに、一律の勤務形態ではなく多様な勤務形態の導入を図りましょう。対策実施の前後にアンケート等で対策の効果を測定することや、対策の立案時に達成目標を数値目標として予め定めて、対策の評価指標とすることも大切です。

表1　夜勤・交代制勤務の対策

	対　　　策
業務の改善および業務量等に応じた人員配置	・産休・育休・年休等の法令上の休暇の取得状況、退職等の実績を踏まえて、年度当初の採用数を決め、計画的な人員配置を行う。 ・夜勤時間帯の業務を軽減するとともに、医療安全上のリスクを考慮して、眠気の強い明け方の時間帯、ヒヤリハット報告の多い時間帯の業務を見直す。 ・業務量、業務内容、夜間の急患数等を把握し、業務の見直しを行うとともに、それでもなお不足する場合は夜間の人員配置数を増やす。
チーム医療の推進	・業務の見直し、役割分担を検討し、病棟クラーク、看護補助者の活用（夜間も含む）、病棟薬剤師の導入、MSWの配置等、チーム医療を推進する。
多様な勤務形態の導入	・多様な医療従事者の価値観、ニーズに対応する多様な勤務形態（夜勤免除、短時間正社員、フレックス等）を導入する。
勤務編成の基準	※勤務時間帯の設定および勤務表の作成時の目安として活用する。
1．勤務間隔	勤務と勤務の間隔は11時間以上あける。 ※時間外勤務が生じても、11時間以上の勤務間隔が確保できるように勤務時間の帯を設定できるようにすることが望ましい。

7. 夜勤・交代制勤務に伴う健康管理のポイント

2. 勤務の拘束時間	勤務の拘束時間は、13時間以内とする。 ※拘束時間とは、休憩時間や時間外勤務を含む時間をいう。
3. 夜勤の回数	夜勤回数は、3交代制勤務は月8回以内を基本とし、それ以外の交代制勤務は労働時間などに応じた回数とする。
4. 夜勤の連続回数	夜勤の連続回数は、2連続（2回）までとする。 ※昼型の生体リズムを維持するためで、16時間夜勤のような場合は、十分な勤務間隔時間が確保できないため、2連続夜勤は避ける。
5. 連続勤務日数	連続勤務日数は5日以内とする。 ※夜勤に伴う慢性疲労の蓄積を防止し、疲労を回復するための適切な休日の設定が望ましい。
6. 休憩時間	休憩時間は、夜勤の途中で1時間以上、日勤時は労働時間の長さと労働負荷に応じた時間数を確保する。 ※労働基準法の休憩時間数は最低基準であり、労働の過重性により休憩時間数を設定する。労働負荷が高い場合にはこまめに休憩時間をとることも大切である。
7. 夜勤時の仮眠	夜勤の途中で連続した仮眠時間を設定する。 ※ノンレム睡眠とレム睡眠の周期が90分であり、睡眠導入と覚醒のために前後15分ずつ、計2時間の仮眠時間を設定することが望ましい。仮眠をとることで昼型の生体リズムを維持する等の効果も期待できる。
8. 夜勤後の休息（休日を含む）	夜勤後の休息について、2回連続夜勤後には概ね48時間以上を確保する。1回の夜勤後についても概ね24時間以上を確保することが望ましい。
9. 週末の連続休日	少なくとも1カ月に1回は土曜・日曜ともに前後に夜勤のない休日をつくる。
10. 交代の方向性	交代の方向性は正循環の交代周期とする。 ※日勤→準夜→休み→深夜のように時計回りに始業時刻がずれる交代周期とする。
11. 早出の始業時間	夜勤・交代制勤務者の早出の始業時刻は7時より前を避ける。
安全衛生管理	・夜間の職場巡回により、防犯上の問題も含めて現状の把握。 ・健康診断、メンタルヘルスチェックの実施。 ・夜勤従事者の多くが自覚症状を有する腰痛等の対策の強化。 ・健康教育の実施。 ・仮眠の取得状況や仮眠室の整備状況の確認、改善等。
特別に配慮すべきスタッフ	・妊産婦、子育て、親の介護等を行うスタッフについては、法令上の夜勤免除等の規定があるほか、てんかんや心臓疾患、喘息、糖尿病、うつ病等の病気を有するスタッフについても健康上の配慮を行う。 ・夜勤専従は、夜勤による負荷が最も高い働き方であり、健康状態や本人の意思を確認し、夜勤専従期間は所定内労働時間数を下回る勤務時間数（1月144時間以内等）とすることや3カ月の夜勤専従期間後には、通常の勤務に戻すなどの配慮が必要である。

（2）個人の対策

　組織の対策を確認し、対策に協力しましょう。睡眠のメカニズムを知り、睡眠不足が健康に及ぼす様々な影響があることを学びましょう。日常生活においては、適度な運動、バ

149

ランスのとれた食事、快適な睡眠、自分に合ったストレス解消法の実践など、健康づくり、体力づくりに留意しましょう。

　夜勤・交代制勤務は、社会生活、家庭生活にも支障を及ぼします。友人や家族、周囲の人とのつながりを大切にしましょう。また、夜勤明けの睡眠を取る際などには家族の協力を得ましょう。そして同僚、後輩とも夜勤・交代制勤務における対策を共有し、安全で健康な職場づくりを進めましょう。個人の対策は表2を参考にしてください。

表2　個人の対策

	対　　策
夜勤前の過ごし方	普段から十分な休息・睡眠をとってから仕事に臨むことが大切です。日頃から適度な運動と規則正しいバランスのとれた食習慣を心がけましょう。仮眠を取る場合は、19時ごろは最も眠りにくい時刻です。激しい運動も入眠を妨げます。
夜勤中の過ごし方	・明け方の3時～6時頃が最も眠気を感じる時刻です。集中力が低下しますので、重要な仕事や細かい注意が必要な仕事は他の時間帯で行うように業務配分を考えましょう。 ・仮眠をとりましょう。 ・勤務中の食事は消化のよいものをとりましょう。
夜勤明けの過ごし方	・夜勤明けでの車の運転は、交通事故のリスクが高いので、公共交通機関を利用したり、仮眠後に運転するようにしましょう。 ・自宅に帰ったら、2時間程度の睡眠をとりましょう。正午過ぎに起きて、太陽光を浴びることで昼型の生体リズムを維持します。夜は早めに就寝するようにしましょう。
昼間眠ることについて	夜間、とくに明け方に多く出現するレム睡眠は記憶の固定・消去、感情の安定にとって大切です。レム睡眠が出現しない昼間の睡眠は、夜の睡眠の代替はできませんが、静かな暗くした部屋で、良質の寝具等を用いて、昼間でも眠れる環境を整えておくことは大切です。家族の協力も必要です。
カフェイン・薬の使用	・カフェインの効果には個人差がありますが、コーヒー1杯の効果は20分後くらいから現われ、3～4時間持続すると言われています。 ・カフェイン錠剤や睡眠薬などを常用することは避けましょう。眠くなる成分が入っているアレルギー薬やかぜ薬、鎮痛剤なども飲む際に注意しましょう。

　以上、夜勤・交代制勤務に伴う健康管理のポイントを解説しましたが、日本看護協会では、下記に掲げた「看護職の夜勤・交代制勤務に関するガイドライン」を策定し、公表しています。夜勤・交代制勤務について、より詳細に解説しておりますので、ぜひ参考にしてください。

さらに学ぼう！

- ●看護職の夜勤・交代制勤務に関するガイドライン：
  http://www.nurse.or.jp/nursing/shuroanzen/yakinkotai/guideline/index.html
- ●厚生労働省eヘルスネット：http://www.e-healthnet.mhlw.go.jp/
- ●看護職の労働安全衛生ガイドライン：
  http://www.nurse.or.jp/nursing/shuroanzen/safety/hup_guideline/index.html

（公益社団法人 日本看護協会・橋本美穂・奥村元子）

8. 勤務医の労働時間に関するガイドライン

なぜ対策が必要か

勤務医の労働時間ガイドラインを検討する意義

　医師の労働環境を改善するための労働時間規制のあり方については、国際的に検討が進められています。わが国では、勤務医の過重労働は深刻な事態が続いており、これまで様々な機関や団体等より医師の長時間労働の改善について、多面的な視点から提言がなされてきました。例えば、日本医師会は「医師が元気に働くための7カ条」(202ページ) や、「勤務医の健康を守る病院7カ条」(206ページ) の提言を作成して、参加型で各病院の良好事例の経験交流を狙いとした病院管理者・産業医向けの「医師の職場環境改善ワークショップ」を開催するなどして、勤務医の健康を守る労働条件、労働時間改善の支援を行っています。

　一方、これらの提言や取組みは、すぐに勤務医の労働条件改善につなげるのは難しいという声もあります。例えば、労働基準法と実際の勤務医の働き方とは大きな隔たりがあります。全国の労働基準監督署が平成21年4月から平成22年3月までの1年間に、労働基準法違反などで是正勧告の対象となった病院・診療所など医療保健業の事業場数は1,216件で、その内訳は労働時間に関連した勧告・指導が781件、時間外労働などに対する割増賃金が540件、就業規則が390件、36協定の締結を含む労働条件の明示が295件、賃金不払いが72件となっています。特に、労働基準法第32条、第37条に関連した是正勧告が目立ちます。また、2018年2月に読売新聞が行った調査では、地域医療の中核を担う全国約350病院のうち、少なくとも99病院が、2016年1月以降、医師の違法残業などで労働基準監督署から是正勧告を受けていました。法的に問題がある状態で勤務医を働かせ続けることで、職員からの信用・信頼の失墜や、事故や告発などにより新聞に掲載されるなどの事態が起こることがあれば、地域からの信用・信頼を失うことにもなりかねません。他方、勤務医の献身的な長時間労働によって現在の医療が支えられているという現実もあり、単なる法令での規制では解決は困難であるとの指摘もあります。しかし、政府による「働き方改革実行計画」においては、勤務医についても将来的には罰則付きの時間外労働規制を適用することを明言していますので、これまで以上に長時間労働の是正に向けた取組みを実施していくことが求められます。

　これらの背景を踏まえて、勤務医の労働時間を設計・管理し、適正化する意義は、次の3点に集約されます。

❶ 医師の健康は医師自身のみならず、その家族、社会にとって重要である。
❷ 勤務医の健康確保は、医療の質の向上につながり、患者安全と国民の健康を確保する基盤となる。
❸ 勤務医がその専門性を十分発揮できる勤務設計、労働時間管理を行うことは、労使の自主的な合意形成によって支えられた診療所・病院の健全な運営にとって不可欠である。

そこで、上記の意義にしたがって、現状をよりよくするための医師（勤務医）の労働時間のあり方に関する考え方、取り組み方（ガイドライン）が必要とされています。

対策の進め方－勤務医の労働時間ガイドラインの作成

（1）勤務医の労働時間ガイドライン作成にあたり考慮する点

労働基準法に照らし合わせた働き方（規制）と、現在の医療を支え患者を救っている働き方（実態）をつなぐための現状分析と改善へのヒントを提示し、現場ですぐにできる改善に取り組むことが必要です。特に、施設の責任者が本課題の優先度を認識し、自施設における法令順守上の課題を整理して、「現実的なすり合わせ案の採用」の支援のため、例えば「医師の働き方の自主ルール」の策定などに取り組みます。表には、日本医師会の勤務医の健康支援のためのプロジェクト委員会がまとめた勤務医の労働時間ガイドライン作成にあたり考慮する点を示しました。

なお、2018年3月現在、医師の時間外労働に関する規制については、その上限の幅について政府で検討が行われています。2024年4月に施行となる新しい法規制の動向に注視する必要があります。

特に、「医師の労働時間短縮に向けた緊急的な取組」（平成30年2月27日、医師の働き方に関する検討会）では、①労働時間管理の適正化（労働時間の客観的把握（ICカード、タイムカード等）、②36協定の自己点検など、労働時間管理の重要性が強調されています。

表　勤務医の労働時間ガイドライン作成にあたり考慮する点

1. 労働時間・勤務体制の改善が勤務医の健康確保、安全な医療につながる点を管理者が確認し、宣言する
2. 労働時間・勤務体制を見直すにあたっては、複合的なチームを作り取り組む。特に、安全衛生委員会や、すでに設定されている委員会や会議を活用する
3. 見直し・改善のすすめ方は、段階的改善を重視し、勤務医の勤務条件の底上げを目指した取り組みとする。現状把握、対策立案、実施、見直しの段階的ステップを設定する
4. 管理者の責任において労務監査としての労働時間の見直しを行う。特に労基法第32条、第37条を中心に、見直す視点は以下の5項目である
    1）労働時間管理に関する勤務医への周知の有無
    2）労働時間の適正把握
    3）労働時間・休憩・休日の取扱い（外勤・アルバイト）
    4）36協定（残業に関するとりきめ）*
    5）割増賃金（時間外手当、宿直・日直の取扱い等含む）
5. 勤務医の労働時間に関するわかりやすい自主的な働き方のルールを定め、その運用を確認する
6. 労働時間等の見直しと併せて勤務医の診療体制・業務配分、環境改善、業務負荷

8. 勤務医の労働時間に関するガイドライン

軽減策、勤務医の過重労働・メンタルヘルス対策等の健康管理体制を見直す
7. 見直すにあたっては社会保険労務士等の専門家の助言を得る

＊労働基準法第36条にちなみ、サブロク協定と読む。

（2）勤務医の労務管理に関する分析・改善ツール

　勤務医の就労環境を改善するためには、実現性はもちろん、医療の質や経済性、地域性、法令遵守など多様な視点にたった検討と取組みが不可欠です。このような取組みを支援するために、日本医師会会長の諮問を受けた日本医師会「勤務医の健康支援に関する検討委員会」は、勤務医の健康支援のために取り組む職場環境改善と労務管理改善を支援するためのツールを作成しました。そのなかで勤務医の労働条件・勤務環境改善を2つのステップで進めることを提案しています。

＜ステップ1＞「勤務医の労務管理・労働時間管理チェックリスト」（次ページ）による現状把握・分析のステップです。これは、勤務医の労務管理において特に重要な「労働時間管理に関する勤務医への周知」、「労働時間の適正把握」、「労働時間・休憩・休日の取扱い」、「時間外・休日労働協定（36協定）」、「割増賃金」、「衛生管理と健康支援」および「女性勤務医の就労支援」の7領域に区分し、それぞれ1領域につき5項目、計35項目から構成されています。なお、このチェックリストは、労働基準監督署による調査項目、および労働関係諸法令のすべてを網羅するものではありません。また、現状把握・分析を行うにあたり必要に応じて社会保険労務士等の労務管理の専門家の支援を得ることが重要です（2019年3月現在、2024年4月からの法改正を見すえて、改訂版の作成が検討されています）。

＜ステップ2＞労働環境改善の手順を解説しています。勤務医の労働環境改善のために、労働時間制度や賃金制度、休業制度等の見直しを行う場合は、勤務体制、勤務医の業務内容の見直しをセットにして取り組む必要があります。本ツールの活用にあたって、病院内に勤務医の働き方の見直しを推進する方針づくりや体制づくりを整備することが重要です。ステップ2では、病院内に改善チームなどを立ち上げ、PDCAサイクルのスパイラルアップによる取組みで、勤務医の労働環境改善を進めることを提案します。職員の同意を得ながら、まずは小さなすぐにできるところからはじめ、ステップ・バイ・ステップで自主的な働き方のルールをつくり、よりよい医療体制を構築していくことが望まれます。

　詳細は日本医師会ホームページの勤務医のコーナー（下記URL）のツールを参考にしてください。

さらに学ぼう！

- 日本医師会ホームページ：勤務医のコーナー
  http://www.med.or.jp/doctor/hospital_based/
- 「勤務医の健康支援に関する検討委員会報告書」（平成25年3月）
  http://dl.med.or.jp/dl-med/teireikaiken/20130410_3.pdf

（独立行政法人 労働者健康安全機構 労働安全衛生総合研究所・吉川　徹）
（社会保険労務士法人 迫田・村上リーゼンバーグ 代表・村上剛久）

Ⅱ　心理社会的要因への対応

現状把握・分析ツール：
勤務医の労務管理・労働時間管理チェックリスト（抜粋）
（日本医師会「勤務医の健康支援に関する検討委員会」作成）

【チェックリストの使い方】
[1] ～ [7] の5つの設問を一つずつ読み、勤務医の労務管理に関して当てはまるかどうかについて、「はい」、「いいえ」のいずれかにチェックを入れてみましょう。もし、すぐに判断できなければ「わからない」、にチェックを入れます。

> 「は　い」　　：良好な状況です。さらに勤務医が働きやすい管理ができるか考えてみましょう。
> 「いいえ」　　：改善の余地がありますので、まずは解説を読み問題点を確認しましょう。
> 「分からない」：解説を読み、もう一度チェックリストの設問に対して「はい」、「いいえ」で回答してみましょう。

【改善項目の選定】
改善活動を行う場合の優先順位を決める目安として、設問ごとに「難易度」ランクを設定しました。「A」の項目は、人事・労務管理部門主導で改善可能な場合が多く、一方、「B」、「C」の項目は、勤務医の働き方に影響する分野であり、病院全体で組織的、かつ計画的に実施する必要があります。

> A→届書の作成・届出などおおむね事務処理を適正化することで改善できるもの。
> B→改善にあたり労務管理制度・勤務体制の改定を伴う場合があるもの。
> C→改善にあたり労務管理制度・勤務体制の「大幅な」改定を伴う場合があるもの。

［1］労働時間管理に関する勤務医への周知

		はい	いいえ	わからない	難易度
1	就業規則を作成し、勤務医に周知しています。				A
2	労働条件は、すべての勤務医に対して明示しています。				A
3	労働契約書・労働条件通知書はすべての勤務医に対して交付しています。				A
4	時間外・休日労働協定（36協定）などの労使協定は勤務医に周知しています。				A
5	勤務表を作成し、勤務医に周知しています。				B

［2］労働時間の適正把握

		はい	いいえ	わからない	難易度
1	出勤・欠勤だけではなく、タイムカード・自己申告により労働時間数の把握を行っています。				B
2	カンファレンス・症例検討会に要した時間を労働時間としています。				C
3	残業命令に基づかない自発的残業であっても、業務上の必要性があり、やむを得ず残業している場合には、労働時間として計算しています。				C
4	仮眠時間中に救急医療を頻繁に行うことが通常である場合、その仮眠時間は休憩時間ではなく労働時間として取り扱っています。				C
5	外勤アルバイトでの勤務時間を労働時間として把握し、通算して管理しています。				B

［3］労働時間・休憩・休日の取扱い

		はい	いいえ	わからない	難易度
1	（変形労働時間制を採用していない場合）1週の所定労働時間は40時間以内、1日の所定労働時間は8時間以内となっています。				B
2	1ヵ月単位の変形労働時間制を実施している場合、対象となる勤務医・変形期間・週平均所定労働時間・起算日・始業終業時刻等を適正に定めています。				B
3	週1回、または4週間で4日以上の休日を与えています。				B
4	労働基準監督署長の許可を受けて実施している宿日直において、救急医療等の通常業務を日常的に行わせていません。				C
5	労働時間・休憩・休日の規制の適用除外となる管理監督者の対象者は、「部長」などの役職名ではなく、その職務内容、責任と権限、勤務態様等の実態によって判断しています。				C

8. 勤務医の労働時間に関するガイドライン

[4] 時間外・休日労働協定（36協定）	は い	いいえ	わからない	難易度
1	職員の過半数を代表する者等と36協定を締結し、所管労働基準監督署長に届け出ています。				A
2	36協定に定めている「延長することができる時間」は、「1ヵ月45時間」などの限度時間内としています。				A
3	36協定に定める「延長することができる時間」を超えて労働させることはありません。				A
4	特別条項付きの36協定を締結している場合、その「特別の事情」は臨時的なものになっています。				A
5	特別条項付きの36協定を締結している場合、その延長時間はできるだけ短く定めるように努力しています。				A

[5] 割増賃金	は い	いいえ	わからない	難易度
1	残業時間や割増賃金のカットなど、サービス残業等による割増賃金の不払いはありません。				C
2	時間外労働等に対して定額の割増賃金を支給している場合、その金額は基本給と明確に区分しており、基本給に含めていることはありません。				B
3	定額の割増賃金を支給している場合、突発的に時間外労働が増加し、定額の割増賃金額を実際の割増賃金額が上回ってしまったときは、その差額を支給しています。				C
4	労働基準監督署長の許可を受けて実施している宿日直において、救急医療等の通常の労働を突発的に行った場合には、その時間に対して割増賃金を支払っています。				C
5	割増賃金の算定基礎となる賃金から除外している諸手当は、住宅手当など適正なものとなっています。				C

[6] 勤務医の安全と健康の確保（安全衛生管理体制）	は い	いいえ	わからない	難易度
1	衛生管理者・産業医（常時使用する職員が10人以上50人未満の場合は衛生推進者）を選任しています。				B
2	衛生委員会を設置し、毎月1回以上開催しています（常時使用する職員が10人以上50人未満の場合は安全または衛生に関する事項について関係労働者の意見を聴く機会を設けています）。				B
3	常勤の勤務医について、1年（深夜業を含む者については、6ヵ月）以内ごとに1回、定期的に健康診断を行っています。				B
4	時間外・休日労働時間が1月当たり80時間を超え、かつ、疲労の蓄積が認められる勤務医が申し出た場合は、医師による面接指導を行っています。				B
5	「心の健康づくり計画」の策定など、組織的・計画的に施設のメンタルヘルス対策の取り組みを行っています。				B

[7] 女性勤務医の就労支援	は い	いいえ	わからない	難易度
1	妊娠中、産後1年を経過しない女性勤務医から請求があった場合には、当直・日直勤務を免除しています。				C
2	産前6週間のうち女性勤務医から請求があった期間、および本人の就労希望の有無にかかわらず産後8週間は、休業させています。				C
3	勤務医から申出があった場合には、子が1歳に達するまで育児休業をとることを認めています。				C
4	3歳未満の子を養育する勤務医について、希望があれば利用できる短時間勤務制度を設けています。				C
5	妊娠、出産、産前産後休業の取得、深夜業免除などの申出をしたり、受けたことを理由として、退職を勧めたり、不利益な配置の変更を行うなど不利益な取扱いをしていません。				B

注）これらの項目に関する具体的な解説マニュアルは、日本医師会のホームページ中の「勤務医のコーナー」から入手できます。
注）2017年6月の労基法改正にともない、これらのチェックポイントは改正される可能性があります。

Ⅱ　心理社会的要因への対応

9　長時間労働対策

なぜ対策が必要か

　医師や看護師を含む医療従事者が、働き過ぎで脳・心臓疾患で突然死したり、仕事が原因で精神を病んだりすることを見聞きしたことがある医療従事者は、少なくないと思います。「医者の不養生」という言葉もあるとおり、医療従事者が働き過ぎて、自分の健康管理に十分配慮できずに、健康を害してしまうことがあります。「長時間労働」は睡眠不足、休息や休憩が不十分な状態（休息欲求への不十分な対応）を生じ、疲労の蓄積を生じます。その結果、循環器疾患やうつ病エピソードなどの様々な健康影響、帰宅時の居眠り運転による交通事故のリスク、なによりも疲労の蓄積による判断ミスやエラーにより、医療の質の低下に直接的、間接的につながる恐れがあります。

　日本では、1980年代に長時間労働などの過重な労働負担により脳出血や心筋梗塞等の循環器疾患を発症し、死亡や永久的労働不能状態に陥ったことを「過労死」と呼び、労働者やその家族が労災補償を求める運動が広がりました。1990年代には、医師が過労死、過労自殺で亡くなる事例も報告されるようになり、医療従事者の長時間労働の問題や、過労死等への関心が高まりました。2017年4月の政府による働き方改革実行計画に基づく「労働時間の上限規制」の法改正の議論では、「医師については、時間外労働規制の対象とするが、医師法に基づく応召義務等の特殊性を踏まえた対応が必要である」とされ、医師の労働時間管理の難しさが改めて確認されました。医師の労働時間上限の規制は5年延期され、質の高い新たな医療と医療現場の働き方の実現を目指し、現在も検討が進められています。

　一方、長時間労働による健康影響や様々なリスクを低減するために、国内外の医療機関で多くの取組みが行われています。医療従事者は仕事への意欲も高く、研究や自学などの自己研鑽時間もあり、実際の「労働時間」の把握も難しい状況があります。しかし、長時間労働の健康影響を考慮し、長時間労働に対して医療従事者自身と医療機関の管理者がすぐにできることが多くあります。ここでは、法令で医療機関に求められている長時間労働対策を中心に解説します。労基法と労働時間管理の見直し（Ⅱ－8）、よりよい職場づくり（Ⅱ－10）、メンタルヘルス対策（Ⅱ－5）などもあわせて参照ください。後半では、現在課題となっている医師の長時間労働対策について情報をまとめました。

対策の進め方～医療機関における法令に基づく長時間労働対策は「労働時間把握」と手順整備、見直し体制づくりが鍵～

　長時間労働対策については「過重労働による健康障害防止のための総合対策」（平成28年4月1日付け基発0401第72号）に対策の骨子が示されています。これは、労働者の

メンタルヘルス不調の一次予防を目的として、平成26年6月の労働安全衛生法の改正により「ストレスチェック制度」が導入され、医療機関においても高ストレス者への医師による面接指導を行うことが必要とされたこと、平成26年11月には過労死等防止対策推進法が制定され、過労死・過労自殺予防に関する一層の取組みが求められているなかで、これらの法令改正の趣旨を踏まえ、旧総合対策（平成18年3月17日付け基発第0317008号）が見直されたものです。

表1　過重労働対策、長時間労働対策として重要な法令、通達など

時期	法令、通達	補記
平成18年（2006）1月	労働安全衛生法・労働安全衛生規則改正、施行（法第66条8,9、則第52条3-8）	医師による面接指導等の義務化
平成18年（2006）3月	行政指導通達「過重労働による健康障害防止のための総合対策について」	※平成28年4月の新総合対策により廃止（3月17日付け基発第0317008号）
平成19年（2007）12月	労働契約法制定	第5条に安全配慮義務の明記
平成26年（2014）11月	過労死等防止対策推進法	平成26年法律第100号
平成28年（2016）4月	過重労働による健康障害を防止するための総合対策について（改正）	行政指導通達（4月1日付け基発0401第72号）
平成29年（2017）1月	労働時間の適正な把握のために使用者が講ずべき措置に関するガイドライン	平成29年1月20日策定

　現在は、法令に基づき医療機関においても一定の要件に該当する労働者に対して医師による面接指導の義務化、それ以外の労働者に対して面接指導に準ずる措置を講じる努力義務が規定されています。上記の総合対策において、過重労働による健康障害を防止するための事業者が講ずべき措置として、（1）時間外・休日労働時間の削減、（2）年次有給休暇の取得促進、（3）労働時間等の設定の改善、（4）労働者の健康管理に関する措置の徹底の4つの柱が示されています。

（1）労働時間の管理
❶時間外・休日労働時間の削減
　医療機関では、時間外労働や休日出勤も多く、いわゆる過労死ラインである月80時間を超えている医療従事者が多いことが知られています。医師では、4割を超え、また診療科（外科、産婦人科、救急科など）によっては、特に時間外労働が増加しています。また、医療事務の一部でも長時間労働が常態化している施設もあります。
　まず「労働時間の把握」が、長時間労働削減の第一歩です。時間外労働の議論をする際に、客観的なデータがないと、対策の目標も立てられず、また対策の評価もできません。労働時間を把握すると、未払い賃金の問題が出るため触れたくない、パンドラの箱を開けたくない、という管理者もいるかもしれません。しかし、労働時間の適正な把握なしには、すべての長時間労働対策は進みません。できるところから、例えば医師では診療科別で始めるといったことも有用です。労働時間の把握は自己申告のみではなく、タイムカードなど客観的なものを用いることによって把握します。こうした記録をモニタリングすることで、

労働時間削減の可能性や長時間労働になっている人や部署を特定します。

　法令順守は、医療法に限りません。労働基準法で定める週40時間以上の労働を時間外で行わせる場合には、必ず同法第36条に基づく協定（サブロク協定）の締結が必要です。医療機関では運用が難しいという意見もありますが、154ページの「現状把握・分析ツール：勤務医の労務管理・労働時間管理チェックリスト」をもとに、まずはできることから検討してみてください。

❷年次有給休暇の取得促進

　年次有給休暇を取得しやすい職場環境づくりや、医療機関が計画的に付与できる制度を活用します。働き方改革に関連した法改正で、有給休暇を連続して取得することが推奨されています。2019年4月以降は、年5日以上付与することが義務付けられました。夏期休暇や冬期休暇など、連続して有休休暇を取得する制度を導入することで、忙しい医師が長い休暇を取得しやすく、また予め休暇が周知されることで、外来休止や入院受け入れ停止期間の設定など、患者の理解を得やすくなります。

❸労働時間などの設定の改善

　労働時間等見直しガイドライン（労働時間等設定改善指針、2018年1月改正）では、キッズウィーク（地域ごとに夏休みなどの一部を他の日に移して学校休業日を分散化する取組）への対応や労働者が裁判員として刑事裁判に参画しやすくするなどの改正が行われています。また、育児・介護休暇の取得の促進なども、見直しの対象となります。

（2）労働者の健康管理に関する措置の徹底
❶医師による面接指導

　労働安全衛生法では、休憩時間を除き、1週間当たり40時間を超える労働が1カ月当たり80時間（2019年3月末までは100時間）を超え、かつ、疲労の蓄積が認められるとき、その労働者が申し出た場合には、医師による面接指導を実施することが義務として定められています（図1、2）。医療機関で面接指導を行う医師は、産業医や健康管理センターの担当医師などが行っている施設が多いようです。

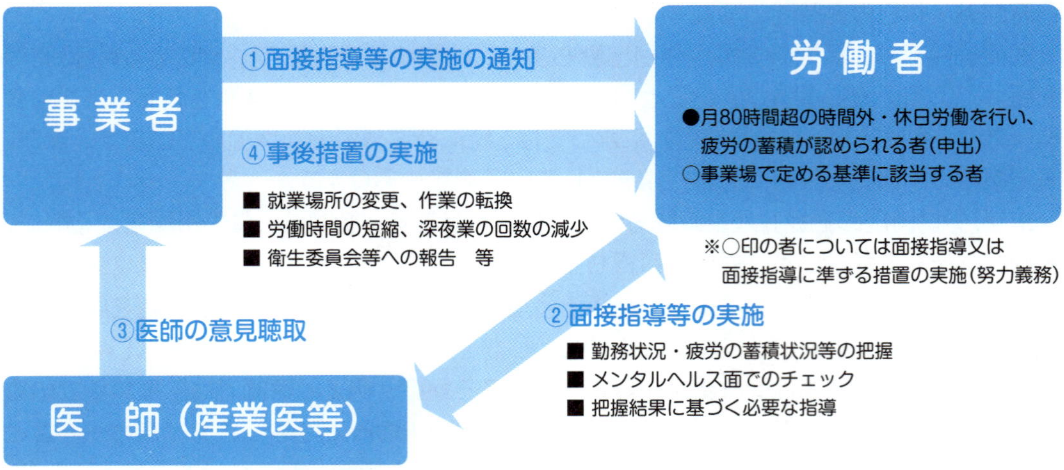

図1　長時間労働者への面接指導の概要（2019年4月以降）

9. 長時間労働対策

　面接指導は、労働者の申出により実施されますが、産業医等は、労働者に対し、面接指導を受けるように勧奨することも法的に求められています。法令で示す面接の対象条件はあくまでも最低基準ですので、診療科や各部門の過重労働の程度によっては、より多くの対象者を面接するように労使で基準を決めることもよいでしょう。例えば、労働者は本人の申出が無くても、80時間の時間外労働を超えた者は面接の対象とするなどです。また、時間外労働の多い職員に対して、部門長がヒアリングを行ったり、産業医等が声をかけたり、健康管理担当の看護職が面談を行うなど、健康障害の予防、早期発見ができる仕組みを作ります。面談で心の不調などが疑われた場合には、精神科へつなぐなど対応ができます。

　産業医等として面接をする場合には、「長時間労働者への面接指導チェックリスト（医師用）」が活用できます。産業医学振興財団のサイトから自由にダウンロードできます。(http://www.zsisz.or.jp/insurance/oyakudachi.html)。この中には、疲労度調査票、うつ病の1次スクリーニング用の面接時の質問項目などあり、活用できます。

　産業医等として同じ職場の医療従事者の面接を行うことは、やりにくいこともあります。医療機関での面接指導のヒントを表2に紹介しました。

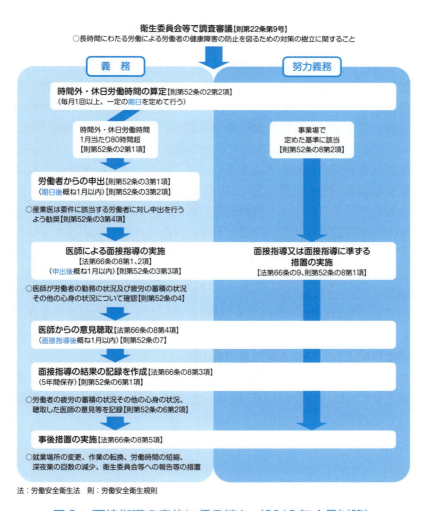

図2　面接指導の実施に係る流れ（2019年4月以降）

159

Ⅱ　心理社会的要因への対応

表2　医療機関における効果的な面接指導を実施するヒント

- ●年配・先輩の医師の面接指導は、同世代かそれ以上の産業医などに依頼をする（若手の産業医は、先輩の医師に面談しにくい）。
- ●面接指導の目的や必要性、院内での運用ルールが十分に理解されるように周知する（対象者が法令に基づいた面接であることを理解してくれないと、面接に来てくれない）。
- ●面接しにくい対象者（長時間労働でも疲労の自覚なく、元気）は、まずは良好な関係づくりを中心にして、周囲の同僚などの様子を聞く、本人の不満等を傾聴する。
- ●面接指導結果は必ず記録に残し、病院の経営者・管理者に提出する。
- ●多忙で面接指導を受ける時間がない場合は、こちらから病棟や外来等に出向き、睡眠の質に関する面接を5分でもいいので実施する。

❷衛生委員会での報告と検討

　労働時間の問題に関して、職員が意見交換できる場面をもつことが、まず重要です。衛生委員会では、診療科ごとの労働時間の実態把握を行って、その実態を報告し、問題ある診療科が改善策をとれるように調査審議を行うとともに、個別の診療科を超えた問題の把握に努め、対策について検討を行います。また、個人情報に配慮した上で、面接指導の実施内容や事後措置などについても報告し、さらに組織として必要な対策を検討します。

　労働者の健康と生活に配慮した労働時間等の設定については、「労働時間設定等改善法」が平成18年から施行されていて、この中で、労働安全衛生法で規定している衛生委員会を労働時間設定改善委員会として活用することができるとしています。これは労働者の健康に関する調査審議を行う衛生委員会において、労働時間設定も検討可能であることを意味し、衛生委員会が労働時間による健康障害対策に大きな役割をになう可能性を示しています。長時間労働が問題となっている現状を踏まえた多角的な取組みを促すための施策であり、大いに活用すべきです。また、労働災害、特に長時間労働による健康障害の現われ方は個人差が大きく、一律の規制による措置だけでは解決（負担軽減、支援、疾病の早期発見等）が困難なことも容易に想像できます。個人差を勘案した職場ごとのセイフティネット（特に形式にとらわれない相談窓口、情報収集システム）の構築が重要になります。

❸医療機関で取り組まれている過重労働対策の例

　日本医師会産業保健委員会答申「医療機関における産業保健活動推進のための具体的方策―医療の質と安全の向上を目指して―」（平成30年3月）では、表3に示すような良好事例を紹介しています。

9. 長時間労働対策

表3　医療機関で取り組まれている過重労働対策、働き方改革

・働き方改善・勤務環境向上委員会、労働時間見直し委員会
・安全衛生委員会での報告、審議
・労務管理、長時間労働者面談の徹底
・労働時間把握の工夫（タイムカード導入、設置場所の工夫）
・時間外労働の削減、残業削減、ノー残業デー
・有給休暇取得促進
・ワークライフバランス（育休・介護休暇等）の充実
・勤務制度の見直し（短時間正規職員、時間休、年俸制など）
・シフト・夜勤負担軽減等勤務体系見直し（当直明け医師の負担軽減、三交代から二交代制、当直回数など）
・業務改善（外来等調整、機器活用、タスクシェア・タスクシフト、補助クラーク活用など）
・会議見直し（定刻開始、時間短縮、時間外会議の自由参加）
・管理者教育機会増強、報告・周知
・声かけ励行、コミュニケーション改善
・働く意識調査実施
・キャリア支援、教育研修学会機会の確保

（3）医師の長時間労働対策

❶医師の労働時間短縮に向けた緊急的な取組（骨子案）（2018年2月）

　医師は、昼夜を問わず患者対応を求められうる仕事であり、他職種と比較しても抜きん出て長時間労働の実態にあります。さらに、日進月歩の医療技術、質の高い医療に対するニーズの高まり、患者へのきめ細かな対応等により、長時間労働に拍車がかかっています。医師の健康確保、医療の質や安全の確保の観点から、長時間労働を是正していく必要が指摘され、患者側等も含めた国民的関わりによって我が国の医療提供体制を損なわない改革を進める必要に迫られています。平成29年に設置された「医師の働き方改革に関する検討会」は平成30年2月に医師の労働時間短縮に向けた緊急的な取組（骨子案）を公開しています（図3）。

考え方

- 勤務医を雇用する個々の医療機関が自らの状況を踏まえ、できることから自主的な取組を進めることが重要。
- 医療機関における経営の立場、個々の医療現場の責任者・指導者の立場の医師の主体的な取組を支援。
- 医師の労働時間短縮に向けて国民の理解を適切に求める周知の具体的枠組みについて、早急な検討が必要。

※1～3については現行の労働法制により当然求められる事項も含んでおり、改めて、全医療機関において着実に実施されるべき。

勤務医を雇用する医療機関における取組項目

1	医師の労働時間管理の適正化に向けた取組	□まずは医師の在院時間について、客観的な把握を行う。 □ICカード、タイムカード等が導入されていない場合でも、出退勤時間の記録を上司が確認・承認する等、在院時間を的確に把握する。
2	36協定の自己点検	□36協定の定めなく、又は定めを超えて時間外労働をさせていないか確認する。 □医師を含む自機関の医療従事者とともに、36協定で定める時間外労働時間数について自己点検を行い、必要に応じて見直す。
3	産業保健の仕組みの活用	□労働安全衛生法に定める衛生委員会や産業医等を活用し、長時間勤務となっている医師、診療科等ごとに対応方策について個別に議論する。
4	タスク・シフティング（業務の移管）の推進	□点滴に係る業務、診断書等の代行入力の業務等については、既に医師以外への移管が多くの医療機関で進んでいることを踏まえ、医療安全に留意しつつ、原則医師以外の職種により分担して実施し、医師の負担を軽減する。 □特定行為研修の受講の推進とともに、研修を修了した看護師が適切に役割を果たせる業務分担を具体的に検討することが望ましい。
5	女性医師支援	□短時間勤務等の推進等、女性医師のキャリア形成のためきめ細やかな支援を行う。
6	医療機関の状況に応じた医師の労働時間短縮に向けた取組	□全ての医療機関において取り組むことを基本とする1～5のほか、各医療機関の状況に応じ、当直明けの勤務負担の緩和（連続勤務時間数を考慮した退勤時刻の設定）、勤務間インターバルや完全休日の設定、複数主治医制の導入等について積極的に検討し、導入するよう努める。

行政の支援

□厚生労働省による好事例の積極的な情報発信、医療機関への財政的支援等、医療勤務環境改善支援センターによる相談支援等の充実

図3　医師の労働時間短縮に向けた緊急的な取組（骨子案）の概要（医師の働き方改革に関する検討会、平成30年2月）

この骨子では、勤務医を雇用する個々の医療機関が自らの状況を踏まえ、できることから自主的な取組みを進めることが重要であること、医療機関における経営の立場、個々の医療現場の責任者・指導者の立場の医師の主体的な取組みを支援すること、医師の労働時間短縮に向けて国民の理解を適切に求める周知の具体的枠組みについて早急な検討が必要など、基本的な考え方が示されています。

❷医師の「労働」の定義と、院内ルールの作成

医師の労働時間の評価は難しいところがあります。特に、医師の仕事は常に自己研鑽とともにあり、どこまでが労働か、どこまでが自己研鑽かの評価がしにくいためです。例えば、医師は、提供する医療の質の向上やスキルアップのため、①文献（閲読、執筆等）、②学会・研究会等（最新の知見の取得、専門医の取得・維持）、③勉強会・セミナー・講習会、④大学院等での研修などを行っています。また、各科の専門医取得も臨床医の重要な自己研鑽であり、それは各施設にとっても医療の質に直接かかわる重要事項です。したがって、勤務医を雇用する各施設で、どこまでが賃金を支払う労働かどうか、ルールを決めることが重要です。例えば、聖路加国際病院は、医師の所定の労働時間（8：00～17：00）以外の時間帯では、①食事、②睡眠、③自己学習、④任意参加の勉強会、⑤業務命令に基づかない学会発表・講演会の準備、⑥研究活動、⑦論文執筆等は、使用者の指揮命令下に置かれない時間として労働時間に含めないというルールとして、院内滞在時間における労働時間とそれ以外の時間を切り分けています。また、たとえば、表4のような勤務医の働

9. 長時間労働対策

き方のルールを周知し、勤務医の負担軽減に取り組むことも有用です。

表4　医療機関での勤務医の働き方のルールの例

- ●週に一日は完全休日にします。
- ●業務が終了したら、当直にまかせて帰ります。
- ●時間外・休日の出勤はできる限り控えます。
- ●当直明け日は昼までに帰ります。

❸宿日直、オンコールの取扱い

　宿日直勤務とは、仕事の終了から翌日の仕事の開始までの時間や休日について、原則として通常の労働は行わず、労働者を事業場で待機させ、電話の対応、火災等の予防のための巡視、非常事態発生時の連絡等に当たらせるものです。したがって、所定時間外や休日の勤務であっても、本来の業務の延長と考えられるような業務を処理することは、宿日直勤務と呼んでいても労働基準法上の宿日直勤務として取り扱うことはできません。宿日直勤務中に救急患者の対応等通常の労働が行われる場合の取扱いについては、厚生労働省労働基準局長通達：「医療機関における休日及び夜間勤務の適正化について」（基発第0319007号，平成14年3月19日）や「医師の働き方改革に関する検討会」等で公開されている情報を参考にしてください。

　多くの勤務医がオンコール待機という対応を取っている実態があります。その待機時間について、労働基準法上、「労働時間」と扱うか否かは判断が難しいところですが、先の奈良県立病院事件での最高裁判決では労働時間性は否定されています。「労働時間」とは、最高裁判例において「労働者が使用者の指揮命令下に置かれている時間」とされていますが、「指揮命令下」に置かれている否かについては、場所的・行動内容などの程度の「拘束性」があるか（逆にいえば、自由度が保障されているかどうか）、待機がどの程度「強制」されるか（ペナルティーの有無や内容）などを総合的かつ個別的に勘案して判断されることになります。一般的な勤務医のオンコール待機のように、「自宅にて自由時間が保障されている」前提で「電話等で呼び出しがあれば業務に従事することを求められるケース」の場合、通常はこうした「待機時間」を労働時間とみるのは難しいという見解が多いようです。（なお、呼び出しがあった場合において、実際に、病院で業務に従事した時間が労働時間になることは、言うまでもありません。）　しかしながら、「労働時間」となるか否かを問わず、オンコール待機について、多くの勤務医の皆さんが負担感を持っていることは解決すべき課題です。重要なことは、多くの医療機関ではオンコールのルールや手当が明文化されていないことから、きちんとしたルール化をすることが必要です。その負担軽減に向けた改善策を取ることが望ましいといえます。

（6）おわりに

　医療従事者の労働時間は、需要と供給のバランスの中でそれぞれの職種の人員の配置や割り当てられた役割などのなかで、その長短が決まります。単に時間が長いからといって、

Ⅱ　心理社会的要因への対応

労働時間のみ制限をして、受け入れる患者の数を制限しなければ、どこかに無理が生じます。医療従事者と病院の間で労働時間についてもめるようなことは、お互いにとって利益がなく、患者にも不利益となります。

　普段から職員の労働時間の把握と削減に努め、医療機関としての継続した取組みが期待されます。労働時間に関する職員、病院の意識改革が必要になります。産業医として医療機関の文化についても中長期的に介入し、具体的な行動ができるようにします。長時間労働になりがちな研修医や後期研修医については、指導医がメンターとなり、時間外労働や仕事の負担について声をかけるなど、産業医以外でも関わりをもつことで満足度もあがっているようです。

さらに学ぼう！

- 和田耕治、吉川徹、奈良井理恵、森本貴代．わが国の勤務医の労働時間制限の検討において考慮すべき点と医療機関に求められる対応、「産業衛生学雑誌」2011;53：147-51
- 過重労働対策ナビ　http://www.oshdb.jp/
- 医師の労働時間短縮に向けた緊急的な取組（骨子案）の概要（第6回医師の働き方改革に関する検討会、平成30年1月）
  https://www.mhlw.go.jp/file/05-Shingikai-10801000-Iseikyoku-Soumuka/0000191053.pdf
- 日本医師会産業保健委員会答申「医療機関における産業保健活動推進のための具体的方策―医療の質と安全の向上を目指して―」（平成30年3月）
  http://dl.med.or.jp/dl-med/teireikaiken/20180404_3.pdf
- 福井次矢　【事例】労働基準監督署への対応-聖路加国際病院の場合．特集医師の働き方改革．「病院」2017;76（10）：782-785.

（独立行政法人 労働者健康安全機構 労働安全衛生総合研究所・吉川　徹）

Column

長時間労働と健康影響

　長時間労働は、脳・心臓疾患や精神障害の発症と関連しているという認識が広がっていますが、科学的に頑健な知見が蓄積され始めたのは最近のことです。ヨーロッパの労働者を対象とした研究から、週35〜40時間の労働時間を基準としたとき、週55時間以上の労働時間で、冠血管疾患発症では1.13（95％信頼区間 1.02-1.26）、脳血管疾患の発症では1.33（1.11-1.61）の相対危険度が測定され、労働時間が長くなるほどリスクが上昇する量−反応関係が確認されています（Kivimaki et al, 2015）。心臓疾患より、脳疾患のほうがリスクが高かったということは興味深い知見です。

　長時間労働と精神障害については、一定の見解は得られていません。公開されている7論文のメタアナリシスでは、統計学的に有意なリスク増加は確認されませんでした（Watanabe et al, 2016）。しかし、最近、抑うつ障害の発症をアウトカムとしたメタアナリシスで統計学的に有意なリスク増加が弱いながらも観察されています（OR 1.14（1.03-1.25）;Virtanen et al, 2018）。この研究で興味深いのは、文化や産業保健政策の異なる地域別にサブ解析が行われており、日本、韓国、タイのデータからなるアジアで中等度のリスク増（1.50, 1.13-2.01）が、ヨーロッパではやや弱い関係（1.11, 1.00–1.22）が観察され、北米や豪州では関連性がなかった点です。地域や産業保健制度は長時間労働と健康障害の関連性に影響を与える可能性があり、過労死等が問題となっている我が国の医療従事者の置かれている環境に注目した今後の研究や予防の取組みが重要といえそうです。

（吉川　徹）

Column

過重労働対策、メンタルヘルス対策における長時間労働の位置づけ

　業務に関連する突発的な出来事等により循環器疾患を発症したとして労災認定基準が定められたのは1961年にさかのぼります。しばらくは、発症直前か発症当日の異常な出来事のみが、労災としての補償基準となっていましたが、過労死等への社会の関心の高まりと共に、1987年、1995年に「脳血管疾患及び虚血性心疾患等の認定基準」がそれぞれ改正され、その後、長時間労働による疲労の蓄積と脳・心臓疾患発症に関する裁判など通じて、2001年に長期間の過重労働（月100時間以上、2－6か月平均で月80時間以上の時間外労働）の考え方を取り入れた「脳・心臓疾患の認定基準」に改正されました。

　それを受けて、厚労省は「過重労働による健康障害防止のための総合対策」（2002）の通達を出し、それまで補償の問題であった長時間労働による健康障害が、労働による健康障害の予防の問題として取り上げられるようになりました。この総合対策では、「過重労働による健康障害を防止するため事業者が講ずべき措置」等として、労働時間の削減、年次有給休暇の取得促進のほか、産業医による面接による保健指導等の労働者の健康管理に係る措置の徹底が示されました。2006年には労働安全衛生法が改正され、長時間の時間外勤務をした労働者の面接指導の実施が事業者の義務となりました。

　一方、仕事によるストレス（業務による心理的負荷）が関係した精神障害については、「心理的負荷による精神障害等に係る業務上外の判断指針」（1999）で、「極度の長時間労働」、「恒常的な長時間労働」などの長時間労働が精神障害の労災認定の負荷要因として取り上げられるようになり、その後「心理的負荷による精神障害の認定基準」（2011）として定められています。

（吉川　徹）

10−1．働きやすい職場づくり

10-1 働きやすい職場づくり

国の取組み

（1）医療法に基づく勤務環境改善の仕組み～目的と概要

　人口減少、若い世代の職業意識の変化、医療ニーズの多様化に加え、医師等の偏在などを背景として、医療機関等による医療スタッフの確保が困難な中、国民が将来にわたり質の高い医療サービスを受けるためには、医師や看護職員をはじめとした医療従事者の定着・育成を図ることが必要不可欠です。そのためには、医療機関の主体的な取組みを通じて、労務管理面のみならず、本書で紹介されている幅広い視点を視野に入れた勤務環境改善の推進を図る必要があります。医療機関が「雇用の質」を向上させるべく勤務環境の改善の取組みを行うことによって、医療スタッフを惹きつけられる施設となるだけでなく、「医療の質」が向上し、その結果、患者満足度の向上、経営の安定化につながるという好循環を実現することこそが勤務環境改善の目的です（図1）。

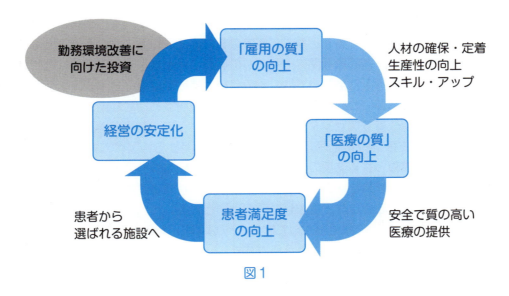

図1

　このような考え方の下、2014年6月25日に「地域における医療及び介護の総合的な確保を推進するための関係法律の整備等に関する法律」が公布され、同法による医療法の一部改正により、医療従事者の勤務環境の改善に関する規定が創設され、2014年10月から施行されています。
　具体的には、

1　医療機関の管理者は、医療従事者の勤務環境の改善等の措置を講ずるように努めなければならない

Ⅱ　心理社会的要因への対応

2　厚生労働大臣は、1のための指針となるべき事項を定める

3　都道府県は、医療従事者の勤務環境の改善に関する相談、情報の提供及び助言等の援助その他の医療従事者の勤務環境の改善のために必要な支援に関する事務を実施するよう努める。また、それらの事務を実施するための拠点としての機能の確保に努める

こととされています。

　これを受けて、各都道府県に医療勤務環境改善支援センターが設置されています。また、医療機関が勤務環境の改善に取り組む際の指針として「医療勤務環境改善マネジメントシステムに関する指針」が告示されており、取組みを行う上で参考にすべきより具体的な手引書として、「医療分野の「雇用の質」向上のための勤務環境改善マネジメントシステム導入の手引き（改訂版）」（医療分野の「雇用の質」向上マネジメントシステムに基づく医療機関の取組に対する支援の充実を図るための調査・研究委員会（2015年3月）。以下「手引書」という。）が策定されています。

（2）対策の進め方～勤務環境改善マネジメントシステムの導入

イ　勤務環境改善マネジメントシステムの進め方

　「勤務環境改善マネジメントシステム」とは、各医療機関等において、医師、看護職、薬剤師、事務職員等の幅広い医療スタッフの協力の下、一連の過程を定めて継続的に行う自主的な勤務環境改善活動を促進することにより、快適な職場環境を形成し、医療スタッフの健康増進と安全確保を図るとともに、医療の質を高め、患者の安全と健康の確保に資することを目的として、各医療機関のそれぞれの実態に合った形で、自主的に行われる任意の仕組みです。その導入に当たっては、診療報酬や補助制度等のさまざまな公的支援制度の活用を含めて、多岐にわたる関連分野とセットで検討することが効果的です。各都道府県の医療勤務環境改善支援センターは、医療機関に対して、勤務環境改善マネジメントシステムの導入の支援や労務管理分野及び医業分野に関する相談への対応を行うとともに、医療機関から求められる支援の内容に応じて、関係団体や他の専門支援機関とも連携して支援するハブ機能を果たすこととなっています。勤務環境改善マネジメントシステムの導入に当たっては、こうした支援をぜひ活用しましょう。

　「雇用の質」向上のための取組みとしては、図2のように、大きく4つの領域が想定され、領域ごとにそれぞれ幅広い取組みが考えられます。

10-1. 働きやすい職場づくり

「医療の質」の向上

働き方・休み方の改善

取組みと指標例

- 時間外労働の削減（時間外労働時間数）
- 休暇の取得促進（有給休暇取得率）
- 夜勤負担の軽減策（夜勤実施者の月平均夜勤回数）
- 多様な勤務形態の活用（短時間勤務や交代制勤務の導入）

等

職員の健康支援

取組みと指標例

- 医療スタッフの健康診断の受診率向上（健康診断受診率）
- メンタルヘルス対策（メンタルヘルス教育研修参加率）
- 感染症対策（安全衛生管理委員会による改善提案件数）
- 腰痛対策（安全衛生教育研修参加率）

等

働きやすさの確保のための環境整備

取組みと指標例

- 男性職員の育児休業取得（男性職員の育児休業取得率）
- 子育て・介護中に対する夜勤・時間外労働の免除（希望する職員の夜勤・時間外労働の免除率）
- 院内保育所や提携保育所の整備（院内保育所や提携保育所の整備）
- 複数主治医制の採用（複数主治医制の医師の割合）

等

働きがいの向上

取組みと指標例

- キャリアアップ支援の充実（支出に占める教育費の割合）
- 専門職としてのキャリア形成（専門資格取得率）
- 産休・育休中の職員の復職（復職支援実施回数）

等

「雇用の質」向上の取組み

図2　医療機関の勤務環境改善の4つの領域

勤務環境改善マネジメントシステムは、方針表明から始まり、評価・改善にいたる7つのステップから成っています。手引書には、推進体制整備シートなどそれぞれのステップで使用し得る支援ツールが含まれています（図3）。

マネジメントシステム導入準備	ステップ1 方針表明	取組みの方針を周知し、取組みをスタートしましょう！	マネジメントシステム導入の支援ツール
	ステップ2 体制整備	多職種による継続的な体制を作りましょう！	推進体制整備シート
Plan 計画	ステップ3 現状分析	客観的な分析により課題を明確化しましょう！	現状分析シート
	ステップ4 目標設定	ミッション・ビジョンと現状から、目標を設定しましょう！	現状診断・対策立案シート アクションプランシート
	ステップ5 計画策定	目標達成のための実施事項を決めましょう！	
Do 実行	ステップ6 取組みの実施	1つ1つ着実で継続的な実践を！	PDCA運営シート
Check&Act 評価・改善	ステップ7 評価・改善	成果を測定し、次のサイクルにつなげましょう	

図3

Ⅱ　心理社会的要因への対応

ロ　各ステップの具体的な進め方
＜ステップ１：方針表明＞
　勤務環境改善マネジメントシステム導入に当たっては、まず、医療機関のトップが、マネジメントシステムを導入し、組織的な取組みをスタートすることを宣言し、その内容を広く関係者に周知します。医療機関全体で取り組んでいくために、具体的な問題解決につながるというスタッフの期待感を醸成することやさまざまな手段を用いて、繰り返し取組みの意義をスタッフに伝えていくことが重要です。

＜ステップ２：体制整備＞
　勤務環境改善マネジメントシステムを推進するチームは、トップが主導するものや、医療スタッフ主導のボトムアップによるもの、既存の委員会を活用したもの等さまざまなものが考えられますので、それぞれの医療機関で実情に応じた形態をとりましょう。ただし、さまざまな職種や属性による多様なメンバー構成とすることが効果的です。経営トップがチームのメンバーに加入することが望ましいですが、難しい場合には、経営トップが取組みを承認していることを表明します。

＜ステップ３：現状分析＞
　既存の定量データ等を活用し、客観的な分析を行います。既存データで把握していない情報がある場合や既存データからある程度問題が見えてきた点についてさらに詳細を確認すべき点がある場合には、アンケートやヒアリングなど定性的な調査を行い、原因を探ります。その際には、自機関の状況全体をひろく俯瞰して、次に個々の問題を深掘りしていくと効率的です。

＜ステップ４：目標設定＞
　自機関のミッション・ビジョンを確認し、また、ステップ３の現状分析の結果を踏まえ、"SMART" な目標を定めます。
　Specific：テーマは具体的か？
　Measurable：測定可能か？
　Attainable：達成可能なレベルか？
　Result-based：成果に基づいているか？
　Time-oriented：期限が明確か？

＜ステップ５：計画の策定＞
　目標を達成するために、「誰が」「いつまでに」「何を」実施していくのか、具体的な対策とスケジュール（アクションプラン）を作成します。アクションプランは現実的で継続できる内容とすることが必要です。アクションプランを最終決定する前にチーム・メンバー以外のスタッフにも積極的に意見を求めましょう。

＜ステップ６：取組みの実施＞
　アクションプランに基づき、１つ１つ着実で継続的な実践を行います。取組みを開始す

10－1．働きやすい職場づくり

る前に、取組み内容の説明会を行い、広く医療スタッフを巻き込みます。取組み開始後は、定期的に進捗状況を確認し、スタッフにもこまめにPRしましょう。取り組む上で予期しなかったさまざまな問題が生じる可能性がありますが、できる限り早めに、かつ柔軟に、取組み内容やスケジュールの追加・修正を行いましょう。

＜ステップ7：評価・改善＞

　あらかじめ評価の手順、実施者を定めておき、評価を行います。目標設定の際に設定した具体的な数値目標の達成状況を確認し、「雇用の質」や「医療の質」の改善につながっているかを確認します。当初設定した目標を達成できたかどうかにかかわらず、一連のプロセスを振り返り、次期計画の策定につなげます。

　以上、医療法に基づく勤務環境改善の仕組みである勤務環境改善マネジメントシステムのポイントを解説しました。ご不明な点については、各都道府県医療勤務環境改善支援センターにお問い合わせください。あわせて、厚生労働省では、「医療分野の「雇用の質」向上のための勤務環境改善マネジメントシステム導入の手引き（改訂版）」を含む制度関連情報や個別の医療機関の具体的な取組みの事例を紹介するポータルサイト（いきいき働く医療機関サポートWeb）を開設していますので、そちらもぜひご覧ください。

さらに学ぼう！

- ●いきいき働く医療機関サポートWeb：
  http://iryou-kinmukankyou.mhlw.go.jp/
- ●医療分野の「雇用の質」向上のための勤務環境改善マネジメントシステム導入の手引き（改訂版）：上記Webサイトよりご覧ください。

（厚生労働省大臣官房情報公開文書室長／
前厚生労働省 医政局医療経営支援課医療勤務環境改善推進室長・花咲恵乃）

Ⅱ　心理社会的要因への対応

【参　考】
勤務環境改善マネジメントシステムにおける「現状把握・課題抽出」のための確認項目

Ⅰ. 働き方・休み方改善	1）労働時間管理	1	労務管理	成果	時間外労働時間数が減っている
		2	労務管理	成果	年次有給休暇の取得率が上がっている
		3	労務管理	取組	時間外労働時間の削減に取り組んでいる
		4	労務管理	取組	1回当たりの最長勤務時間を削減している
		5	労務管理	取組	年次有給休暇をはじめとする休暇の取得を促進している
		6	労務管理	取組	夜勤負担の軽減（夜勤明けの早帰りの推進、夜勤者の配置人数の見直し、夜勤回数の制限、仮眠時間の確保等）を行っている
		7	労務管理	取組	夜勤専従者への配慮（夜勤の時間・回数の制限等）を行っている
		8	労務管理	取組	夜勤・交代制勤務の勤務間隔を適切に管理している
		9	労務管理	取組	労働時間設定改善に関する労使間の話し合いの機会を設けている
	2）勤務負担軽減	10	労務管理	成果	補助職（医師事務作業補助者等）の配置数が増えている
		11	労務管理	取組	正職員について多様な勤務形態（短時間勤務、短日勤務、交代制勤務、フレックスタイム制など）を活用している
		12	労務管理	取組	当直（宿直・日直）明けの勤務者に対する配慮を行っている（連続当直を行わない、当直明けに日勤を入れない等）
		13	労務管理	取組	夜勤、緊急時対応、オンコール対応等に対する給与・手当等の処遇を充実・改善している
		14	組織マネジメント	取組	チーム医療や多職種連携（業務分担・連携の強化、補助職の活用等）により負担軽減を図っている
		15	組織マネジメント	取組	情報通信機器を活用した業務効率化・省力化を推進している
		16	組織マネジメント	取組	募集・採用を強化するための取組を実施している
		17	組織マネジメント	取組	地域の医療機関との連携（オープンシステム、地域連携クリティカルパス、外来機能の分担等）を推進している
Ⅱ. 職員の健康支援		18	健康管理	成果	職員の健康診断受診率が改善している
		19	健康管理	取組	職員の健康教育や身体的健康対策（生活習慣病対策等）に取り組んでいる
		20	健康管理	取組	感染症予防対策（B型肝炎ウイルス、インフルエンザ等）に取り組んでいる
		21	労働安全	成果	過労・メンタル等により出勤していない者が増えていない
		22	労働安全	成果	過重労働面談者数は増えていない
		23	労働安全	取組	職員のメンタルヘルス対策（相談窓口の設置、復職支援プログラムの策定、職場改善等）に取り組んでいる
		24	労働安全	取組	作業環境対策（腰痛対策や眼精疲労対策等）に取り組んでいる
		25	労働安全	取組	有害化学物質（抗がん剤、エチレンオキシド、キシレン、ホルムアルデヒドの取扱い等）の暴露予防に取り組んでいる
		26	労働安全	取組	職業感染症（血液・体液や空気感染）の予防対策に取り組んでいる
		27	労働安全	取組	安全衛生管理に関する組織体制及び規程を整備している
Ⅲ. 働きやすさ確保のための環境整備	1）仕事と子育て・介護等の両立支援	28	両立支援（育児・介護関連支援の制度・実績）	成果	男性職員の育児休業取得者数が増えている／育児休業取得率が上がっている
		29	両立支援（育児・介護関連支援の制度・実績）	成果	育児休業取得後の復職者数が男性職員・女性職員ともに増えている
		30	両立支援（育児・介護関連支援の制度・実績）	成果	介護休業取得者数が男性職員・女性職員ともに増えている
		31	両立支援（育児・介護関連支援の制度・実績）	取組	院内保育所等を整備している
		32	両立支援（育児・介護関連支援の制度・実績）	取組	学童期の子どもを有する職員への支援を行っている

Ⅲ．働きやすさ確保のための環境整備	1）仕事と子育て・介護等の両立支援	33	両立支援（育児・介護関連支援の制度・実績）	制度	保育・介護サービス利用料の補助制度（男性職員・女性職員ともに対象）を実施している
		34	両立支援（育児・介護関連支援の制度・実績）	取組	法定以上の子育て・介護中の職員に対する夜勤・時間外労働免除（男性職員・女性職員ともに対象）を実施している
		35	両立支援（育児・介護関連支援の制度・実績）	制度	法定以上の育児休業制度、子の看護休暇制度（男性職員・女性職員ともに対象）を導入している
		36	両立支援（育児・介護関連支援の制度・実績）	制度	法定以上の介護休業制度、介護休暇制度（男性職員・女性職員ともに対象）を導入している
		37	両立支援（育児・介護関連支援の制度・実績）	制度取組	その他の子育て・介護との両立支援の制度・取組（男性職員・女性職員ともに対象）を実施している
		38	両立支援（上記以外の各種取組・実績）	取組	子育て・介護を含む生活面との両立支援・ワークライフバランスに関する相談窓口の設置や専門スタッフの配置を行っている
		39	両立支援（上記以外の各種取組・実績）	制度	職員が雇用形態や勤務形態を選択可能な制度（短時間正職員制度、フレックスタイム制度、裁量労働制等。男性職員・女性職員ともに対象）を整備している
		40	両立支援（上記以外の各種取組・実績）	制度	子育て・介護その他の事情により退職した職員に対する再雇用の制度を設けている
		41	両立支援（上記以外の各種取組・実績）	取組	その他の子育て・介護を含む生活面との両立支援・ワークライフバランスの推進施策（男性職員・女性職員ともに対象）を実施している
	2）職員のいじめ・ハラスメント等対策	42	いじめ・ハラスメント等対策	成果	職員へのいじめ・ハラスメント、患者等からの暴言・暴力に関するトラブルの件数が減っている
		43	いじめ・ハラスメント等対策	成果	職員へのいじめ・ハラスメント、患者等からの暴言・暴力に関する対策への職員の評価が改善されている（相談内容、関連調査結果が改善している等）
		44	いじめ・ハラスメント等対策	取組	患者等からの暴言・暴力への対策に関する体制を整備している（警備員の配置、相談窓口の整備等）
		45	いじめ・ハラスメント等対策	取組	職員へのいじめ・ハラスメント対策に関する体制を整備している（相談窓口の整備等）
		46	いじめ・ハラスメント等対策	取組	職員へのいじめ・ハラスメント対策や患者等からの暴言・暴力への対策に関する研修や、当該研修への職員参加の支援を行っている
	3）風土・環境整備	47	環境・風土	成果	職員の働く満足度が前回調査と比べて向上している
		48	環境・風土	成果	職員による職場環境・風土に関する評価が前回調査と比べて改善されている
		49	環境・風土	取組	職員向け院内アメニティを整備・拡充している（仮眠室、休憩室の確保等）
		50	環境・風土	取組	院内での職員のコミュケーションの機会を設定・拡充している（職員旅行、イベント等）
		51	環境・風土	取組	職員の地域活動への支援（ボランティア活動支援等）を実施している
	4）人材の定着化	52	定着	成果	退職者数（定年退職者を除く）が減っている
		53	定着	成果	新卒採用後3年間の退職率が低下している
		54	定着	成果	新卒採用後10年間の退職率が低下している
		55	定着	成果	妊娠・出産を契機とした女性職員の退職が減っている
		56	定着	成果	退職者の平均勤続年数（退職時）が増えている
		57	定着	取組	定期的な面談等により職員が抱える事情や希望を把握し、可能な限りこれらを尊重した配置や業務面の配慮を行い、定着を図っている。

Ⅱ　心理社会的要因への対応

Ⅳ.　働きがいの向上	1）キャリア形成支援	58	組織マネジメント（人材育成等）	成果	研修・学会への参加職員数や、職員による学会への発表数が増えている
		59	組織マネジメント（人材育成等）	成果	組織が期待するような職員のキャリア形成（職員の業務遂行能力の向上、期待どおり又は期待以上の能力の発揮等）が実現されている
		60	組織マネジメント（人材育成等）	取組	正規・非正規を問わずすべての職員のキャリア形成支援（研修等に関する情報提供や研修等への職員参加の支援、子育て等と両立しながらの勤務の継続に関する相談窓口の設置や情報提供等）が実施されている
		61	組織マネジメント（人材育成等）	取組	法人内での人事ローテーションが、キャリア形成支援の視点から適切に実施されている
	2）休業後のキャリア形成支援	62	組織マネジメント（復帰後支援等）	成果	休業から復帰後の職員のキャリア形成（復帰職員の業務遂行能力の回復・向上、実施可能業務の拡大等）が実現されている
		63	組織マネジメント（復帰後支援等）	取組	産休・育休復帰後のキャリア形成の支援（業務経験や研修等の機会の付与、産休・育休経験者による相談対応等）を行っている
		64	組織マネジメント（復帰後支援等）	制度	復職者が利用できる短時間正職員制度や有期契約職員制度が導入されている
		65	組織マネジメント（復帰後支援等）	取組	産休・育休中の職員の円滑な復職の支援（e-learning、実技実習、託児所を併設した勉強会等）を行っている
Ⅴ.　その他		66	その他	成果	患者満足度が前回調査と比べて向上している
		67	その他	制度取組	子育て等により配慮を受ける職員とその他の職員の公平感に留意した適切な業務分担や処遇となっている
		68	その他	取組	定年退職者の再雇用に積極的に取り組んでいる

10-2 医療機関の働きやすさ評価事業 ～NPOの取組み～

　NPO法人イージェイネットは、2006年から働きやすい病院評価認証事業（ホスピレート）を行ってきました。本稿では、その経験をもとに働きやすい病院づくりのポイントを解説します。

1 ホスピレートの基本概念

　働きやすい病院づくりの真のゴールは、言うまでもなく医療人が患者に豊かな医療を提供し続けるための環境づくりです。職員の就労環境改善（ES＝従業員満足）があってはじめて、患者に選ばれる病院（CS＝患者満足）が達成できます（図1）。

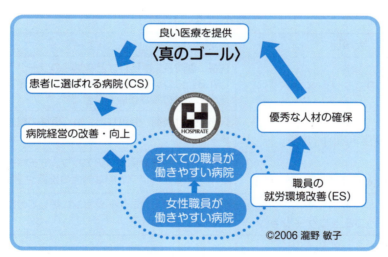

図1　働きやすい病院評価認証事業の基本概念

2 働きやすい病院づくり

（1）押さえておくべきポイント
　働きやすい病院づくりに際して押さえておくべきポイントとして、①働きやすさ、②持続性、③法令リテラシー、④男女共同参画の4点が挙げられます。それぞれの具体的な内容及び注意点を下表に示します。

- 〈働きやすさ〉　医療人にとっての「働きやすさ」とは、①やりがい、②ワークライフバランス、③公平感のある処遇、です。

- 〈持続性〉 病院が存続するためには健全な財務基盤が必須条件です。職員（とくに医師）に対して経営的観点から医療を俯瞰する教育研修が効果的です。
- 〈法令リテラシー〉 医師は労働法規に疎い傾向があり、それが入職後の労使紛争の原因にもなります。また長時間労働、残業、ハラスメント等に関する労働法規を知らず不適切に対応してしまうこともあります。診療科部長や一般の医師を対象として関連法規の研修をすることが必要です。
- 〈男女共同参画〉 女性だけが育児・家事・介護を担うことを前提とした仕組みづくりでは限界があります。男女ともに利用しやすい制度設計は若い世代の男性の希望にも応えることになります。

（2）働きやすい病院をつくる４大項目

働きやすい病院づくりを進めるにあたっては、①トップのコミットメント、②人事制度・規則・施設、③文化醸成のための教育・啓発・制度、④病院と職員のコミュニケーションの４項目を根幹とします。この４大項目の内容と注意点を下表に示します。

４大項目の内容

大項目	内　容
① トップのコミットメント	院長、副院長、事務長など経営陣のワークライフバランス（WLB）についての考え方やワーク・ライフ・バランス推進への関与の深さが最も重要です。
② 人事制度・規則・施設	人事制度、規則、施設など、働く環境の整備や運用を行います。
③ 文化醸成のための教育・啓発・制度	スタッフの教育やキャリアアップ、モチベーション向上のサポートなど、ソフト的な側面の整備や運用を行います。
④ 病院と職員のコミュニケーション	情報伝達やコミュニケーションに関しての整備と運用の仕組みづくりをします。

４大項目を根幹にして進める際の注意点

大項目	注意点
① トップのコミットメント	①働きやすい病院づくりの必要性の認識と取組み実績 ポイント：病院長は働きやすい病院づくりを開始することを内外に明確に表明します。 ②院長の方針の理解・実践・方針策定 ③各部署への展開・情報伝達、管理職への指示・命令、及び管理職の負担軽減やスタッフからの意見・苦情への配慮 ポイント：医師（診療部長クラス）が抵抗勢力となることも少なくないので、病院長が信念をもって繰り返し伝えます。場合によっては世代交代を待つことも必要になります。 ④その他／経営状況の健全性や監査について、経営陣への女性の登用、後継者対策・安定した組織運営、コンプライアンス遵守の姿勢

大項目	注意点
② 人事制度・規則・施設	①人事考課制度・目標管理・就業規則・就労関連委員会について ポイント：現状では、働きやすい環境づくりの案件は衛生委員会で取り扱われる病院も多いです。今後はきめ細かい対応をするために専従者により構成される委員会（ワーク・ライフ・バランス委員会など）をもつことが推奨されます。
	②育児支援・介護支援について
	③女性医師・女性看護師・両立支援者への配慮や支援 ポイント：支援する側への啓発と並行して、支援される側の「仕事と仲間に対する責任、義務」を入職時及び都度、繰り返し教育することが制度崩壊を防ぐ手立てとなります。
	④院内での保育体制や子育てへのサポートなどについて
	⑤休暇について
	⑥労働実態調査と改善の取組みについて ポイント：一般的には、病院の看護部門では優れた取組みのノウハウと実績をもつことが多いですが、医師部門を含む他部署へ横展開することが効率的です。
	⑦医療安全の確保とその方策について
	⑧その他／規則・施設・設備などについて 注意点： １）医師を対象とする雇用契約書や三六協定締結などは労働基準監督署から企業と同等のものが求められるので以下の準備が必要です。〇出勤簿（勤怠管理）、〇雇用契約書、〇各種労働協約及び労使協定書、〇宿日直許可、〇賃金形態と割増料金の計算根拠、〇医師の時間外労働に係る特別条項の資料 ２）特に医師は雇用契約書などの内容詳細を正確に理解せずに署名していることも多く、後の労使間の紛争につながる事例もみられますので教育研修が必要です。
③ 文化醸成のための教育・啓発・制度	①復職支援について 産前産後休業・育児休暇からの復帰時、疾病からの復帰時。
	②院内外研修について
	③セクハラ対策、パワハラ対策、メンタルヘルス対策について 注意点： １）ハラスメントの相談窓口は上司に知られずに相談できる窓口があること、窓口から人事権のある管理部門へつながる救済ルートがあることが大切です。 ２）パワーハラスメントに関しては、同じ職種での上司から部下へのハラスメントのほかに、医師から看護師などへの職種を超えた事例も深刻です。解決のために時には院長の経営判断が必要なこともあります。
	④女性ポジティブアクションプログラム ポイント：意欲の高い女性医師の管理職への登用は、あとに続く若手にとってロールモデルを示す効果があります。一方、昇進を望まない優秀な若手女性医師も多く、今後の課題です。
	⑤補助制度やその他の福利厚生関連制度について
④ 病院と職員のコミュニケーション	①情報伝達の仕組み
	②労使会議、院内外への情報開示 ポイント：病院の経営情報開示に関しては賛否両論ありますが、若い世代の特に医師には、経営に積極的な関心を持つ者もいて、適切な研修と両輪で進めると効果的です。
	③情報周知、連絡方法について

大項目	注意点
	④アンケート・サーベイ ポイント：看護部門が主体となって実施されることが多く、医師部門の回答率が低いことが課題です。医師部門の回答率を改善するために、診療科別で競わせるなど事務サイドの工夫が期待されます。
	⑤相談受け付け体制 ポイント：現場からの提案を受け組織の迅速な意思決定、権限委譲、そして実践を行う仕組みを作ります。

3 グッドプラクティス事例の活用

　NPO法人イージェイネットでは、「働きやすい病院」として認証した病院を訪問しヒアリング調査を行っています。その際のヒアリングから、多くの病院で採り入れることができる52件のグッドプラクティス（GP）を拾いあげ、14の属性別に下記にまとめました。ぜひ活用していただければと思います。

1）病院の理念、組織文化、経営方針を職員に伝えるための具体例

GP 1：病院理念を簡潔でわかりやすく、容易に覚えることが可能な表現に改めた。
GP 2：毎日のモーニングミーティングで、院長が基本方針を含んだ"院長の考えや思い"を述べ、そこに参加している各部署代表者が自部署に持ち帰り、朝礼で"院長の思い"を伝えている。
GP 3：「患者さんのために病院はある」、「患者さんのニーズやクレームに基づいて病院をつくろう」と院長が繰り返し朝礼で伝えている。
GP 4：ホームページの院長挨拶で、「看護師は病院の宝」と書き"人財"尊重の意思を表明することで、まず看護師の働きやすさを前進させ、そこから他職種に波及させた。
GP 5：職員に病院経営に少しでも関心をもってもらうため、経営情報、経営内容を開示することになった。

2）働きやすい病院にする、という経営層の決意を職員に伝えるための具体例

GP 6：病院理念に、「この病院で働いてよかった」というフレーズを取り入れた。
GP 7：入職面談時に、「当病院は子育て支援を推進する方針である」と明確に伝え、入職希望者の了承と納得を得たうえで採用することとした。
GP 8：有給休暇取得率や時間外労働を、院内サイトからID入力によりアクセスし、自己データを確認できるようにした。また、同院の他部署や、グループの他病院との比較表も閲覧できるようにした。

GP 9：医師の働きやすさのベースには、医師以外の職員（特に看護師）の働きやす さがあるから、と院長が明言する。

3）現場に権限を委譲し経営トップが意思決定して実行に移す仕組みの具体例

GP10：GE（ゼネラル・エレクトリック社）式の「ワークアウト」を病院経営に積極的に取り入れて業績を上げている。

注：GE式ワークアウトは、「境界のない企業」を実現するための組織運営の手法。 「境界のない企業」とは、内部においては組織間・地域間の壁をなくし一致団結し、 外部においては顧客との壁をなくし、その両者をもって「顧客満足」という共通 の目的に向けて努力する組織のこと。

4）経営層が現場職員の意見を吸い上げる具体例

GP11：院長が毎朝、看護部の申し送りを傍聴することで、現場に寄り添う姿勢を示 している。

GP12：職員旅行の貸切バスでの移動時間を利用して、車内で理事長が職員からひと り15分ずつ話を聞く機会を設けている。

GP13：院長室で、院長が月1回研修医と昼食をともにすることで、話を聴く機会を 設けている。

GP14：研修後にアンケートを実施し、それを見て上長が面接し必要な改善につなげ ている（アンケートが介在することで率直な意見を吸い上げやすい）。

GP15：職員満足度調査を年2回施行し、院長が自由記載を含めてすべてに目を通し ている。

5）多職種間のコミュニケーションを促進する具体例

GP16：専門外来立ち上げの際に、医師が自ら看護師、薬剤師、栄養士を集めて自分 のチームを作ることで、医師がチームリーダーとして信頼を得ることに成功した。

GP17：職員がいつでも利用できる部屋を提供しており、ランチの時など部署を越え た意見交換の場として機能している。

GP18：紅白玉入れ大会を院長の発案で立ち上げ、実行委員会を設立。多職種混合で ないとポイントなしとし、2日間にわたり医師・看護師・他職種の混合24チーム 400人が参加して開催。全チームに医師が参加した。

GP19：職員の新規入職時、「ワールドカフェ」方式でのコミュニケーションの機会 を設け、軽食をとりながらのリラックスした雰囲気の中で他職種との交流をはか っている。

Ⅱ　心理社会的要因への対応

6）医師・看護師の負担軽減、過重労働のコントロールに関する具体例

GP20：看護師のユニフォームの色を日勤と夜勤で変えることにより、on dutyと off dutyがはっきりと分かるようにした。

GP21：診療科部長クラスの医師に労務関係法規の講習を受講させ、管理職としての 意識と知識を身につけてもらっている。

GP22：時間外勤務の多い職員を対象に、全職種参加のワークライフバランス委員会 で「疲労度調査」を実施し、健康指導に生かしている。ワークライフバランス委 員会委員長は経営幹部であり、時間外労働の内容把握を行い、時間外労働の多い 職員の所属長に対し是正を指導している。

GP23：看護主任による「時間外勤務削減チーム」を編成し、積極的に活動してもら っている。

GP24：看護部で「パートナーシップ・ナーシング・システム」（PNS）を採用し、 ２人ペアで相互補完・相互協力により看護業務から働きやすい病院づくりまで積 極的に活動してもらっている。

GP25：看護師の負担軽減として、看護師と看護補助者の業務を明確化している。

7）研修医の進路、生活全般、メンタルサポートに関する具体例

GP26：EAPを導入し、メンタルヘルスに係る相談や対策等を外部委託しているため、 受診を要する場合でも職員は病院側に知られることなく受診が可能となっている。

注：EAP（Employee Assistance Program）とは外部機関に委託して従業員のメ ンタルヘルスを支援するプログラム。

GP27：研修医の相談役として、看護師長OGをつける体制を採っている。

GP28：初期研修医１名にメンター１名をあてて、生活全般のサポートをしてもらっ ている。

GP29：病院が専門の心理カウンセラーと契約して、メンタル相談窓口を設置してい る。

GP30：病院の精神科医が研修委員会に所属し、研修医のメンタルヘルス不調の早期 発見と介入に努めている。

GP31：メンタルヘルス不調による長期療養からの復職判定委員会委員長は院長がつ とめ、別に選任している産業医を中心に、復職判定を行っている。

8）両立支援の基本方針と具体例

GP32：現時点では24時間保育や学童保育は行っていないが、子どもは「家庭で、 地域で育てる」という信念にもとづき、地元の保育所にあたり、支援をお願いし ている。

GP33：各部署２～３名の子育て経験者による「子育て支援コーディネーター」を置 き、相談やアドバイスを行ってもらっている。

GP34：ランチョンミーティングと銘打って、病院会議室で弁当を持って子育てに関する情報交換の機会を設けている。

9）支援される側と支援する側の公平感を担保する工夫
GP35：子育て世代や、それを支援する職員に配慮する目的で、年次有給休暇以外に取得可能な「記念日休暇」（誕生日休暇、結婚記念日休暇など）を設けている。
GP36：看護師の短時間正職員には、月2回の夜勤をお願いし、通常勤務の看護師の負担軽減に協力してもらっている。
GP37：看護師に常勤勤務のランク別（ABC）を自己評価させて、面接も踏まえて考課し、待遇に反映させている。

10）両立支援される側のモラルハザード（良いとこ取り）防止対策
GP38：〈病院との労働契約〉という概念で話をする。例えば復帰面談時に「あなたが病院をとおして患者さんに貢献できる範囲はどこからどこまでですか？」と切り出し、病院職員として何ができるか、何をしなければならないかを意識してもらうようにしている。
GP39：育児・介護中でない正規職員の病院看護師には夜勤業務が伴う。日勤のみ希望の場合は、同法人の他部署へ異動するというルールを設け、不公平感の軽減に努めている。

11）モチベーション向上の方法（処遇、アカデミア支援）
GP40：臨床検査技師も、能力が認められれば経営陣に入ることができるようにしている。
GP41：現場から積極的に新規プロジェクトの提案をしてもらい、倫理委員会などでチェックしたのち、その実行実現を支援している。成功事例についてはプレスリリースを行うことで、モチベーションの一層の向上を期している。
GP42：後期研修医でも、できるだけ正職員として採用するようにしている。
GP43：積極的に育児支援に関わった女性医師を、部長職に登用した。
GP44：成果を出した職員は、院長が表彰することとしている。
GP45：理念やフィロソフィー（正しい信念）に基づく行動をした職員に対して、「ベストサービスカード」を交布する職員表彰制度を設けている。
GP46：職務専念義務免除の例として、認定看護師をめざす者に、通学期間は職務免除及び病院から一定金額を補助する支援を行っている。
GP47：若手医師に、外国人英語講師と英語でランチをする場を提供し、国際的な視点を培う機会を設けている。
GP48：救命救急センターに各診療科から出務する医師に手当を支給している。ICU精神科病棟、手術部、救命救急センター看護師にも手当を支給している。

Ⅱ 心理社会的要因への対応

12) ハラスメント対策

GP49：ハラスメント被害者は、上司を通さずに直接「ハラスメント防止人権委員会」（副院長が委員長）に相談できるような仕組みにしている。

13) 患者からの暴言・暴力対策

GP50：警察OBと契約し院内を定期巡回してもらい、院内トラブルの防止に努めている。また、夜間は管理当直と当直事務員を配置し、いわゆるワンオペにならないよう配慮している。

14) 地域連携

GP51：医師独立開業支援制度として、元当院勤務者の開業資金を支援し、非常勤で週1回外来診療に来てもらうことで、逆紹介先の確保につなげている。

GP52：開業医による当直支援として、元当院勤務医で開業した医師に当直に入ってもらう契約をし、当直支援として負担軽減を図っている（元勤務していたので病院の仕組みを熟知しているためスムーズに対応できる）。

さらに学ぼう！

● デーブ・ウルリヒ、スティーブ・カー、ロン・アシュケナス 著、高橋透・伊藤武志 訳、『GE式ワークアウト』（日経BP社），2003年

（特定非営利活動法人 イージェイネット・瀧野敏子）

11. 男女共同参画の視点から提案するみんなが働きやすい職場環境づくり

11 男女共同参画の視点から提案する みんなが働きやすい職場環境づくり

1 なぜ対策が必要か

　医療従事者は女性が多く、職場環境づくりに男女共同参画の視点は欠かせません。図に示すように、日本では妻として、母として、嫁としての社会的役割への要求・期待が強いです。そのため、一般的に女性は男性と同じように時間的あるいは質的に就労することができないと言われています。さらに医療現場ともなると、慢性的な人手不足から不規則かつ長時間労働が必至で、毎日の業務をこなすのが精いっぱい、といった職場がほとんどです。このような状況の中で、あえて男女共同参画の視点を取り入れることが、女性だけでなくすべての職員に対し働きやすい環境を提供し、医療人としてのキャリア向上、ひいては患者さんへの良質な医療サービス提供にもつながる職場環境整備を可能にするという視点で、以下に、具体的な職場環境づくりのコツをご紹介します。

2 男女共同参画の視点から提案するみんなが働きやすい 職場環境づくりのための8つのポイント

（1）組織の基本理念に男女共同参画を入れる

　"男女ともに働きやすい病院"等の社会宣言を組織の理念として広報している医療機関は、患者さんから「看護師さんが笑顔で働いている」、「雰囲気がいい」、「この職場は安心して子供を預け女性が働いている」等の印象を得られ、医療機関のイメージアップに直結しています。それにより、優秀な人材の確保、定着等のメリットがあり、医療機関の質を向上させることができます。

　なお、平成23年4月からは、次世代育成支援対策推進法に基づき、従業員101人以上の企業には従業員の仕事と子育ての両立のための雇用環境の整備や、子育てをしていない従業員も含めた多様な労働条件の整備などに取り組むことが義務化されています。行動計画の目標を達成できた場合には、厚生労働省より「子育てサポート企業」として次世代認定マーク（愛称：くるみん）を取得でき、「くるみんマーク」を広告、商品、求人広告などにつけ、子育てサポート施設であることを内外にアピールすることができます。平成30年3月末時点で2,878社が認定されているということです。

　さらに平成27年4月からは、既にくるみん認定を受け、より高い水準の取組みを行っている企業を評価するプラチナくるみん認定が始まり、認定企業では「スーパーくるみんマーク」が活用されています。

（2）組織トップにリーダシップを発揮してもらう

　これは組織を動かす際には絶対不可欠で、一番効力があります。理事長や院長が、「う

183

ちは女性が仕事と育児を両立できるような病院を目指している」等と職員が一堂に会するところで宣言することや、理事長あるいは院長が実際に男女共同参画推進委員会を設置し委員長に就任することで、組織の意識改革がスムーズに導入できます（反対勢力が少なくなり、企画導入が円滑にできる）。もし中小規模の医療機関であれば、大上段に男女共同参画推進委員会と銘打つのではなく、院長の呼びかけのもと、日常の（安全）衛生委員会や幹部会など既存の会合をうまく利用すると良いでしょう。

（3）組織全体の意識改革を行う

組織トップの意思決定とともに、それを下に落とし、組織全体に周知し、共有することが重要です。院内で男女共同参画シンポジウムやワークショップなどの開催ができればいいですが、難しい場合には、ホームページへの掲載やポスター掲示、facebookやブログの活用、院内ニュースレターの発行などにより、男女共同参画社会構築に向けた基本的事項の啓発（（1）で記述した次世代育成支援対策推進法に基づく行動目標設定と対策周知など）、ポジティブアクションの告知（組織の意思決定機関への女性職員の登用など）などを行うと良いでしょう。

（4）男女問わずすべての職員の声が寄せられる相談窓口を設置する

現場の声を聞き取る受け皿の存在が重要で、この「存在」とは"人"でも"部署"でも"人のネットワーク"でもどのような形でもいいです。外来であれば診療部長、病棟であれば看護師長あたりになるでしょうが、職員から寄せられた声を組織のトップに伝達でき、組織を動かすことのできる力をもった存在が、支援の取組みを中心的に行うコーディネーターとしての役割を担えば、対策も大きく前進するでしょう。筆者が所属していた帝京大学では、この受け皿を、相談窓口という形で「女性医師・研究者支援センター」が担っています。最近では男女共同参画よりも、ワーク・ライフ・バランス支援室などの名称に変えているところも多いです。重要なことは、名称で活動範囲が縛られるのではなく、職員の声を組織の行動へ反映させるパフォーマンスが求められている場所（部署、人）であることを認識していただきたいと思います。

（5）セクハラ、パワハラ、アカハラ等ハラスメント相談窓口を設置する

男女を問わず、すべての職員を対象にしたハラスメント防止のための相談窓口設置も検討したいところです。その際、窓口に相談したことにより相談者に不利益が及ぶことや、逆に被相談者への一方的な処分等につながることがないよう、さまざまな配慮が必要なことは言うまでもありません。そのため、相談窓口設置にあたっては、相談内容に対応するためのある程度高位の職階の、複数の職員による小委員会的な組織を設け、同時に相談対応の手順も定めておくと良いでしょう。組織が大きい場合には、もう少し拡大して、施設内ハラスメント委員会の設置を検討すると良いでしょう。ハラスメントは離職に直結するほど働く人の精神的な不健康を助長することが知られています。女性の多い医療職場では、ハラスメント（不快にさせる言動・行動）はつきもので、逆に全くない職場などあり得ないと思います。プライベートに十分に配慮しながら誰もが気軽に相談できる受け皿を組織の中に作る、これが離職を防ぎ、医療機関全体の生産性を上げ、健康経営につながるのです。

（6）キャリア教育・向上支援や機会の提供

　女性は職場の環境整備だけをしていたのでは本来のキャリアアップはできません。医療職は資格職、プロフェッショナルな技能の維持と向上に常に向き合わないとなりません。職員のキャリア相談については、専門職上位職階によるプロフェッショナルな指導や、私生活からキャリアまで幅広い相談にのるメンター（人生の先輩）の提供を行うと良いでしょう。看護師であればプリセプターシップ（新人看護師の業務遂行に必要な能力開発を先輩看護師が指導・教育すること）などのトレーニングシステムの構築、職種を問わず医療チーム全体を対象とした輪読会の企画、放射線技師なら消化管造影フィルムの読影会の設定などが挙げられます。このほかにも、学会プレゼンテーションマテリアルの作成指導、専門資格取得に向けた情報提供や国内留学斡旋や学会・研究会出席への補助・配慮等、関連医療機関との合同カンファレンスなども企画できると良いでしょう。

（7）柔軟な勤務体制を導入する

　育児・介護休業法、労働基準法等関連法規を遵守する形の勤務形態の導入を検討しましょう。例えば、所定労働時間の短縮措置、深夜業の制限、時間外労働の制限、所定外労働の免除、介護休暇、子の看護休暇などです。こうした労働者のニーズに応じて柔軟な勤務体制を敷くにあたっては、人事（総務）課など関連部署との連携が重要です。この関連部署のキーパーソンを男女共同参画推進委員会の委員として委嘱するなど、定期的に話し合う機会・場所を設けることが大切です。また、休暇を取得する人に対しても、同じ部署の人が妊娠・出産・育児などで休暇を取得する場合に気持ちよく取得できるように互恵性の規範（相手から何かをしてもらったら自分も相手に何かをしてあげるという原則）について認識してもらうことを促すことが必要です。

（8）保育・介護支援を企画・実施する

　保育園を所有することのできる医療機関の多くは中規模以上の病院に限られますので、保育所や病児・病後児保育・ベビーシッターの紹介や利用方法などの情報提供が現実的でしょう。男性に育児休暇を積極的に取得してもらうことも組織の意識改革の一助になるでしょう。前述した次世代育成支援対策推進法では事業主が行動計画を策定することが求められており、例えば男性の育児休暇取得者をX名目標とするなど明記することで男性職員も休暇をより申請しやすくなります。最近は育児介護休業法の改正により、介護のための休業取得が分割可能（今までは1回）となり、また介護休暇が半日単位で取得可能（今までは1日単位）となりました。さらに保育所に入れない場合など、2歳まで育児休業の取得が可能になりました。その他、ワーク・ライフ・バランスとして導入されている短時間正職員制度に介護も含めるなど検討しましょう。

Ⅱ　心理社会的要因への対応

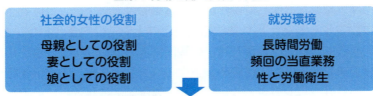

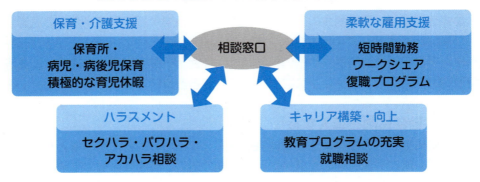

図　医療の現場で働く女性の抱える問題点とその対策

　女性が仕事と性別役割分業を両立させるためには、保育支援などの環境整備とキャリアアップ構築に向けた能力向上の機会の提供が重要であると思います。女性自身も支援に甘んじることのないよう、自身に厳しく、勉強する謙虚な姿勢を忘れないでほしいと思います。また組織の支援は人材の定着につながり、組織の活性化につながります。職場の管理者はそのことを意識しながら、人材を有効に活用できるよう環境整備に努めてほしいと思います。

（秋田大学大学院医学系研究科　公衆衛生学講座・野村恭子）

12. 女性職員に対して法令で求められる就業上の配慮

　医療機関では、多くの女性が勤務しています。総務省の2017年の「労働力調査」によれば、医療・福祉分野で働く女性は613万人で、これは全女性労働者の21.4%に当たり、医療・福祉分野で働く女性の割合は75.3%となっています。また、看護職や薬剤師、医療技術者だけでなく、医師国家試験の合格者の3分の1が女性であることからも分かるように、女性医師も増加しています。

　一方で、女性職員の離職が大きな課題となっています。特に、診療報酬や診療内容の変化に伴い、看護職の需要が高まっていますが、妊娠・出産、育児、健康問題のほか、人間関係、夜勤、長時間勤務により離職しており、資格を有しながら働いていない潜在看護師は71万人とも言われています（厚生労働科学研究による2010年末推計）。また、妊娠した看護職の3割が切迫早産、1割が流産の経験があり（日本医療労働組合連合会「看護職員の労働実態調査」2017年）、看護職の労働環境に大きな課題があることが分かります。女性医師も出産や育児により離職し、育児、配偶者の転勤、日進月歩で進む医療の現場に戻りづらいなどの理由により、再就業が困難な状況となっています。このような状況を受けて、厚生労働省や内閣府男女共同参画局では女性の就労支援対策を進めています。厚生労働省では、図1の通り、仕事と家庭の両立支援対策として、「法律に基づく両立支援制度の整備」と「両立支援制度を利用しやすい職場環境づくり」を示しています。

　それぞれの医療機関においても、女性職員が就労を継続できる環境を整備し、離職を減らすこと、潜在医療従事者の再就業を促すことが医療の質を保持・向上させるために重要です。特に、潜在医療従事者は、人員確保として現在就労している医療従事者の夜勤や長時間勤務などの負担を軽減するだけでなく、本人の人生経験を活かし、医療の質の向上に貢献できることが期待されます。

　なお、本章では、法令の名称は表1の略称を用います。

表1　法令の本文中の略称と正式名称

略称	正式名称
労基法	労働基準法
女性則	女性労働基準規則
電離則	電離放射線障害防止規則
事務所則	事務所衛生基準規則
男女雇用機会均等法	雇用の分野における男女の均等な機会及び待遇の確保等に関する法律
育児・介護休業法	育児休業、介護休業等育児又は家族介護を行う労働者の福祉に関する法律

Ⅱ　心理社会的要因への対応

法律に基づく両立支援制度の整備

妊娠中・出産後の母性保護、母性健康管理（労基法、男女雇用機会均等法）
・産前産後休業（産前6週、産後8週）、軽易な業務への転換、時間外労働・深夜業の制限
・医師等の指導等に基づき、通勤緩和、休憩、休業等の措置を事業主に義務づけ
・妊娠・出産等を理由とする解雇その他の不利益取扱いの禁止　等

育児休業等両立支援制度の整備（育児・介護休業法）
・子が満1歳（両親ともに育児休業を取得した場合、1歳2カ月＝"パパ・ママ育休プラス"）まで（保育所等に入所できない場合等は最長2歳まで）の育児休業
・子が3歳に達するまでの短時間勤務制度、所定外労働の免除
・育児休業を取得したこと等を理由とする解雇その他の不利益取扱いの禁止　等

育児休業中の経済的支援
・育児休業給付（賃金の67％相当）（180日）
・社会保険料（健康保険、厚生年金保険）の免除　等

両立支援制度を利用しやすい職場環境づくり

次世代法に基づく事業主の取組推進
・仕事と子育てを両立しやすい環境の整備等に関する行動計画の策定・届出・公表・従業員への周知（101人以上は義務、100人以下は努力義務）
・一定の基準を満たした企業を認定（くるみんマーク及びプラチナくるみんマーク）
・認定企業に対する税制上の措置

助成金等を通じた事業主への支援
・育児休業者の代替要員を確保し休業取得者を原職等に復帰させる、男性の育児休業取得を支援する、妊娠、出産、育児又は介護を理由とした退職者を再雇用制度に基づき復職させるなど、両立支援に取り組む事業主へ助成金を支給
・中小企業で働く労働者の育児休業取得及び育児休業後の円滑な職場復帰支援のための「育休復帰支援プラン」の策定・利用支援
・女性の活躍・両立支援総合サイトによる情報提供
・仕事と介護の両立支援のための職場環境整備に取組み、介護休業制度等の利用者を生じた事業主への助成金の支給や、両立支援実践マニュアルの作成など、仕事と介護の両立支援を推進

表彰等による事業主の意識醸成
・仕事と家庭のバランスに配慮した柔軟な働き方ができる企業を表彰
・男性の育児休業取得促進等、男性の仕事と育児の両立支援の促進（イクメンプロジェクト）

その他

長時間労働の抑制、年次有給休暇の取得促進等全体のワーク・ライフ・バランスの推進

保育所待機児童の解消・放課後学童クラブの充実、子育て援助活動支援事業（ファミリー・サポート・センター事業）

子育て女性等の再就職支援（マザーズハローワーク事業、仕事と育児カムバック支援サイト）

○女性の継続就業率
53.1％（2015（平成27）年）
→55％（2020年）

○男性の育児休業取得率
3.16％（2016（平成28）年）
→13％（2020年）

図1　仕事と家庭の両立支援対策の概要

女性全般の母性保護に関する法令（図2）

　妊娠や出産・授乳機能の保護、出産後の母体の回復のほか、生涯にわたる女性全般の健康と安全の保護が目的です。例えば、継続した重要物取扱業務は子宮下垂などにつながりますが、これは出産だけでなく、女性の健康そのものを損なうため、生涯にわたって保護の対象となります。

（1）就業禁止業務（労基法第64条の3、女性則第2条、第3条）

　医療機関に関連する業務として、重量物を取り扱う業務、有害物が発生する場所での業務があります。

1）重量物取扱い業務

　腰痛、子宮脱、子宮下垂、切迫早産、切迫流産、尿失禁などのリスクがあります。女性則上、重量物の制限は、妊産婦も含めて18歳以上の女性では断続作業で30kg以上、継続作業で20kg以上です。妊産婦に対しては、厚生労働省の「女性にやさしい職場づくりナビ」にて、断続作業で10kg以上、継続作業で6～8kg以上が例示されています。

　また、看護職に多い患者の抱き起しなどは、この重量物取扱い業務とは異なるものですので、「職場における腰痛予防対策指針」の福祉・医療分野における介護・看護作業の項目や、「女性にやさしい職場づくりナビ」の妊娠中の介護職員に関する事例や専門家からのアドバイスなどを参考にしてください。具体的な対策は本書のⅤ-1「腰痛対策」を参照くだ

さい。

2) 有害物が発生する場所での業務

　法令で規制されている有害物のうち、医療機関で使用頻度が高い有害物としては、エチレンオキシド（滅菌）、キシレン（病理検査における包埋・染色）、メタノール（ホルムアルデヒドの固定剤）などがあります。2014年の女性則の改正では、現在使用頻度が低くなってはいますが、検査室などで取り扱うトリクロロエチレンなども追加されました。就業禁止となるのは、これらの有害物が発生し、送気マスクなどの呼吸用保護具の着用が義務づけられている作業や有害物が高濃度（作業環境測定で第3管理区分）の屋内作業が対象です。したがって、法令で規制されているのはごく一部ですので、これらの物質を取り扱っていても、作業環境に問題がないから、もしくは規制がない化学物質を取り扱っているから、安全というわけではありません。同様の有害性が認められている物質はもちろんですが、有害性が未知の物質を取り扱う作業でも、不用意なばく露を受けないよう、作業環境を適切に管理しておくことが重要です。妊娠を希望する女性または妊娠中の女性が化学物質を取り扱う際には、安全データシート（Safety Data Sheet：SDS）で生殖細胞変異原性（奇形を引き起こす可能性）、生殖毒性（不妊を引き起こす可能性）を確認しておくことが必要です。詳細はⅣ「化学的要因への対応」を参照ください。

（2）放射線業務（電離則第4条、第6条）

　放射線業務従事者の被ばく限界は、妊婦以外の女性では、実効線量3月間につき5mSv、妊婦では、実効線量3月間につき1mSv（内部ばく）、2mSv（腹部表面に受ける等価線量）です。

（3）生理休暇（労基法第68条）

　生理日の就業が著しく困難な女性が休暇を請求したときは、生理日に就業させてはなりません。なお、就業が著しく困難かどうかは個人差が大きいため、女性職員から請求があった場合は原則として与えるものとし、特に証明を求める必要がある場合でも、医師の診断書までは必要なく、同僚の証言程度の簡単な証明でよいこと、就業規則その他により生理休暇の日数を限定することは許されないことが厚生労働省労働基局長からの通達で示されています。

（4）休養（事務所則第20条、第21条）

　夜間の睡眠・就労中の仮眠の場所および臥床できる休養室または休養所を男性用・女性用に区別して設けなければなりません。

2　妊産婦の母性保護に関する法令（図2）

（1）産前産後休業（労基法第65条第1項、第2項）

　休業期間は、産前6週間（多胎妊娠14週間）で、産後8週間です。産前休業は本人が請求した場合に就業させることはできません。産後休業は請求の有無にかかわらず就業さ

Ⅱ　心理社会的要因への対応

せることはできませんが、産後6週間を経過後、本人が請求し、医師が支障ないと認めた業務には就業させることは差支えありません。

（2）業務の転換（労基法第65条第3項）

業務の内容に関わらず、妊婦（産婦は含まれない）からの請求があれば軽易な業務に転換させなければなりません。

（3）変形労働時間制、時間外労働、休日労働、深夜業の制限（労基法第66条）

1年単位の変形労働時間制の場合、労働時間の上限は1日10時間、1週間52時間であり、法定時間である1日8時間、1週間40時間（10人未満の医療機関では44時間）を超えてしまうため、変形労働時間制の適用が制限されています。

（4）育児時間（労基法第67条）

子への哺乳その他の世話をするための時間で、休憩時間とは別に与える必要があります。1日2回、各々少なくとも30分となっていますが、一日の労働時間が4時間以内の場合は、1日1回の育児時間で構いません。勤務時間の始めまたは終わりに請求した場合でも拒否できません。賃金の支払いについては法令での定めはありませんが、一般的にはILO条約の「哺育のための業務の中断は労働時間として計算し、かつ、それに応じて報酬を与えるものとする」に準じた取扱いをしているようです。

③　妊産婦の母性健康管理に関する法令（男女雇用機会均等法第12条、第13条）（図2）

保健指導または健康診査を受けるための時間の確保、および医師等の指導事項を守るための措置を講じなければなりません。指導事項としては、通勤緩和（時差通勤、勤務時間の短縮等）、休憩に関する措置（休憩時間の延長、休憩回数の増加等）、妊娠中または出産後の症状等に対応する措置（作業の制限、休業等）があります。「母性健康管理指導事項連絡カード」（https://www.mhlw.go.jp/www2/topics/seido/josei/hourei/20000401-25-1.htm）は、医師等の指導事項を女性職員が職場に適切に伝えるためのツールで、厚生労働省のウェブサイトから入手可能です。

④　育児に関する法令（図2）

下記（1）～（3）の制度は育児・介護休業法によるものですが、改正（2017年10月施行）により、制度の新設や利用要件の緩和が行われました。さらに、医療機関は、育児休業制度の対象者に対し、制度に関して個別に周知することが努力義務とされ、マタハラやパタハラの防止措置、妊娠・出産・育児休業・介護休業等に関するハラスメント対策を講じることが義務づけられましたので、運用を見直しましょう。

（1）子が1歳未満（育児・介護休業法第5条〜第9条）

　子が1歳未満の職員から申し出があれば育児休業を取得させなくてはなりません。子の1歳到達時に保育所に入所できないなどの場合には、休業の延長は1歳6カ月まででしたが、2017年の法改正により、1歳6カ月到達時に同様の状態であれば2歳まで延長させなくてはなりません。

　また、男性の育児参加を促進する観点から、父親・母親がともに育児休業を取得する場合、特例として1歳2カ月まで休業を延長できる「パパ・ママ育休プラス制度」があります。育児休業を取得できるのは原則1回で、配偶者の死亡や傷病等により子の養育が困難となったなど特別な事情がなければ再取得はできませんが、配偶者の出産後8週間以内に父親が育児休業を取得した場合には、特別な事情がなくても、再度取得できる「パパ休暇」もあります。育児休業の期間は子が1歳まで（延長により2歳まで）は医療機関の義務ですが、子が小学校就学前までとすることが努力義務となっています。

（2）子が3歳未満（育児・介護休業法第16条の8、第23条）

　職員が請求した場合は、所定外労働（残業）の免除および短時間勤務（原則6時間/日）を講じなければなりません。業務の性質上、短時間勤務制度の利用が困難な場合は、代わりにフレックスタイム制度、時差出勤、事業所内保育施設の設置などのいずれかの措置を講じなくてはなりません。これらの制度は子が3歳になるまでは医療機関の義務ですが、小学校就学前までとすることが努力義務となっています。

（3）子が小学校就学前

❶子の看護休暇の取得（育児・介護休業法第16条の2、第16条の3）

　病気・怪我による看護のほか、予防接種、健康診断のための休暇です。子が1人の場合1年に5日、子が2人以上の場合は10日付与しなくてはなりません。2017年の法改正により一日単位または、半日単位でも取得できるようにしなくてはなりません。

❷法定時間外労働や深夜業の制限（育児・介護休業法第17条、第19条）

　職員からの請求により、時間外労働の場合は、24時間/日、150日/年を超えて、深夜業の場合は、22時から翌朝5時の間、労働させることができません。ただし、これらの制限については、勤続年数が1年未満の場合や週所定労働日数2日以下の場合は適用されません。また、深夜業の制限については、保育ができる同居の家族がいる場合、夜勤専業者など所定労働時間すべてが深夜（22時から翌5時まで）にある場合も適用が除外されます。

❸育児に関する目的で利用できる休暇制度（育児・介護休業法第24条）

　配偶者の出産時の休暇や入園式・卒園式など子の行事参加のための休暇などが2017年の法改正で新設され、子の看護休暇や介護休暇、有給休暇と別に与えることが努力義務とされました。

Ⅱ 心理社会的要因への対応

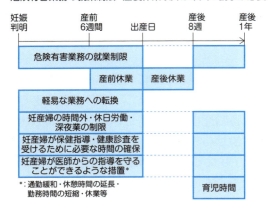

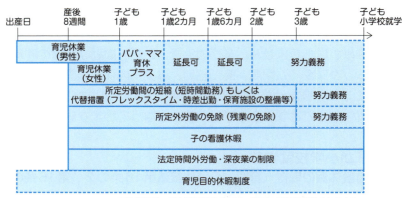

図2　妊娠から出産、育児に関する制度のまとめ

5　介護に関する法令（図3）

（1）介護休業（育児・介護休業法第11条～第15条）
　介護休業は、介護を必要とする家族1人につき、通算93日まで、原則1回で一日単位での取得に限られていましたが、2017年の法改正により、3回まで分割、半日単位で取得できるようにしなくてはなりません。

（2）所定労働時間の短縮措置等（育児・介護休業法第23条）
　医療機関は、短時間勤務、フレックスタイム制度、時差出勤、介護サービス費用の助成等のいずれかの措置を講じなければなりません。介護休業と通算して93日の範囲内での取得となっていましたが、2017年の法改正により、介護休業とは別に利用開始から3年の間で2回以上利用できるようにしなくてはなりません。

（3）介護休暇（育児・介護休業法第16条の5、第16条の6）
　要介護状態の対象家族が1人の場合、1年に5日、2人以上であれば10日付与しなければなりません。半日単位で取得できるようにしなくてはなりません。

（4）所定外労働（残業）の免除（育児・介護休業法第16条の9）
　2017年の法改正により新設されました。職員の請求により、対象家族の介護終了まで残業の免除を行わなければなりません。

（5）法定時間外労働の制限、深夜業の制限（育児・介護休業法第18条、第20条）
　これらは育児制度と同様のものです。深夜業の制限が適用除外となる家族の要件は、介護のできる同居の家族がいる場合となります。

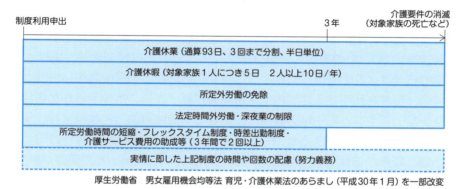

図3　介護に関する制度のまとめ

女性の深夜業に関する法令（男女雇用機会均等法第13条）

　安全の確保、防犯を目的としたものです。「深夜業に従事する女性労働者の就業環境等の整備に関する指針」および関係法令により、具体的な措置が定められています。医療機関では深夜業を行う女性職員が非常に多いので、以下の対応は必須です。

（1）通勤および業務の遂行の際における安全の確保
　通勤時の安全確保として、送迎バスの運行、公共交通機関の運行時間を踏まえた勤務時間の設定、従業員駐車場の防犯対策等を講じます。また、女性職員が一人で作業することを避けます。規模の小さい医療機関では、夜勤帯のシフトを組む際、注意が必要です。

（2）子の養育・家族の介護・健康等の事情への配慮
　前述のとおり、妊産婦や小学校入学までの子の養育・要介護状態にある家族の介護を行う一定の職員が請求した場合は、正常な運営を妨げる場合を除き深夜業をさせてはいけませんが、その他の職員を深夜業に従事させる場合にも、子の養育・家族の介護や健康に関

する事情を聴くなどして配慮することが努力義務となっています。

（3）仮眠室・休養室等の整備
男性用と女性用に区別して睡眠または仮眠の場所を設けます。

（4）健康診断の受診
深夜業を行わせる場合は、雇い入れる際、配置換えを行う際および6カ月以内ごとに1回健康診断を受けさせ、その結果と医師の意見を勘案し、必要に応じて配置転換や労働時間の短縮等の措置を講じます。

制度が利用できる職員

医療機関には、通常の職員（いわゆる正社員）以外にもパートタイム労働者、派遣労働者、契約社員などの様々な雇用形態の方が働いています。上記の①、②、③の母性保護、母性健康管理に関する制度は、女性であれば、これらの雇用形態に関わらずすべての職員が利用できます。④、⑤の育児・介護休業法に定められた支援制度も、男性も含めて雇用形態に関わらずすべての職員が対象となります。ただし、申出・請求した時点で勤続期間が短い場合、制度を利用する期間内に雇用関係が終了することが明らかな場合、週所定労働日数が少ない場合などの一定の要件に該当する場合は対象外となります。また、労使協定を結ぶことで対象外とできるものもあります。

したがって、職員から育児・介護に関する支援制度の申出があったが実は対象外だった、逆に対象であることを本人や上司が知らずに利用できなかったなどということがないように、表2および表3を参考に、それぞれの医療機関で、だれがどの制度を利用できるのか、利用できないのかを明確にしておくことが必要です。なお、前途のとおり、育児休業制度の対象者には、医療機関が個別に周知することが努力義務となっています。

契約社員（有期契約労働者）の場合、育児・介護休業法の改正により、育児休業取得要件も緩和されています。ただし、労働契約の形式上、期間を定めて雇用されている者であっても、契約の更新を繰り返しているなど、実態が通常の職員と異ならない場合は、この要件に関わらず、通常の職員と同様に育児休業を取得する対象となります。有期契約労働者に関する裁判では実態が通常の職員と異なるか否かが争点となることが多いことからも、実態に沿った運用が重要であることが分かります。

派遣労働者の場合は、原則、派遣元である派遣会社での制度の運用となりますが、派遣先である医療機関も、③の妊娠中および出産後の健康管理に関する措置を講じなくてはなりません。産前産後休業、育児休業・介護休業やそれらに先行または後続（介護は後続のみ）する同様の目的のための休業を取得する派遣労働者については、派遣期間の制限（派遣先医療機関で原則3年、個人で3年）は適用されません。

表2　育児支援制度の対象外となる要件

支援制度	労使協定なしで対象外となる者	労使協定により対象外となる者
育児休業	有期契約労働者の場合 ①勤続年数1年未満 ②子が1歳6カ月（2歳までの育児休業の場合は、2歳）に達する日までに契約満了が明らか ただし、実態が期間の定めのない契約と異ならない場合は期間の定めのない労働者と同様の要件で判断する	勤続年数1年未満 所定労働日数2日／週以下 申出から1年（1歳6カ月または2歳までの育児休業の場合は6カ月）以内に契約終了が明らか
子の看護休暇		勤続年数6カ月未満 所定労働日数2日／週以下
所定労働時間の短縮措置等	所定労働時間6時間／日以下の者	勤続年数1年未満 所定労働日数2日／週以下 業務の性質上、短時間勤務が困難
所定外労働の免除（残業の免除）		勤続年数1年未満 所定労働日数2日／週以下
時間外労働の制限	勤続年数1年未満 所定労働日数2日／週以下	
深夜業の制限	勤続年数1年未満 所定労働日数2日／週以下 保育ができる同居家族がいる 所定労働時間の全てが深夜である	

表3　介護支援制度の対象外となる要件

支援制度	労使協定なしで対象外となる者	労使協定により対象外となる者
介護休業	有期契約労働者の場合 ①勤続年数1年未満 ②介護休業を取得できる最短の期間（休業開始予定日から93日を経過する日）から6カ月経過する日までに契約終了が明らか ただし、実態が期間の定めのない契約と異ならない場合は期間の定めのない労働者と同様の要件で判断する	勤続年数1年未満 所定労働日数2日／週以下 申出から93日以内に契約終了が明らか
介護休暇		勤続年数6月未満 所定労働日数2日／週以下
所定労働時間の短縮措置等		勤続年数1年未満 所定労働日数2日／週以下
所定外労働の免除（残業の免除）		勤続年数1年未満 所定労働日数2日／週以下
時間外労働の制限	勤続年数1年未満 所定労働日数2日／週以下	
深夜業の制限	勤続年数1年未満 所定労働日数2日／週以下 介護ができる同居家族がいる 所定労働時間の全てが深夜である	

8　職員が利用しやすい制度とするために

　支援制度が整備されていても、制度を利用しやすい職場環境でなければ意味がありません。①-(1)の就業禁止業務や②-(1)の産前産後休業以外の制度は、本人からの請求または申出が必要です。そのため、他の職員への業務負荷が高くなったり、周囲から厳しい目で見られたりすることを懸念して、職員側からすると言い出しにくいものでもあります。妊娠した看護職は夜勤の免除は半数、時間外労働の免除、時差出勤、配置転換も1割

程度しか行われていないという報告もあります（日本医療労働組合連合会「看護職員の労働実態調査」2017年）。医療機関側は、急な欠員に備えたシフトやフローター勤務者の配置などを準備しておくこと、そして困ったときはお互い様、という相互扶助の風土を醸成し、制度利用の有無に関わらず、職員全員が働きやすい職場づくりをすることが重要です。特に、育児・介護休業等の支援制度は、男性職員が利用することにより、その配偶者や家族である女性の生活の質の向上にもつながります。男性も支援制度を利用しやすい環境を整備することも忘れてはいけません。

　休業により収入が減ることを懸念して、休業をためらう職員がいるかもしれません。公的な経済支援制度として、出産時の出産一時金のほか、休業中の生活保障として出産手当金、育児休業給付金、介護休業給付金があります。社会保険の特例として、産前産後休業期間および育児休業期間中の健康保険、厚生年金の社会保険料の支払い免除制度の他、休業終了後に夜勤の免除、短時間勤務などによって報酬が低下する場合、子が3歳未満であれば、健康保険、厚生年金の保険料をすみやかに改定し減額（育児休業等終了時改定）する一方で、将来の厚生年金額は減額しない措置（育児期間における従前標準報酬月額みなし措置）があります。このような制度の概要も職員に周知しておきましょう。

9　医療機関で支援制度の導入を進めるにあたって

　これらの支援制度には、医療機関側の罰則が定められているものもあります。産前産後休業や生理休暇などを与えないなど、労基法に違反した場合は、医療機関の長や実際に配慮を行わなかった上司などに懲役または罰金が科せられます。また、産前産後休業中とその後30日間は、どのような理由であっても解雇できません（労基法）。婚姻、妊娠、出産等による不利益取扱いの禁止（男女雇用機会均等法）、育児・介護制度の申出や取得による不利益取扱いの禁止（育児・介護休業法）も定められています。派遣労働者に対し、派遣先の医療機関がこれらの不利益取扱いを行うことも禁止されています。不利益取扱いには、解雇や退職を強要する、正社員から非正規社員とする、契約更新を行わないなどが含まれます。このような不利益取扱いをした場合、厚生労働大臣から報告を求められ、助言、指導、勧告が行われます。勧告に従わない場合には医療機関名が公表されることもあります。報告を行わなかったり、虚偽の報告をしたりした場合には、過料が科されます。そのため、法的なリスクマネジメントの観点から、医療機関側がこれらの制度を整備する優先順位は高いものです。ただ、医療機関側は罰則があるから、義務になっているから対応する、という姿勢ではこれらの支援制度を活かすことができません。努力義務となっている制度もいずれ義務化される可能性が高いものですので、将来の法改正を見据えた体制づくりも必要です。なによりこれらの支援制度を通して職員が働きやすい環境にすることが医療の質の維持・向上につながるというポリシーをもって対応することが重要です。

　これらの対策を行うにあたっては、医療機関側の費用面での負担も大きいものですが、厚生労働省では、「両立支援等助成金」制度を設け、対策を行った医療機関に対して、一定の費用を助成しています（http://www.mhlw.go.jp/stf/seisakunitsuite/bunya/kodomo/shokuba_kosodate_ryouritsu01/index.html）。この制度は、①事業所内保

育施設コース、②出生時両立支援コース、③介護離職防止支援コース、④育児休業等支援コース、⑤再雇用者評価処遇コース、⑥女性活躍加速化コースの6コースから成ります。なお現在、①については新規計画の認定申請受付を停止しておりますが、内閣府で「企業主導型保育事業」の助成制度を設けています（http://www.kigyounaihoiku.jp/）。

さらに学ぼう！

●男女雇用機会均等法　育児・介護休業法のあらまし（平成30年1月）http://www.mhlw.go.jp/file/06-Seisakujouhou-11909000-Koyoukankyoukintoukyoku/3001aramashi.pdf
法改正に対応したリーフレットで、育児・介護休業法の制度がまとめられています。就業規則の規定例なども掲載されています。

●両立支援のひろば　http://ryouritsu.mhlw.go.jp/index.html
厚生労働省委託事業の女性の活躍・両立支援総合サイトで、法令などの情報や事例が掲載されています。両立支援の取組み状況も診断できます。

●女性にやさしい職場づくりナビ　http://www.bosei-navi.mhlw.go.jp/
厚生労働省委託の母性健康管理サイトで、医療機関側、職員側それぞれの立場で必要な情報が掲載されています。Q＆Aのほか、産業医・産科医・社会保険労務士などの専門家からのアドバイスも充実しています。相談窓口もあります。

（マツダ株式会社 産業医・奈良井理恵）

Column

医療機関に必要な育児介護支援

育児介護休業法の現在と今後の方向性

　育児介護に関する法律として、「育児休業、介護休業等育児又は家族介護を行う労働者の福祉に関する法律」（以下、「育児・介護休業法」）があります。この法律では、労働者が育児や介護を行わなければならない場合に、休みを取りやすくしたり、労働時間を柔軟にしたりするとともに、企業にこの法律にかかる制度の活用を促進させる方針が示されています。

　平成29年10月以降も、同法の改正により保育園に入園ができなかった場合の育児休業者の休業期間が延長されましたが、近年、育児や介護に関する制度をより利用しやすくする傾向が強くなってきています。

　ただ、国がいくら制度を作っても、運用する側の制度への習熟度や具体的な活用の仕方の点で追い付いていないと、本来の目的通りの支援がしづらいと思われます。ではどのように支援体制を作り、運用していけば良いのでしょうか。

判例から見る育児介護に関する労使のすれ違い

　平成29年度に、労働者や事業主等から雇用環境・均等部（室）に寄せられた相談のうち、男女雇用機会均等法に関する相談は19,187件、育児・介護休業法に関する相談は77,963件でした[1]。最近はメディアでも取り上げることが多く、いわゆる「マタハラ」という言葉の広まりもあり関心の高さをうかがわせるものでしょう。

　実際の裁判を見てみると、妊娠出産を契機に不利益な取扱い受けたという事案やハラスメントに関する事案が目につくという印象を持ちます。妊娠した従業員が軽易業務への転換を希望し、そのように配置されましたが、同時に降格させられたことの違法性が争われたものや（広島中央保険生活協同組合（A病院）事件　最高裁　平成26年10月23日）や、育児休業後職場復帰した労働者の担当変更や年俸減額の是非について争われたもの（コナミデジタルエンタテイメント事件　東京地裁　平成23年12月27日）、介護サービス会社に勤務する女性が妊娠を機にハラスメントを受け、精神疾患にり患し提訴、会社側に健康配慮上適切ではないと判示されたもの（ツクイ事件　福岡地裁　平成28年4月19日、後に高裁で和解）などもあります。

　妊娠・出産、介護は、多くの従業員が経験する可能性のあるものです。だからこそ、そうした従業員への支援体制を構築することが大事ですが、その前提には、職場の人間関係、会社と当該労働者の関係が良好であることが必要なのではないかと考えます。「労使双方の協力」があってこそ成り立つ考え方です。その組織の風土や規模ほか、それぞれによってやり方や、やれることは違ってくるでしょうが、共通するのは「この組織で何ができるのか」を組織内で共有し、考えることでしょう。特に、良質な医療サービスの提供を使命とする医療機関にあっては、自院の職員の出産・育児、介護への支援体制構築に無関心であってはならないでしょう。

支援の体制づくりのための助成金活用

　ではそのための仕組みづくりとして何ができるかですが、まずはきっかけとして、助成金を活用することをお勧めします。平成29年は、厚生労働省による、妊娠や出産、育児、介護と仕事の両立を支援することを目的にした「両立支援等助成金」の利用が活況を呈しました。出生時両立支援コース、介護離職防止支援コース、再雇用者評価処遇コース、育児休業等支援コース、女性活躍加速化コースなどがあります。

○出生時両立支援コース：
　男性が育児休業を取得しやすい職場風土づくりに取り組み、その取組によって男性に育児休業や育児目的休暇を取得させた事業主に支給されます。
○介護離職防止支援コース：
　仕事と介護を両立するための職場環境整備の取組を行い「介護支援プラン」を作成したうえで、介護休業の取得・職場復帰、または介護のための勤務制限制度の利用を円滑にするための取組を行った事業主に支給されます。
○再雇用者評価処遇コース：
　妊娠、出産、育児または介護を理由として退職した者が、就業が可能になったときに復職でき、適切に評価され、配置・処遇される再雇用制度を導入し、かつ、希望する者を採用した事業主に支給されます。
○育児休業等支援コース：
　①「育児復帰支援プラン」を作成し、プランに沿って労働者に育児休業を取得、職場復帰させた中小企業事業主に支給され、また、②育児休業取得者の代替要員を確保し、休業取得者を原職等に復帰させた中小企業事業主に支給されます。
○女性活躍加速化コース：
　女性活躍促進法に基づき、自社の女性の活躍に関する「数目標値」、数値目標の達成に向けた「取組目標」を盛り込んだ「行動計画」を策定して、目標を達成した事業主に支給されます。

　それぞれのコースの支給要件、支給額、具体的な手続き等については、厚生労働省のホームページの「両立支援等助成金」の項（https://www.mhlw.go.jp/file/06-Seisakujouhou-11900000-Koyoukintoujidoukateikyoku/0000207842.pdf）を参照してください。
　なお、新たに事業所内保育施設の設置等を行う場合は、内閣府の企業主導型保育事業による助成制度（http://www8.cao.go.jp/shoushi/shinseido/links/index.html）の活用を検討してみると良いでしょう。
　助成金は、支給を受けること自体大きな助けになりますが、同時に助成金取得を機に体制づくりへとつなげることができます。ぜひ体制づくりのきっかけとして助成金を利用してみてください。

アサーションの観点からより良い人間関係づくりのために

　育児のために休む、介護のために休むときに、「忙しい時に休むのは悪いから…」、「自分の仕事を誰かがやっていると思うと申し訳ない」と、引け目を感じて

しまう方もいると耳にします。

　確かに医療機関は全般的に繁忙で、急患ほか突発事案も多く、そうした中にあって休むのに気が引けてしまうのも無理もないと思います。ただ、それはお互い様ではないでしょうか。職場内で誰もがそう思えるかどうかは、妊娠出産、介護の事例が出るもっと前から、相互にサポートしあう気風を職員皆で共有・醸成していくことが大事です。

　そうした意味で、出産・育児、介護への支援は、職場内の人間関係の延長線上にあり、日々の人間関係をより良くしておくことが必要です。そのための取り組みとして、アサーションを取り入れてみると良いと思います。

　アサーションとは、コミュニケーション・スタイルの一つです。「自他尊重の自己表現」、あるいは「自分と他者の人権を侵すことなく、自己表現をすること」です[2]。そのためには、まず自分の気持ちを把握し、同時に相手の気持ちや考えもきちんと把握しようと努めます。その上でどのような表現をしていくかを考え、実行するかどうかを判断します。いずれにしても、自他尊重の気持ちを表現という形で行動に移し、お互いにとってより良い関係を築いていくというものです。

　自分の気持ちを表現できない人、自分の気持ちを言い過ぎてしまう人が、そのことによって人間関係をうまく結べない場合に、アサーションに出会って自らの行動を見直し、改善していくということが少なくありません。普段からアサーションを展開している職場では、いざという場面で円滑なコミュニケーションが発揮でき、相互支援の輪が広がることが予想されます。

　自分も相手も大切にする自己表現法「アサーション」を高めるための手法が、アサーション・トレーニングです。アサーション・トレーニングにはいくつかの方法があります。一つは外部機関が実施している個人向けアサーション・トレーニングを活用することです。この場合は個人で受けるため職員の自由意志になりますが、お勧めすることもできると思います。自己啓発支援の一環として、可能な範囲で法人による費用の一部補助を考えても良いでしょう。
もう一つは、医療機関内で研修を実施をすることです。産業医や産業看護職が講師を担当するのも良いですが、外部から講師を呼んでも良いでしょう。トレーニングの回数も、一回の研修というよりは定期的・継続的に行うと良いでしょう。ストレスチェックの実施とともに、セルフケア研修の一環として行うのも有効です。ストレスチェック制度と組み合わせることで毎年実施でき、集団分析結果を通じてその効果を経年的に把握することもできると考えられます。

　また、労働者健康安全機構では、心の健康づくり計画を作成し実施した場合、10万円の助成金を支給する「こころの健康づくり計画助成金」制度があります（https：//www.johas.go.jp/Portals/0/data0/sanpo/sanpojoseikin/pdf/H30/mh_josei_tebiki_H30.pdf）。この助成金を利用して、アサーション・トレーニングを実施することを計画に盛り込むことも一つです。アサーション・トレーニングは、自分が自分らしく生きるためのトレーニングですが、一方でより良い人間関係づくりためのトレーニングです。葛藤場面でこそ活きることですから、非常に緊密な人間関係が求められる医療従事者こそ、このトレーニングを実施していただきたいと思います。

最後に

　職場環境の改善には、ハード面の整備（休業の制度構築など）とソフト面の整備（職場の風土、良好な人間関係づくりのためのメンテナンスなど）の両面からのアプローチが大事です。ではどこらから手をつけるかというと、「取り組みやすいこと」、「改善速度が速いこと」、「問題があり事業運営に大きな影響を与えていること」などを第一歩の検討項目として考慮すると良いでしょう。

　職場が、どこまで職員の人生設計や考え方に共感・貢献できるかを今一度考えてみると、できること／やるべきことが見えてくるかもしれません。

　多くの職員が経験し得る妊娠・出産、育児、介護等といった人生におけるライフイベントのために仕事が続けられないという状況を職場が克服していくことは、労働力の確保という観点とともに、良質な医療を提供していくうえでの必須事項とも言えるでしょう。このことは、近年着目されている疾病の治療と仕事の両立支援にも通ずるものであり、そのベースには職員相互の「思いやり」と「歩み寄り」があります。支援の仕組みづくりは、そのベースの上に成り立つものだと考えます。

【引用文献】
1）都道府県労働局雇用環境・均等部（室）ホームページ，平成29年度 都道府県労働局雇用環境・均等部（室）での 法施行状況.
　　https://www.mhlw.go.jp/content/11900000/000307421.pdf（平成30年8月10日アクセス）
2）平木典子，アサーションの心　自分も相手も大切にするコミュニケーションp3，朝日新聞社，東京，2015

（秋葉原社会保険労務士事務所・脊尾大雅）

資料1

医師が元気に働くための **7カ条**

　勤務医の健康支援に関する委員会では、2009年2月に病院に勤務する医師会員1万人を無作為に抽出し、勤務医の健康に関するアンケート調査＊を実施しました。私たちはこの結果から、次のような「医師が元気に働くための7カ条」を提案させていただきます。また、別に、「勤務医の健康を守る病院7カ条」も提案させていただいております。

　病院での組織的な改善とともに、医師自らが、ご自分の健康を守っていくことも今後は求められます。

　なお、日本医師会でも、勤務医の医師賠償責任保険の制度化や女性医師バンクを創設して参りました。また、今後も勤務医の労働環境の整備のため、医師不足・偏在の是正等を図るための財源の確保や医師確保対策等を行政に働きかけ続けていきます。

＊調査結果の詳細は、日本医師会HP（http://www.med.or.jp/kinmu/）からダウンロードできます。

医師が元気に働くための7カ条

1 睡眠時間を充分確保しよう
最低6時間の睡眠時間は質の高い医療の提供に欠かせません。
患者さんのために睡眠不足は許されません。

2 週に1日は休日をとろう
リフレッシュすればまた元気に仕事ができます。
休日をとるのも医師の仕事の一部と考えましょう。

3 頑張りすぎないようにしよう
慢性疲労は仕事の効率を下げ、モチベーションを失わせます。
医療事故や突然死にもつながり危険なのでやめましょう。

4 「うつ」は他人事ではありません
「勤務医の12人に1人はうつ状態」。
うつ状態には休養で治る場合と、治療が必要な場合があります。

5 体調が悪ければためらわず受診しよう
医師はとかく自分で診断して自分で治そうとするもの。
しかし、時に判断を誤る場合もあります。

6 ストレスを健康的に発散しよう
飲んだり食べたりのストレス発散は不健康のもと。
運動（有酸素運動や筋トレ）は健康的なストレス発散に最も有効です。
週末は少し体を意識的に動かしてみましょう。

7 自分、そして家族やパートナーを大切にしよう
自分のいのち、そしてかけがえのない家族を大切に。
家族はいつもあなたのことを見守ってくれています。

日本医師会　勤務医の健康支援に関するプロジェクト委員会

1 睡眠時間を充分確保しよう

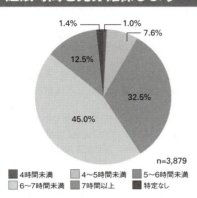

n=3,879
- 4時間未満 1.0%
- 4～5時間未満 7.6%
- 5～6時間未満 32.5%
- 6～7時間未満 45.0%
- 7時間以上 12.5%
- 特定なし 1.4%

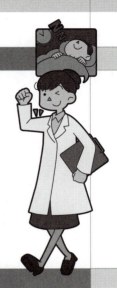

調査によれば、平均睡眠時間が6時間未満の勤務医は41%（20歳代では63%）を占めました。【図】病床数が増えれば増えるほど、睡眠時間6時間未満の医師が増えました。しかし、睡眠時間の短縮は疲労感を翌日に残すことになり、診療にも影響を与えているはずです。あなたの睡眠は患者さんのためにも必要なのです。

2 週に1日は休日をとろう

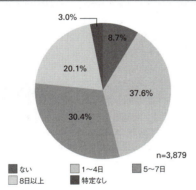

n=3,879
- ない 3.0%
- 1～4日 37.6%※
- 5～7日 30.4%
- 8日以上 20.1%
- 特定なし 8.7%

調査によれば、休日が月に4日以下の勤務医は46%（20歳代では76%）を占めました。【図】この傾向は、病床数が増えれば増えるほど強くなり、500床以上の病院では61%を占めています。当然のことですが、休日のない労働は仕事の効率を低下させ、ミスの発生も多くなります。せめて週に1日は休日をとり、リフレッシュして、また仕事に戻りましょう。

3 頑張りすぎないようにしよう

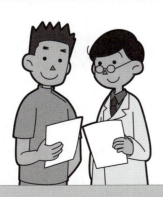

医師はもともと責任感が強く、頼まれればイヤと言えず、多少の疲れや睡眠不足があっても頑張り抜く、という医師像を描いて医師になったものです。頑張ることはとても大事ですが、頑張りすぎないようにしましょう。当然ですが、慢性疲労の状態からさまざまな病気を引き起こしたり、あってはならないことですが、突然死や過労死の原因にもなりかねません。そればかりではなく、慢性疲労は、医療事故や医療過誤の大きな原因にもなります。あなた自身のため、患者さんのため、病院のため、頑張りすぎないようにしましょう。

Ⅱ 心理社会的要因への対応

4 「うつ」は他人事ではありません

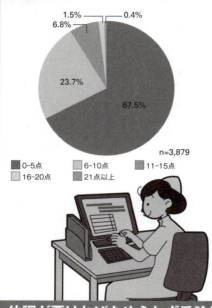

n=3,879
- 0–5点
- 6–10点
- 11–15点
- 16–20点
- 21点以上

調査では、8.7%の勤務医（約12人に1人に相当します）が、広い意味での「うつ状態」と評価されました。（日本語版QIDS-SR-J使用、11点以上）広い意味でのうつ状態とは、うつ病・軽いうつ病・不安その他の情緒状態などを含んでいます。逆にこの質問票で「特に問題ない」と評価された勤務医は68%でした。【図】

うつ状態には休養で治る場合もありますし、うつ病以外の不安状態などの情緒状態も含まれますが、抗うつ薬での治療が必要な場合も含まれます。質問票で16点以上は、ほぼ休職や薬物療法が必要なうつ病と想定されますが、本調査では1.9%がこれに該当しました。すぐにでも休職や薬物療法が必要な勤務医が50人に1人いるということになります。ぜひとも、あなた自身がうつ状態やうつ病ではないかと疑って、改めてスクリーニングテストを受けたり専門医に気軽に相談してみてください。また、同僚に支援が必要な人がいれば、アドバイスしてあげてください。

5 体調が悪ければためらわず受診しよう

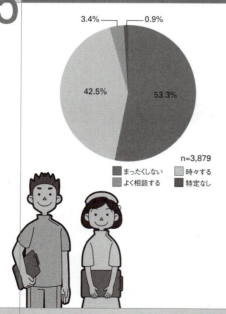

n=3,879
- まったくしない
- 時々する
- よく相談する
- 特定なし

調査によれば、勤務医の21%は自身を「健康ではない」と回答しています。また、自身の体調不良について、53%の医師は、他の医師には全く相談しないでご自分で対応しているようです。【図】医師はとかく、自分で診断して自分で治そうとするものですが、病気のことをよく知っていて「自分で対応に自信がある（約60%）」ということ以外の理由もあるようです。たとえば、「同僚に知られたくないから（約12%）」とか「自分が弱いと思われそうだから（約7%）」とか「勤務評定につながる恐れがあるから（約3%）」などです。

性差で言えば、男性医師のほうが女性医師よりも、「自分で対応に自信がある」と回答する勤務医がやや多かったです。（64% vs. 51%）しかし、あなたの健康は、自分のためばかりでなく、家族のため、患者さんのため、そして地域のためでもあるのです。とかく自分で判断すると、冷静さを失ったり判断を誤ったりするものです。体調が悪ければためらわず、同じ病院でも異なる病院でもかまいませんから、他の専門医を受診してください。

6 ストレスを健康的に発散しよう

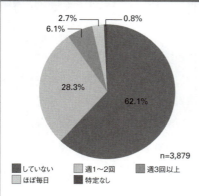

n=3,879
- していない 62.1%
- 週1〜2回 28.3%
- 週3回以上 6.1%
- ほぼ毎日 2.7%
- 特定なし 0.8%

調査では、勤務医の喫煙率は約14％（男性医師：女性医師＝約16％：約5％）、ほぼ毎日飲酒している勤務医は27％にのぼります。また、「最近やや食べ過ぎている」や「満腹になるまで食べる」と答えている医師は約23％にのぼりました。それに対して、週3回以上30分以上の有酸素運動を取り入れている勤務医は9％にすぎず、まったく運動していない勤務医は62％にのぼりました。【図】

今は誰もがストレスを感じている社会ですが、そのストレス発散の方法として、過食や飲酒は望ましくありません。ストレス発散には運動（有酸素運動や筋トレ）が最も有効です。階段を昇るようにしたり、帰り道で遠回りして歩いて帰ったり、週末には外出するかスポーツジムなどで有酸素運動や筋トレなどをしてみてください。

7 自分、そして家族やパートナーを大切にしよう

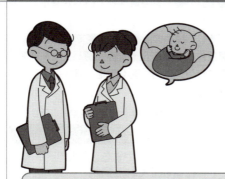

最後になりましたが、これはとても大切なことです。あなたの健康を管理したり、適切にフィードバックしてくれるのは、まずは家族やパートナーです。家族やパートナーはいつもあなたのことを見守っています。あなたが充実した毎日を送ってくれることを望んでいますが、それ以上に、あなたが健康で楽しそうに毎日を送ることを願っています。そんな身近にいる家族やパートナーを大切にしましょう。

日本医師会　勤務医の健康支援に関するプロジェクト委員会

委員長：保坂　　隆（東海大学医学部教授）
委　員：赤穂　理絵（都立駒込病院神経科医長）
　　　　木戸　道子（日本赤十字社医療センター第二産婦人科副部長）
　　　　後藤　隆久（横浜市立大学大学院医学研究科教授）
　　　　中嶋　義文（三井記念病院神経科部長）
　　　　平井　愛山（千葉県立東金病院院長）
　　　　松島　英介（東京医科歯科大学大学院医歯学総合研究科准教授）
　　　　吉川　　徹（労働科学研究所副所長）
　　　　和田　耕治（北里大学医学部衛生学・公衆衛生学講師）

（委員：五十音順）

II 心理社会的要因への対応

資料2

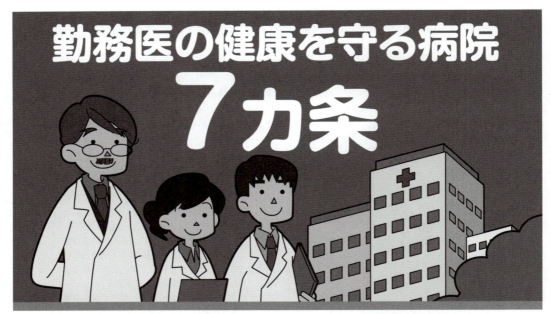

　勤務医の健康支援に関する委員会では、2009年2月に病院に勤務する医師会員1万人を無作為に抽出し、勤務医の健康に関するアンケート調査＊を実施しました。私たちはこの結果から、次のような「勤務医の健康を守る病院7カ条」を提案させていただきます。また、別に、「医師が元気に働くための7カ条」も提案させていただいております。
　病院での組織的な改善は、医師のためにも、そして患者のためにも必要です。
　なお、日本医師会でも、勤務医の医師賠償責任保険の制度化や女性医師バンクを創設して参りました。また、今後も勤務医の労働環境の整備のため、医師不足・偏在の是正等を図るための財源の確保や医師確保対策等を行政に働きかけ続けていきます。

＊調査結果の詳細は、日本医師会HP（http://www.med.or.jp/kinmu/）からダウンロードできます。

勤務医の健康を守る病院7カ条

1 医師の休息が、医師のためにも患者のためにも大事と考える病院
必要な睡眠時間や少なくとも週1回の休日がとれる体制が必要です。

2 挨拶や「ありがとう」などと笑顔で声をかけあえる病院
挨拶から始まる良好な人間関係こそが職場の財産です。

3 暴力や不当なクレームを予防したり、組織として対応する病院
事例の多くは組織的対策により予防や早期解決が可能です。

4 医療過誤に組織として対応する病院
医師個人の責任ではなく、組織としての対応が医師・患者に必要です。

5 診療に専念できるように配慮してくれる病院
業務の効率化・補助者の導入などで負担が減ると、診療の効率もあがります。

6 子育て・介護をしながらの仕事を応援してくれる病院
柔軟な勤務時間、妊娠・育児中の勤務軽減、代替医師の確保が望まれています。

7 より快適な職場になるような工夫をしてくれる病院
清潔な仮眠室や休憩室、軽食がすぐに食べられると元気がわきます。

日本医師会　勤務医の健康支援に関するプロジェクト委員会

資料２：勤務医の健康を守る病院７カ条

1 医師の休息が、医師のためにも患者のためにも大事と考える病院

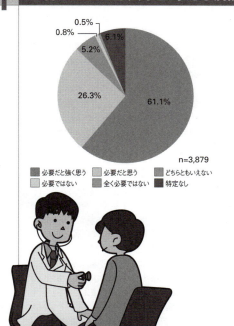

- 必要だと強く思う 61.1%
- 必要だと思う 26.3%
- どちらともいえない 5.2%
- 必要ではない 0.8%
- 全く必要ではない 0.5%
- 特定なし 6.1%

n=3,879

調査からは、「少なくとも週1日の休日と年次有給休暇が取れるようにする」に関しては89%の医師が「必要だと思う」と回答し、「医師に必要な休憩時間や仮眠時間が取れるような体制」に関しては同様に87%の医師が「必要だと思う」と回答しています。【図】

調査では、6時間未満の睡眠時間の勤務医は41%を占め、休日が月に4日以下の勤務医は46%を占めました。この傾向は、病床数が増えれば増えるほど強くなり、500床以上では61%を占めています。当然、睡眠時間の短縮や、休日が確保できない状況では疲労感を翌日に残すことになり、診療にも影響を与えます。結果的には医療過誤や医療事故にもつながる可能性が高くなります。

医師の能力や病院の機能を充実させるためにも、交替勤務など医師への休暇や休養に配慮した勤務制度が必須です。また働きすぎの医師に対しては、休養をとることを義務づけましょう。

2 挨拶や「ありがとう」などと笑顔で声をかけあえる病院

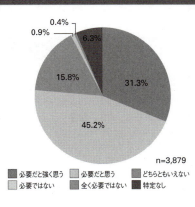

- 必要だと強く思う 31.3%
- 必要だと思う 45.2%
- どちらともいえない 15.8%
- 必要ではない 0.9%
- 全く必要ではない 0.4%
- 特定なし 6.3%

n=3,879

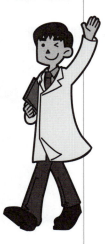

職員同士が「おはよう」「おつかれさま」と自然に声をかけあうとしたら、その病院の職場環境はとてもいいものになるでしょう。調査でも77%の医師が、互いに積極的に挨拶をし、良好な人間関係を保つことが必要だと答えています。【図】

このように職員同士、職員と病院長の距離が近づけば、日頃のちょっとしたことを話すことができ、病院長にとっても職員ひとりひとりの体調に気づく機会が増えます。

207

Ⅱ　心理社会的要因への対応

3　暴力や不当なクレームを予防したり、組織として対応する病院

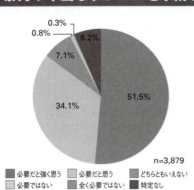

n=3,879
- 必要だと強く思う 51.5%
- 必要だと思う 34.1%
- どちらともいえない 7.1%
- 必要ではない 0.8%
- 全く必要ではない 0.3%
- 特定なし 6.2%

　調査によれば、「院内暴力や暴言・暴力の防止対策がある」に関しては、86％の医師が「必要だと思う」と回答しています。【図】
　また調査によれば、勤務医の2人に1人は、この半年間で1回以上（1〜3回39％、4回以上5.4％）、患者さんや家族から不当なクレームやトラブルを経験しています。病床数が多ければ多いほど、この傾向が強いことがわかりました。病院長が思っている以上に、院内での暴言や暴力は現場でおきています。早急に対策の必要性について検討してください。

4　医療過誤に組織として対応する病院

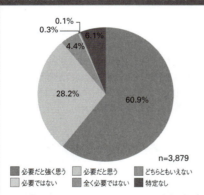

n=3,879
- 必要だと強く思う 60.9%
- 必要だと思う 28.2%
- どちらともいえない 4.4%
- 必要ではない 0.3%
- 全く必要ではない 0.1%
- 特定なし 6.1%

　調査によれば、「医療事故に関する訴えがあった時には組織的に対応し、関係者が参加して、医師個人の責任に固執しない再発防止策を進める」に関しては、89％の医師が「必要だと思う」と回答しています。【図】
　実際、近年の医療訴訟の増加の中には、主治医が個人として訴訟の対象になることも増えてきています。これらに対して、病院が組織として主治医を守ってくれる体制があれば当該医師だけでなく、他の勤務医にとっても安心感が増し、病院のためによい仕事をしてくれるようになります。そして万一事故が起きた場合でも医師個人の責任に固執しない再発防止策を進める姿勢が、勤務医からは強く望まれているようです。

5　診療に専念できるように配慮してくれる病院

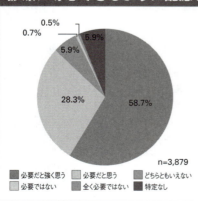

n=3,879
- 必要だと強く思う 58.7%
- 必要だと思う 28.3%
- どちらともいえない 5.9%
- 必要ではない 0.7%
- 全く必要ではない 0.5%
- 特定なし 5.9%

　調査によれば、「記録や書類作成の簡素化、診療補助者の導入等を進め、医師が診療に専念できるようにする」に関しては、87％の医師が「必要だと思う」と回答しています。【図】
　実際、最近では医師が書かなければいけない書類などが多くなってきています。しかし、医師でなければできないことを優先してもらうのが、患者さんのためにも、あるいは病院の医療経済からみても一番効率的です。電子カルテや診療補助者の導入等、医師が安心して診療に力を注げるシステムの導入は、勤務医からも望まれています。

6 子育て・介護をしながらの仕事を応援してくれる病院

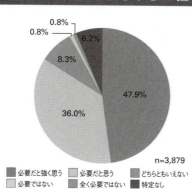

n=3,879

■ 必要だと強く思う　■ 必要だと思う　■ どちらともいえない
■ 必要ではない　■ 全く必要ではない　■ 特定なし

調査によれば、「女性医師が働き続けられるように産休・育休の保障や代替医師の確保をし、時短勤務体制の導入、妊娠・育児中の勤務軽減、育休明けの研修等を充実させる」に関しては、84%の医師が「必要だと思う」と回答しています。【図】

女性医師は今後ますます増えてきてさらに重要な役割を担ってきます。また、男性医師も子育てや介護と仕事の両立を目指す人が増えてきています。産休・育休の保障だけでなく、復職の際には、育児中の勤務軽減、育休明けの研修等を充実させることが必要なことは言うまでもありません。さらに他の医師に対する負荷が大きくならないよう代替医師を確保するなど不公平感をもたせないことも大切です。医師を大事にする病院には自然と医師が集まってくるという報告もあります。

7 より快適な職場になるような工夫をしてくれる病院

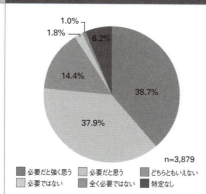

n=3,879

■ 必要だと強く思う　■ 必要だと思う　■ どちらともいえない
■ 必要ではない　■ 全く必要ではない　■ 特定なし

調査によれば、約8割の勤務医が院内に明るくきれいで快適な休憩室や当直室の確保を望んでいることがわかりました。また、約8割の勤務医が院内でバランスのとれたおいしい食事や軽食が取れるように望んでいることもわかりました。【図】

清潔な休憩室や仮眠室の確保や、健康を考えたおいしい食事が院内で摂れるといった、ちょっとした環境作りによって、勤務医たちの疲労回復につながり、元気で健康的に仕事ができるようになるのです。

どの医師にもそれぞれの志があります。しかし、病院側が働きがいのある病院作りをしないとその志は折れてしまうことがあります。継続して働きやすい病院作りをするということが診療レベル向上のためにも求められています。

日本医師会　勤務医の健康支援に関するプロジェクト委員会

委員長：保坂　　隆（東海大学医学部教授）
委　員：赤穂　理絵（都立駒込病院神経科医長）
　　　　木戸　道子（日本赤十字社医療センター第二産婦人科副部長）
　　　　後藤　隆久（横浜市立大学大学院医学研究科教授）
　　　　中嶋　義文（三井記念病院神経科部長）
　　　　平井　愛山（千葉県立東金病院院長）
　　　　松島　英介（東京医科歯科大学大学院医歯学総合研究科准教授）
　　　　吉川　　徹（労働科学研究所副所長）
　　　　和田　耕治（北里大学医学部衛生学・公衆衛生学講師）

（委員：五十音順）

医師の健康支援のための職場改善チェックリストを日医HP（http://www.med.or.jp/kinmu/）に掲載しておりますので、ご活用下さい。

Ⅲ 生物学的要因への対応

Ⅲ　生物学的要因への対応

1　総論－医療従事者を感染症から守るために

1　感染成立のための3つの要件

　医療従事者を感染症から守るためには、感染成立の3つの要件である①感染源、②感染経路、③免疫が無い（宿主の感受性）をもとに考えるとよいでしょう（図1）。これら3つすべてが、「ほぼ同時に」揃った場合に感染が成立します。逆にいうと、「ほぼ同時に」揃わないようにそれぞれに対策をとることになります。

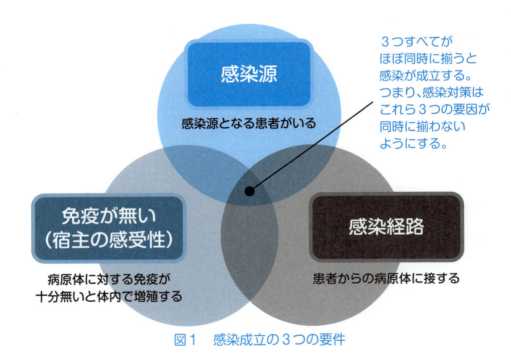

図1　感染成立の3つの要件

2　感染源対策

　感染源となるのは、感染している人です。対策としては、感染している可能性のある患者を、できるだけ早く発熱や発疹、渡航歴などから特定します。そして、咳エチケットとしてのマスク装着を促し、接する機会をできるだけ減らし、空間的に分離した場所で診察します。しかし、不顕性感染も考慮すると、すべての感染源となりうる患者を特定することは容易ではありません。

3 感染経路対策

　医療機関で医療従事者を感染から守るために考慮すべき感染経路には、①接触感染、②飛沫感染、③空気感染があります。

　接触感染とは、感染者との接触や感染者から排出された病原体を含む飛沫（しぶき）などの体液が、環境中の物に付着して、健康な人の手や物を介して口や目の粘膜から体内に入ることにより感染する経路です。基本となる対策は、こまめな手洗い（手指衛生）と単純ですが、全職員に徹底することは容易ではありません。また、人は無意識に口や鼻に触れるため、顔をできるだけ触らないということも啓発する必要があります。接触感染は、職員の感染だけでなく、患者間の感染も引き起こすため、患者や訪問者にも手洗いの徹底が求められます。

　飛沫感染とは、咳、会話などの際に飛び出す飛沫を直接浴びたり、吸い込んだりすることによって、その中に含まれている病原体に感染する経路です。代表的な感染症としては、インフルエンザや風疹が挙げられます。多くの飛沫は患者から1～2メートル程度しか飛ばないことから、患者との距離をあけることが対策となります。また、サージカルマスクの装着も対策の一つとして考慮されます。

　空気感染は、病原体を含んだ飛沫が水分の蒸発などで乾燥し、空気中に浮遊した目に見えない飛沫核を吸入して感染する経路です。代表的な感染症としては、結核や麻疹があります。対策としては、患者と接するときや空気感染患者の病室に入室する際には、N95マスクを装着することです。また、1時間当たり6～12回の換気をすることができるような空気感染隔離ができる部屋に収容することが求められます。

4 免疫を得る対策（宿主の感受性対策）

　免疫を得るためには、ワクチン接種と日頃の健康管理が求められます。

　感染リスクに応じて、必要なワクチン接種を行います。風疹や百日咳など抗体検査や既往歴などを確認して、追加のワクチン接種を行うことで万全な対策ができます。一方で、インフルエンザのワクチンは、接種をしたからといって、感染や発症を防ぐための効果は限定的です。しかし、医療従事者はリスクを減らすためにも、インフルエンザワクチンを接種することが強く勧められます。

　感染しても発症しないよう抵抗力を高めるために、運動、栄養、休養が重要です。新型インフルエンザ流行といった有事の際にも、過重労働にならないようにするなどの対策を産業保健職から発信します。

5 産業保健の観点からの感染症対策で留意すべきこと

　産業保健上の感染症対策の多くは、感染管理チームのゴールと一致します。しかし、活

Ⅲ　生物学的要因への対応

動の重心が、患者さんを守るという方向にやや振れていることもありますので、そうした場合には、職員を守るという視点を共有し、協働して対策を行うことが求められます。

　我々は職場以外にも生活の場で感染することがあります。特に冬場のインフルエンザウイルスやノロウイルスへの感染は、職場でも家庭でも起こり得ます。多くの医療機関では、ある職員にインフルエンザ様症状が出ても急な職員の代わりが見つかりません。しかし、発熱しても無理して出てくることは、絶対に避けるべきです。発熱などの症状があれば、安心して休めるような体制を組むことを提言することも産業保健の観点から重要と言えます。

　本章では、上述の感染予防の考え方を前提に、次のような個別項目ごとの対策ポイントを取り上げました。

　まず、頻度が高く、そして感染した場合の影響が大きい「針刺し切創・血液体液ばく露」において、まず何を行うかのエッセンスを取り上げました（Ⅲ-2）。次に、結核や新型インフルエンザなどに対しての、「感染症対策としての呼吸用防護具」（Ⅲ-3）をまとめました。N95マスクのフィットテストは、平時より取り組んでおきたい対策の一つです。

　「インフルエンザ・新型インフルエンザ対策」（Ⅲ-4）では、季節性と新型の両者を取り上げます。新型インフルエンザ対策の基本は、平時からの季節性インフルエンザ対策を十分に行うことです。平時にできないことは有時にもできません。また、「結核対策」（Ⅲ-5）については、患者の高齢化が進むなかで、今後も患者から医療従事者に感染する可能性があります。ここでは普段からの予防だけでなく、患者とばく露した者の積極的疫学調査、行政との連携についてまとめました。さらに「ノロウイルス対策」（Ⅲ-6）については、あっという間に感染拡大するため平時と流行時の有事の対策をまとめました。

　最後に、「医療従事者に必要な予防接種」（Ⅲ-7）をまとめました。予防接種や抗体検査はコストがかかりますが、一たび発生してしまうと、医療従事者にも患者にも大きな影響を与えます。

医療機関内での横断的な連携による産業保健活動

　医療機関での産業保健の難しさは、様々な課題に専門性が求められることです。病院の規模にもよりますが、それぞれを専門とする医師や看護師がいる場合には連携をすることも可能です。

　例えば、感染対策では、感染管理を専門とした看護師がいる医療機関も増えており、産業保健スタッフと連携して産業保健活動を行っている医療機関もあるようです。メンタルヘルスでは、非常勤の精神科医との連携や、心理カウンセラーを採用するといったこともあります。

　これまでにも、良好な連携事例は多くあり、その中からいくつかをご紹介します。

　沖縄県の民間病院（職員約800人）では、感染管理担当の看護師が衛生管理者の資格を取得し、衛生委員会のメンバーとして職場巡視も行っています。感染管理委員会と衛生委員会で職員のワクチン接種と抗体価を共有し、理事会に対してワクチン接種の費用負担

1. 総論－医療従事者を感染症から守るために

についての申し入れを行っています。ワクチン接種は、産業医、感染管理看護師、経理課のコアメンバーで実施しており、麻疹の流行を受けて、感染管理委員会から産業医に連絡があり、すでに予定されていた麻疹ワクチンの接種を早めることについて意見を求めたりするなど連携をして、院内での対策を推進しています。

宮城県の公立病院（職員数約1,100人）では、産業医（呼吸器内科医）と感染管理室が連携し、結核の接触者検診とハイリスク部門職員のQFT測定を行っています。また、ワクチン接種にも産業医が参画するなど、産業医と感染管理室の関係が診療面でも良好で、産業保健においても連携が図れています。

神奈川県の公立病院（約400床）では、感染管理看護師が安全衛生委員会のメンバーとなっています。B型肝炎ワクチンプログラムの推進、結核対策（QFT測定）、麻疹、風疹、ムンプス、水痘の抗体価測定が職員全員に実施できるようになりました。今では、感染管理看護師が、健康診断などの対応も産業医と共に行っており、産業看護職としても活躍するようになったそうです。

このように、産業保健の担当者が他部門に産業保健への参画を求めることだけでなく、他部署の事業にも積極的に関与することが求められます。

産業医については、心理社会的要因にはメンタルヘルスが分かる医師、生物学的要因では感染症が分かる医師、放射線防護に対しては放射線科の医師、化学物質は病理医、健康管理や過重労働面談は健診担当の医師など、複数選任して役割分担をし、一人あたりの業務量が多くなりすぎないようにする病院としての工夫がすでに始まっています。そこに、全体的な実施の支援をする産業看護職、事務職がいて、さらには産業保健活動の統括が必要であれば副院長レベルの関与もあるでしょう。こうした協働が病院全体として安全で働きやすい環境作りをさらに進めることにもなります。

（国際医療福祉大学医学部公衆衛生学・医学研究科・和田耕治）

Ⅲ 生物学的要因への対応

針刺し切創・血液体液ばく露に関する基本知識と罹患防止対策

対策の必要性

（1）血液媒介病原体による職業感染

　血液・体液は無菌的にみえても急性・慢性肝炎の原因となるＢ型肝炎ウイルス（HBV：Hepatitis B Virus）やＣ型肝炎ウイルス（HCV：Hepatitis C Virus）、AIDSを引き起こすヒト免疫不全ウイルス（HIV：Human Immunodeficiency Virus）などの血液媒介病原体が含まれていることがあります。患者の血液や体液の中に含まれる病原体が、注射針やメスなどの鋭利な器材による針刺し切創、傷のある皮膚や粘膜を介して体内に侵入して感染を生じることが知られています。血液・体液を介して伝播する病原体（以下、血液媒介病原体）は細菌、ウイルス、原虫など多岐にわたります。

　医療機関では、HBV,HCV,HIVの３病原体が、職業感染を生じる病原体として注目されています。血液媒介病原体による職業感染は、医師や看護師など日常的に患者の血液や体液を取り扱う医療従事者だけでなく、他人の血液や体液にばく露する可能性のある職種（警察官、介護士など）にも生じることがあります。

　1980年代に、HIV/AIDSの発見を契機として「患者の血液・体液は感染源になる」という認識が世界的に高まりました。また、HBVの研究が進み、Ｂ型肝炎ウイルスワクチンが開発され、欧米やHBVの流行地でのＢ型肝炎ワクチン接種の推奨・義務化が進みました。1989年年には、長く術後肝炎として知られていた非Ａ非Ｂ肝炎の原因として新しくＣ型肝炎ウイルスが発見されます。血液・体液を介する医療従事者のこれらの病原体へのばく露予防への関心が高まり、手袋着用を推奨した標準予防策や感染経路別予防策など、科学的根拠に基づく職業感染予防に関する感染管理技術がこの20年で多くの職場で浸透してきました。

　しかし、血液媒介病原体による重篤な職業感染事例は依然として発生していています。地方公務員安全衛生推進協会が公表している「公務災害の現況」では、公務上で医療従事者が肝臓疾患に罹患したと認定された件数は過去５年間（平成24-28年）で医師50名、看護師69名にのぼります（表１）。肝臓疾患の詳細は未公表ですが、HBV、HCV等の血液媒介病原体による急性・慢性肝炎などが含まれます。また、同様の統計では、職業感染の機会となる針刺し切創等を含む医師・看護師の業務上の負傷は、毎年3,000件以上が公務災害として認定されています。これらは公務員のみの統計ですので、医療法人や独立行政法人など民間の医療機関の労働災害の統計は含まれていません。なお、医師の公務災害認定は千人率で37.96件となっていて、清掃業務員29.77件、調理員23.62件、警察官21.53件より高く、年々増加傾向です。針刺し切創等の負傷の認定件数が増加しているからと考えられます。

2. 針刺し切創・血液体液ばく露に関する基本知識と罹患防止対策

表1 医師・看護師の公務災害認定事由別件数（抜粋）の推移（地方公務員のみ）[*1]

			H24	H25	H26	H27	H28	5年間合計
負傷	負傷[*2]	医師	621	685	775	814	856	3,751
		看護師	2,213	2,372	2,276	2,535	2,429	11,825
負傷による疾病（抜粋）	肝臓疾患	医師	16	11	13	5	5	50
		看護師	20	14	22	6	7	69
	呼吸器疾患	医師	28	6	6	3	3	46
		看護師	114	81	48	11	31	285

＊1　公務災害の現況〜平成28年度認定分〜（地方公務員安全衛生推進協会、平成30年3月）
＊2　負傷のうち自己の職務遂行中による負傷。出張中、赴任中、出退勤途上等を含まない

　職業感染制御研究会の調査（2009）によれば、100稼働病床数あたり平均年6.3件の針刺し切創が発生しています。厚生労働省の許可病床約150万床のうち、療養型・精神病床等約60万床を除いた一般急性期病院90万床で血液・体液を取り扱う医療行為が行われているとすると、単純推計値でも針刺し切創は年間5万6,700件も発生している計算になります。また、針刺し切創は基本的に自己申告であり、未報告件数を考慮すれば、実際の発生件数はこれらの数字よりも多いと考えられます。

　HIV/AIDSについては、米国では2001年6月までに57名のHIV職業感染の確定が報告され、職業感染可能性事例は137名にのぼります（米国はHIVへのばく露後予防内服が確立してから、新規の職業性のHIV感染は激減しています）。日本でも漸増するHIV/AIDS患者の流行状況から、医療従事者のHIVへの職業感染予防の重要性がますます高まっています。

　なお、本稿では最近の職業感染対策の動向を踏まえ、「針刺し事故」を「針刺し切創」または単に「針刺し」と呼びます。

（2）血液媒介病原体への感染リスク

　血液媒介病原体への感染リスクは、ばく露量やその経路によって異なります。また、感染源である病原体の感染性の強さやばく露を受ける医療従事者の免疫能、ばく露後に行われる感染予防の治療内容なども影響します。表2にはばく露源となる血液媒介病原体への感染リスクをまとめました。

表2 血液媒介病原体への感染リスク

ばく露源によるリスク	
最も感染リスクが高い	血液
感染リスクが高い	母乳、羊水、脳脊髄液、腹水、胸水、関節液、精液、膣分泌物、歯科での唾液、血液に汚染されたあらゆる体液、固定されていない臓器や細胞など
感染リスクは比較的低い	唾液、喀痰・気道分泌液、尿、便、嘔吐物、涙液、汗
ばく露経路やばく露様式によるリスク（器材、ばく露部位）	
リスク高	使用後の中空針や血管内留置針（血液の付着を視認）、針刺し切創・とくに深い刺傷

217

リスク中	縫合針、擦過創
リスク低	粘膜、皮膚損傷部位へのばく露　（ばく露量 多 ＞ 少）
非ばく露者に感受性がある場合、経皮的ばく露による抗体陽転のリスク	
	HIV：0.3%、粘膜ばく露0.09%
	HBV：6-30%　（HBs-Ag（＋）23-37%、HBe-Ag（＋）37-66%）
	HCV：1.8%、日本の厚労省研究班の疫学データでは1.4%(1996-1998)

（3）針刺し切創サーベイランスとエピネット日本版

　各職場における血液媒介病原体による職業感染リスクの評価のためには、①ばく露リスク場面の洗い出し、②ばく露リスクの高い作業者群の特定、③リスクの大きい作業と実施可能な予防対策の整理、④サーベイランスや事例分析を利用した優先対策の検討、⑤作業チーム・グループによる実施可能策の提案による評価などが必要です。したがって、これらのステップを踏みながら、ばく露リスクを評価し、針刺し切創予防策を検討します。

　ばく露調査には定型の書式を用いることが有用です。針刺し切創のサーベイランスに用いられている国際的な報告書式に、米国バージニア大学のJanine Jagger教授らによって開発されたEPINet™があります。EPINet™はExposure Prevention Information Networkの頭文字から名づけられ、文字通り「ばく露予防」のための「情報」を「ネットワーク」化して対策に生かすことがねらいとして開発されました。日本では職業感染制御研究会により翻訳改訂され、「エピネット日本版」として1997年に公開されました。エピネット日本版は2018年3月に最新版「エピネット日本版報告書式（version5.0　A：針刺し・切創報告書、B：皮膚・粘膜曝露報告書）」に改訂され、近年の手術部でのばく露事例の増加に対応して、エピネット日本版手術部版報告書式（version2.0　AO：針刺し・切創報告書/手術部用、BO：皮膚・粘膜曝露報告書/手術部用）も開発されました。これらの報告書式の情報を電子情報として入力し、簡単な単純集計が可能なツールとしてMicrosoft Accessで作成された入力・分析ソフト「Episys401」が職業感染制御研究会のホームページから無料で入手できます（職業感染制御研究会　http://jrgoicp.umin.ac.jp/）。

　エピネット日本版による解析により、日本での針刺し切創のリスクが明らかになっています。例えば、採血関連の針刺しの約半数は病室で発生していて、病室で発生した針刺しのうち77%はリキャップか廃棄する過程での発生です（図1）。したがって、リキャップ禁止の手技を周知し、すぐに捨てられる廃棄環境を整備することで、採血時の針刺し切創の多くを防止することができると指摘され、これらの研究結果は、院内感染対策のガイドライン開発などの基礎情報となっています。

2. 針刺し切創・血液体液ばく露に関する基本知識と罹患防止対策

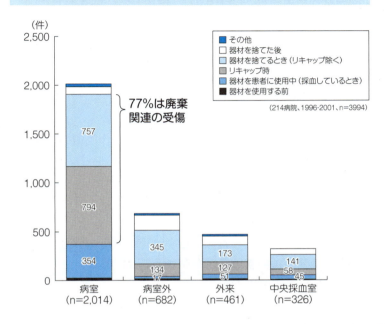

図1　採血時の針刺し切創の発生場所と発生状況（2001－2006）

2 とるべき対策

（1）血液媒介病原体への職業感染の予防原則

　必要な予防対策は、血液や体液へのばく露の回避、厳密な感染症管理、標準化予防策の遵守、B型肝炎の予防接種、そして職業ばく露が発生したときの迅速な対応などです。針刺し切創対策を包括的に院内ですすめるため、院内の感染対策チームと産業医等の安全衛生委員会が協力してすすめます。その際、平成17年2月の通達「医療施設における院内感染の防止について」（厚生労働省、平成23年に改正）は重要です。この中では、職業感染防止の項目で針刺し切創防止に関して、少なくとも3つの対策が掲げられています（表3）。

表3　院内感染の防止における職業感染防止について（厚労省通知）

1）使用済みの注射針に再びキャップするいわゆる「リキャップ」を原則として禁止
2）注射針専用の廃棄容器等を適切に配置する
3）診療状況等必要に応じて、針刺しの防止に配慮した安全器材の活用を検討する

「医療機関における院内感染対策について」（平成26年12月19日、医政地発1219第1号）

Ⅲ　生物学的要因への対応

　現場での対策では、より具体的なガイドが有用です。表4には、針刺し防止のためのチェックポイント15を示しました。それぞれのチェックポイントがイラストとともに解説されているので（図2）、わかりやすい指導ポイントは研修に役立ちます。現在、多くの安全装置つき医療器材が利用されていますので、使用方法に関するトレーニングが必要（チェックポイント9〜10）で、新人教育、中途採用者教育時などで取り入れます。

表4　針刺し防止のためのチェックポイント15

＜A　針刺し防止の心得＞チェックポイント1〜4
　□1：すべての血液・体液は感染源になる
　□2：針を持ったまま、他の動作を行わない（同時操作回避の原則）
　□3：使用後の針は手渡ししない
　□4：あわてないで冷静に取り組む（ひと呼吸の原則）
＜B　安全な作業環境の確保と準備＞チェックポイント5〜8
　□5：作業に適した明るさを確保する
　□6：ゆとりある作業スペースを確保する
　□7：採血や点滴業務が集中することを避ける
　□8：患者と共同作業者の協力を得る
＜C　安全器材の活用原則＞チェックポイント9〜10
　□9：安全器材を使用する
　□10：安全装置を正しく作動させる
＜D　安全な廃棄の原則＞チェックポイント11〜14
　□11：リキャップをしない
　□12：使用後の注射器は使用者がすぐにその場で廃棄する（使用者廃棄の原則）
　□13：安全医療（耐貫通性）廃棄容器を携行する
　□14：専用の廃棄容器は満杯になる前に交換する
＜E　報告（ばく露後の対応）＞チェックポイント15
　□15：針刺し切創、血液・体液ばく露事例は必ず報告する

（「病院等における災害防止マニュアル-針刺し切創防止版-」．東京：地方公務員災害補償基金、平成22年2月から引用）

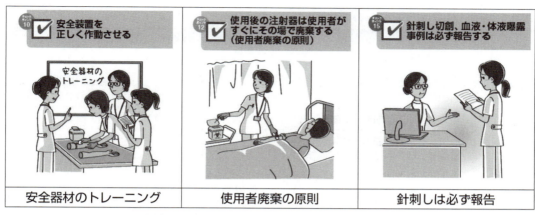

図2　針刺し切創防止チェックポイントの解説イラスト

（病院等における災害防止マニュアル-針刺し切創防止版-．東京：地方公務員災害補償基金、平成22年2月から引用）

（2）ばく露後の感染予防策

　不幸にして針刺しなどで血液・体液にばく露した場合は、直ちに大量の流水でばく露部を洗浄します。このとき、傷口や血を口で吸わないようにします。同意をとって患者の感染症（HCV抗体、HBs抗原、HIV抗体等）の有無を確認し、ばく露後の対応について、医師（専門家）の診察を受けます。ばく露後の対応や治療は、病原体別に対応を行います。

- ☐ HBVは、ばく露後に被災者のHBV抗体の有無と、ばく露源の患者の免疫状態によって、感染予防を行います（表5参照）。成書を参考にしてください。
- ☐ HCVは、確立した有効なばく露後感染予防策はありません。針刺し被災者のHCV抗体が陰性であれば、事故直後、1、3、6ヵ月後および1年後の計5回、HCV抗体、AST/ALTの追跡調査を行います。近年、急性C型肝炎の治療は、これまでのインターフェロン療法を中心とした治療より効果的で、より副作用の少なく安全性の高い抗ウイルス薬（DAA）の利用が主流になりつつあります。経過観察中にHCV-RNAが陽転化すれば、医師と相談の上、治療を開始します。
- ☐ HIVは出来るだけ早期に専門医に相談の上で、ばく露後予防のための抗レトロウイルス薬を服用すべきか相談します。被ばく露者の妊娠の可能性にも配慮が必要ですが、ばく露後予防投与を優先することが一般的です。ツルバダTM（テノフォビル TDF 300mg ＋ エムトリシタビン FTC 200mgの合剤）1錠1日1回とアイセントレスTM（ラルテグラビル RAL 400mg）1錠1日2回を4週間行います。ばく露後の手順等が公開されているので、各施設で定期的に見直します。

Ⅲ　生物学的要因への対応

表5　Ｂ型肝炎ウイルスばく露時の対応

被ばく露者の状況		ばく露源患者の状況	
		血清HBs抗原 陽性	血清HBs抗原 陰性／不明
HBVワクチン未接種		HBIG投与＋HBVワクチン接種	HBVワクチン接種
HBVワクチン接種後	血清抗HBs抗体未確認	抗体価測定結果に応じて対応	経過観察
	血清抗HBs抗体陽性 （10mIU/mL）の記載あり	経過観察	経過観察
	ワクチン2シリーズ接種後 も陰性（non-responder）	HBIG投与2回 （直後および1カ月後）	経過観察

　ばく露後の対応がスムーズにできるように、各施設で針刺し後のマニュアルやフローチャートを作成しておきます。診療所等、24時間以内の対応が難しい場合には、救急病院に転送することをあらかじめ取り決めておきます。カルテを作成し記録に残し、労災の手続きも行います。また、ばく露後の対応、フローチャートの見本等はCDCのガイドラインや、『感染症専門医テキスト』などの成書を参考にします。

さらに学ぼう！

- ●職業感染制御研究会ホームページ
  http://jrgoicp.umin.ac.jp/
- ●病院等における災害防止対策研修ハンドブック－針刺し切創防止版－．東京：地方公務員災害補償基金、平成22年2月.
  http://www.chikousai.jp/boushi/boushi_H21/H21_hospital_handbook.pdf
- ●吉川徹．職業感染．産業安全保健ハンドブック　川崎：労働科学研究所出版
- ●一般社団法人日本感染症学会編．職業感染とその対応：概説、HIV、肝炎ウイルス、結核．感染症専門医テキスト第Ⅰ部解説編．東京：南江堂　P498-510.

（独立行政法人 労働者健康安全機構 労働安全衛生総合研究所・吉川　徹）

3. 感染症対策としての呼吸用防護具

3 感染症対策としての呼吸用防護具

1 なぜ対策が必要か

呼吸器感染症の多くは、飛沫感染や空気感染をするため、それらへの対策はすべての病院に求められます。また、病原性の不明な新興感染症などの流行に対しての備えも、「新型インフルエンザ等対策特別措置法」などで求められています。いまや、N95マスクに代表されるような呼吸用防護具の効果や限界を理解した上で、リスクに即した正しいマスクを選択し、それを正しく装着することができるということが、医療従事者にとって必須と言えます。

2 対策の進め方－感染予防のための産業保健的対策の優先順位

表1に、感染症から医療従事者を守ることを想定した場合の産業保健的対策の優先順位を示しました。最初に優先すべき対策（表1）は、❶有害要因の除去で、これは感染者とのばく露機会を減らすことになります。次に優先すべき対策は、❷換気装置の設置ほか、人の行動に依存しない工学的対策です。一方、❸人の行動に依存する管理的対策があり、咳エチケットや手洗い励行、ワクチン接種などを徹底しましょう。最後に、❹追加的な防護策として、本稿のテーマである防護具があげられます。防護具は扱いが容易ではなく、また外れたり、使用を誤ったりすることが起こりやすいため、あくまでも先の3つの対策を行った上での付加的な対策と考えましょう。防護具に関する労働安全衛生規則の規定を表2に示しました。

表1　感染予防のための産業保健的対策の優先順位

❶有害要因の除去（ばく露の機会を減らす）：感染者の早期特定、外来での別室誘導、病棟での個室対応
❷工学的対策（人の行動に依存しない）：換気装置の設置、感染者と他の患者との間にパーティションを置く
❸管理的対策（人の行動に依存する）：咳エチケット、ワクチン接種など
❹防護具（他の対策を立てた上で行う）：サージカルマスク、N95マスクなど

Ⅲ　生物学的要因への対応

表2　防護具に関する労働安全衛生規則

労働安全衛生規則

第593条　事業者は、…病原体による汚染のおそれの著しい業務その他有害な業務においては、当該業務に従事する労働者に使用させるために、保護衣、保護眼鏡、呼吸用保護具等適切な保護具を備えなければならない。

第596条　事業者は、…保護具については、同時に就業する労働者の人数と同数以上を備え、常時有効かつ清潔に保持しなければならない。

第597条　…労働者は、事業者から当該業務に必要な保護具の使用を命じられたときは、当該保護具を使用しなければならない。

　呼吸用防護具については、マスクの種類とリスクに応じた選択、そして正しい装着方法を学ばなければなりません。医療機関で使用する主なマスクはサージカルマスク、N95マスク、電動ファン付呼吸用防護具（PAPR）の3種類です。表3にはそれぞれの特徴をまとめました。

表3　呼吸用防護具の特徴

		サージカルマスク	N95レスピレーター （DS2規格の防じんマスク）	電動ファン付呼吸用防護具 （PAPR）*
用　途		手術時に自分の唾液が患者の術野に入らないようにする	補足しにくい空気力学径0.3μmの粒子を95％捕捉できる。そのほかのサイズの粒子も十分捕捉できる。	電動ファンとフィルターによって除去した清浄な空気を、着用者に送風する
環境からの 感染の防護		フィルターを通らない空気を吸入するため環境からの感染の防護性は限定的（ただしSARSの流行では効果があったという報告がある）	正しく装着できた場合には防護性は高い（ただし息苦しさを伴うため継続して正しく着用することは困難。弁がついているものは多少息苦しさが少ない）	防護性は高い（息苦しさも少ない）
規　格		わが国にはサージカルマスクの国家検定はない。米国にはFDA（食品医薬品局）による検定がある	米国のNIOSH（国立労働安全衛生研究所）にてN95レスピレーターの検定がある。わが国では国家検定として防じんマスクDS2が同等の規格として存在する	吸気のフィルターとなる吸収缶について国家検定がある
フィットテスト の必要性		不要 （空気の漏れはいずれにせよ生じる）	要	不要
手入れの必要性		不要	不要	必要（消毒とフィルターの交換）、電池の充電
再利用		できない	できない	できる
価　格		1枚約10円〜	1枚約100円〜400円	数万円（約3〜20万円）

（* PAPR：Powered Air Purifying Respiratorの略）

（1）サージカルマスク（不織布製マスク）

　サージカルマスクは、織っていない布という意味の不織布でできています。別名、外科用マスクとも呼ばれるように、手術中に、術野に術者の唾液を飛ばさないことを目的として作られたものです。環境中に存在するウイルスを含む飛沫から自分（術者）を守るとい

224

うことは、本来の目的とは異なりますが、患者と対面する際には、飛沫感染対策の「追加的な手段として」サージカルマスクを着用することが推奨されています。

　サージカルマスクを着用して息を吸い込むと、マスクのフィルターを通して入る空気については、その空気に含まれた飛沫は捕捉されます。しかし、多くの空気は抵抗が少ないマスクと顔のすき間から「漏れて」入ってきます。サージカルマスクも近年の改良により、空気が漏れて入ることが少なくなったマスクも増えてきましたが、構造上に限界があり、過信してはならないということに変わりはありません。

（2）N95マスク

　N95マスクのN95とは、米国のNIOSH（国立労働安全衛生研究所）によるマスクのフィルターの性能を評価した規格です。N95マスクの正式な英語の名称は、N95 filtering facepiece respiratorで、N95レスピレーターとも呼ばれることがあります。

　Nとは、not resistant to oil（耐油性がない）で、95とは捕集しにくいサイズの塩化ナトリウム（空気力学的質量径が0.3μm付近）が95％以上捕集されることを意味しています。日本では、防じんマスクDS2が同等の国家検定による規格であり、N95とほぼ同じ試験方法で行われています。注意が必要なのは、マスクの国家検定は、フィルター性能についてのみの検定であり、装着者の顔面にフィットするかしないかについては考慮されていません。そのため、マスクに期待される効果（本来のフィルターの性能）を得るためには、正しく装着することが必要で、後述するフィットテストにてそれぞれの装着者の顔面に十分にフィットするかどうかを確認することが重要です。

　N95マスクは空気感染（飛沫核感染）を想定した場において用いられますが、SARSや新型インフルエンザの流行の初期など、感染経路や致命率などの不確定な要素が多い場合にも使用します。米国のOSHA（労働安全衛生庁）は、結核、SARS、天然痘、サル痘に感染した患者に接する場合には、N95マスクを使用する前にフィットテストを行い、自分の顔にあったN95マスクを選択することの必要性を示しています。

①N95マスクの正しい装着とユーザーシールチェック

　N95マスクの正しい装着については、それぞれのマスクの説明書を確認する必要があります。図1に、N95マスクの正しい装着例を示しました。このマスクでは、上のひもは頭頂部に、下のひもは首にかけることが説明書にも示されています。紐がクロスしたりしないように注意が必要です。鏡をみたり、お互いが確認したりして正しく装着できるようにします。

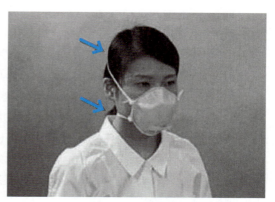

図1　N95マスクの正しい装着例

　着用した後に、ユーザーシールチェックを行う必要（図2）があります。ユーザーシールチェックとは、陽圧と陰圧の場合について、マスクと顔のすき間からの空気の漏れの有

Ⅲ　生物学的要因への対応

無を調べ、正しく装着できているかを確認するもので、装着の度に行います。原則、フィットしたマスクを正しく装着した場合はマスクと顔のすき間からは空気が漏れません。

❶陽圧の確認は、装着して、マスクのフィルターの表面を手でおおってゆっくり息を吐き、その際にマスクと顔の間から空気が漏れているように感じられればマスクの位置を直して、再度行います。特にマスク周辺の毛（まつげや髪の毛）に息が漏れてこないかを意識します。

❷陰圧の確認は、同様に表面を手で覆ってゆっくり息を吸い込み、マスクが顔に向かって引き込まれれば、陰圧のユーザーシールチェックは完了です。ユーザーシールチェックは、後述するフィットテストの代わりにはなりません。

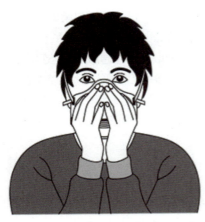

図2　ユーザーシールチェック

②フィットテストとは

　N95マスクは、自分の顔に十分にフィットするものを選ぶ必要があります。マスクと顔のフィットを確認する方法として、フィットテスト（定性的・定量的）があります。フィットテストの手法は米国のOSHA（労働安全衛生庁）が定めています（OSHA 29CFR 1910.134(f)(8)1998年1月8日）。日本では、厚生労働省より平成17年2月7日、基発第0207006号に、「各着用者に顔面への密着性の良否を確認させること。なお、大気中の粉じん、塩化ナトリウムエアロゾル、サッカリンエアロゾル等を用いて密着性の良否を確認する機器もあるので、これらを可能な限り利用し、良好な密着性を確保すること」と示されています。

　定性的なフィットテストの概要は、図3に示すようにマスクを正しく着用した上で、その上からフードをかぶり、中にサッカリン（甘み）やBitrex®（苦み）などの味のあるエアロゾルを噴霧させ、ある一定の動作を行った上で味を感じるかどうかを確認します。

　フィットテストの詳細については、紙幅の関係もあり、次ページの「さらに学ぼう！」に示すビデオなどで詳しく学んでいただければと思います。また、マスクメーカーに依頼するとフィットテストの実施に協力してくれるでしょう。

　医療機関では、どのようなN95マスクを普段から購入しているか確認が必要です。医療機関に多い女性職員を考慮して、小さめのサイズを揃える必要があります。筆者らの調査では、これらを含んだ3種類のマスクを準備することで、ほとんどの人がフィットするマスクを、フィットテストで見つけられました。なお、N95マスクと称するマスクは何百種類とあり、必ず試しで使ってみるなどして使用感などを確認し、よいものを購入します。

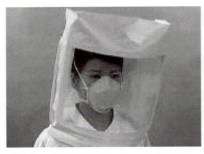

図3　定性的なフィットテスト

（3）電動ファン付呼吸用防護具（PAPR）

　電動ファン付呼吸用防護具は、Powered Air-Purifying Respiratorを略してPAPRと呼ばれています。マスクに付属している電動ファンが環境中の空気を吸引・送風するため、比較的呼吸がしやすく、長時間の着用も可能です。PAPRにも様々な型のものがあり、口と鼻だけを覆うものもあれば、顔面全体を覆うものもあります（図4）。

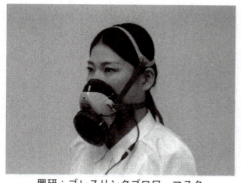
興研：ブレスリンクブロワーマスク
BL-100MH-03

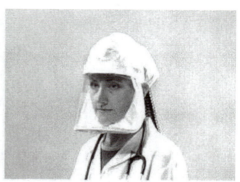
3M：Air-MateTM

図4　電動ファン付呼吸用防護具（PAPR）

　PAPRは、産業現場でトンネル工事など粉じんが多く発生する仕事に従事する人が使用しています。感染対策の中での位置づけも今後さらに高まる可能性がり、米国CDCの新型インフルエンザの感染管理ガイドラインにおいても、N95マスクの代わりとして言及されています。

　PAPRの利点としては呼吸しやすいだけでなく、フィットテストも不要で、高い性能から、リスクの高い現場でも使えることです。逆に欠点は、PAPRは一つが3万円から20万円程度とやや高めです。しかし、N95マスクが一枚100円から350円することを考えると、パンデミック時のように長期間にわたって使用をする場合や結核病棟など常に使用する場合には、PAPRの導入は考慮に値します。

さらに学ぼう！

- 和田耕治、吉川徹 著『フィットテストトレーニングブック』（労働科学研究所出版部）2010、1-28（フィットテスト研究会のサイトにて無料で入手可能）
- フィットテスト研究会の提供するトレーニング（年に2から3回開催）
  http://rouken.sakura.ne.jp/fittest/
- Youtubeにてフィットテストなどのビデオ
  http://www.youtube.com/user/fittest2009?feature＝watch

（和田耕治）

Column

新興・再興感染症などに感染した場合の労災補償制度

　感染症患者の診療では、医療従事者自らが感染する危険性があります。身近なリスクとしては、針刺しによる血液媒介感染症のほか、新型インフルエンザなどの新興・再興感染症もあります。万が一感染した場合には治療費が、そして万が一死亡した場合には、遺族への年金が労災保険によって支払われます。

　労災保険は、原則として労働者を1人でも雇用する事業場が適用対象事業場となり、アルバイトを含むすべての労働者に適用されます。ただし、医療機関との間に雇用関係がなく、賃金が支払われていない学生やボランティアの場合は対象とはなりません。

　多くの医療機関は労災保険法の適用となりますが、国の直営事業や官公署の事業などは適用除外とされ、例えば、独立行政法人である国立病院機構の職員などは国家公務員災害補償法、県立病院や市立病院の医療従事者などは地方公務員災害補償法の適用となります。補償内容はおおむね同じと考えていいでしょう。

　労災保険の保険料は、事業主が全額負担しており、医療従事者が保険料を納付することはありません。

労災と認定されるには、「業務起因性」と「業務遂行性」がポイントに

　労災保険法による保険給付が行われるためには、労働基準監督署（長）により労災認定されることが必要です。労災保険法による保険事故には、主として、「業務災害」（公務員、またはそれに準ずる場合は「公務災害」）と「通勤災害」があります。

　このうち、「業務災害」の認定には、業務と当該傷病等の発生・発症との間に一定の因果関係があり（業務起因性）、その前提条件として労働者が労働契約に基づいて事業主の支配管理下・管理下で業務に従事している状態であること（業務遂行性）が必要です。

　「業務上」のうち、事故などによる負傷はその業務起因性や業務遂行性が分かりやすいですが、疾病の場合は、その病気の発症には複数の要因が関連していることが多く、その業務起因性を医学的に証明することは非常に難しいところです。近年話題となっているうつ病は、発症や悪化が業務上のものか、業務外のものかといった判断が特に難しいため、専門家の検討会を踏まえて厚生労働省が策定した「心理的負荷による精神障害の認定基準」により、認定業務が行われています。医学経験則上、業務との因果関係が確立されている疾病については、一定の要件を満たす場合には、業務上疾病と認定することになっています。この疾病は労働基準法施行規則別表第1の2（以下、別表）と平成8年労働省告示第33号に列挙されています。そのうち、今回の感染症に関するものは別表の第6号「細菌、ウイルス等の病原体による次に掲げる疾病」に含まれています（表1）。

コラム：新興・再興感染症などに感染した場合の労災補償制度

表1　感染症による業務上疾病の要件

1.　患者の診療若しくは看護の業務（*1）、介護の業務又は研究その他の目的で病原体を取り扱う業務（*2）による伝染性疾患（*3）

＊1～3は労働基準法施行規則の一部を改正する省令等の施行について（昭和53年3月30日付、基発第186号）に以下のように解説されている。

＊1「患者の診療若しくは看護の業務」
　病院又は診療所で行う患者の診断、検査若しくは治療又は看護師等の行う看護の業務。
＊2「研究その他の目的で病原体を取り扱う業務」
　病院又は診療所において診療放射線技師、診療X線技師、臨床検査技師、衛生検査技師等の行う上記1に掲げる業務以外の業務であって、細菌、ウイルス等の病原体によって汚染のおそれのある業務並びに病院又は診療所以外の衛生試験所、医学研究所、保健所等において医師、研究者又はこれらの助手等の行う研究、検査及びこれらの業務に付随する業務であって、病原体によって汚染のおそれのある業務。
＊3「伝染性疾患」
　コレラ、赤痢、腸チフス、発疹チフス等の法定伝染病のほか、結核、らい、ウイルス性肝炎等。

編注）上記「らい」については、昭和53年当時の通達の表記です。現在は「ハンセン病」です。

新興・再興感染症での労災認定

　新型インフルエンザなど新興・再興感染症については、上記の労災認定の考え方に照らし合わせると、医療者が医療機関などで勤務中に（業務遂行性）、病原体（有害因子）へのばく露があること（業務起因性）が必要です。プライベートでの旅行先や家族から感染した場合は、業務遂行性がないので、労災にはあたりません。新型インフルエンザに係る労災認定にあたっては、厚生労働省よりいくつかの通達が出されているので、以下の表2にまとめました。

表2　新型インフルエンザに関する通達

「新型インフルエンザ（A/H1N1）に関する事業者・職場のQ＆A（平成21年10月30日　厚生労働省）」
　一般に、細菌、ウイルス等の病原体の感染によって起きた疾患については、感染機会が明確に特定され、それが業務または通勤に起因して発症したものであると認められる場合には、労災保険の給付対象となる。

「新型インフルエンザに係る労災補償業務における留意点について（平成21年5月11日事務連絡）」
　医師、看護師等が患者の診断もしくは看護の業務等により、新型インフルエンザに感染し発症した場合には、原則として労災保険の給付対象となる。

大震災や原発事故などにも適用

　新興・再興感染症の流行以外にも、大地震や大規模災害に労災保険は適用されます。開業医や、院長（経営者）などの場合に労災補償の対象になるかどうかは、最寄りの労働基準監督署に確認するといいでしょう。

保険給付の種類

　労災給付には、①療養補償給付（療養給付）、②休業補償給付（休業給付）、③障害補償給付（障害給付）、④遺族補償年金（遺族年金）、⑤葬祭料（葬祭給付）、⑥傷病補償年金（傷病年金）、⑦介護補償給付（介護給付）⑧二次健康診断等給

付があります。多くの医療従事者が最も心配するのは、死亡した場合の、遺族への補償です。遺族に配偶者や子どもがいる場合には年金として給付されます（上記④）。保険給付は非課税です。補償額の例を表3に示しました。ただし、実際の給与や年齢、配偶者や子供の年齢などで変わってくるので、あくまでも一例です。

表3　死亡した場合の労災補償額の例（参考値）

	月収30万円、死亡前1年間賞与80万円の場合	月収100万円、死亡前1年間賞与250万円の場合
配偶者のみ（妻55歳以上）	遺族年金180万円/年 遺族特別支給金 300万円（一時金）	遺族年金　500万円/年 遺族特別支給金 300万円（一時金）
配偶者、こども有りの場合	配偶者あり、 子供1人（2歳）では 遺族年金240万円/年 遺族特別支給金 300万円（一時金）	配偶者あり 子供15歳、12歳では 遺族年金640万円/年 遺族特別支給金 300万円（一時金）

（和田耕治）

Column
国際的に脅威となる感染症に備える

2014年から2015年にかけて、西アフリカではエボラウイルス感染症が流行しました。現地では、多くの医療従事者が感染し、そして亡くなりました。また、現地に赴き支援にあたった医療従事者が、帰国後に米国や欧州などで感染症を発症し、大きなニュースになりました。2015年には韓国国内においてMERS（中東呼吸器症候群）の感染が広がり、多くの患者と医療従事者が感染しました。

わが国は、これまでこうした感染症に対応した経験がありません。また近年は、エボラウイルス感染症やMERSの話題が世界的にも減ってきています。しかし、これからも問題にならないというわけではありません。

こうした感染症に感染した患者が最初に受診するのが、一般の医療機関であることは十分にあり得ることです。そして、多くの医療機関はこうした患者が来た場合には、近隣の専門とする医療機関に搬送すれば良いとだけ考えているかもしれません。しかし実際には、その搬送においても、感染を広めないために十分に留意する必要があります。そのため、国際的に脅威となる感染症に対して、治療を行う感染症指定医療機関以外の一般の医療機関で産業保健の観点から最低限取り組んでおきたいことを以下にご紹介します。

1．1カ月以内に海外渡航歴がないか初診の段階で確認できるよう問診票に追加します。（もちろん問診票に記載されないことも想定して診察においても渡航歴の確認が必要です）

2．海外渡航歴のある人または感染症の流行地からの訪問者の発熱などの場合には、感染性のあることを想定して、診察する。隔離して診察できる場所やそこまでの導線を決め、なるべくほかの患者や職員に接触する機会を減らすようにします。

3．国際的に脅威となる感染症に感染した可能

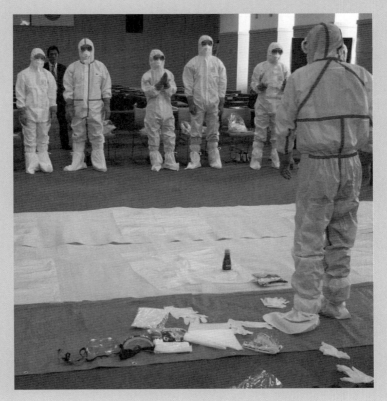

性のある患者が受診した場合には、感染症指定医療機関への搬送までの手順、担当する者の選任、防護具の確保と定期的な着脱訓練を行います。

　全身を防護する防護具には様々なものがあります。これをセットにして販売している業者はありますが、必要な防護具をただ寄せ集めてセットにしているだけの場合があります。医療機関で防護具を購入する場合には、必ず試着するなどして、装着した上での防護性や作業性についても確認します。防護具を様々重ねる中で、ゴーグルが大きすぎたり、曇ったり、カバーオールが小さかったりと様々な課題が考えられます。また、実際に感染が疑われる患者の対応を担当する人は、最低５回は着脱訓練が必要です。５回着脱しても不安である場合は繰り返し練習する必要がありますし、それでも不安が残る場合には担当者を変えるなどの対応が必要です。
　なお、最低でも１年に１回は在庫の確認や試着などを行っておくことが必要です。

【参考資料】
１．フィットテスト研究会．病原菌が不明または重症化する恐れのある疾患に対する個人防護具（解説ビデオ）．http://square.umin.ac.jp/fittest/video.html
２．国立国際医療研究センター．エボラ出血熱対策としてのPPE訓練
　http://www.dcc-ncgm.info/topic/topic-ppe

（和田耕治）

4. インフルエンザ・新型インフルエンザ対策

 なぜ対策が必要か

　医療従事者は、インフルエンザに感染した患者と対面するため、自分自身が感染するリスクが高いです。また、医療従事者がインフルエンザに感染した場合には患者に感染させてしまい、重篤な結果を招く可能性もあります。さらに、2013年に施行された新型インフルエンザ等対策特別措置法により、新型インフルエンザやかつて流行したSARS（重症急性呼吸器症候群）のような「新感染症」に対して、より強化された対策が医療機関に求められています。有事に適切な対応が行えるようにするためには、平時からの十分な対策が必要であることは言うまでもありません。

 対策の進め方－感染経路別対策や法令に則った対応を

　インフルエンザは、飛沫感染と接触感染により感染します。気管支鏡や挿管などの医療的な手技が行われる等の特殊な環境では、空気感染に該当する感染が起こることもあると考えられています。対策としては、標準予防策（スタンダードプレコーション）を基本として、感染経路別対策を行うことになります。
　飛沫感染対策としては、患者に接する際はサージカルマスクを装着する、また患者と近くで接する機会をなるべく減らす（2メートル程度の距離をとる）といったことがあげられます。また、患者にも咳エチケットとしてマスク装着を促すことで新たな感染を予防できます。接触感染対策としては、手指衛生（手洗い）や手袋やガウンの着用があります。
　感染経路対策以外に、宿主の感受性への対策として医療従事者への積極的なワクチン接種があげられます。基本的には医療機関の職員全員が接種することが望ましいです。さらには、妊娠や感染すると重篤化する可能性のある基礎疾患を持つ医療従事者は、インフルエンザを診療する機会がないように配慮することも必要です。
　様々な対策を行っても職員の感染者はゼロにはならないため、感染者が安心して休めるような体制を作ることが必須です。人手不足や効率化により、インフルエンザで急な休みが必要になった職員の代わりを確保することができる医療機関はまだまだ少数です。しかし、「上司や同僚に迷惑をかけたくない」という気持ちから出勤して病棟での感染を引き起こした（そして高齢の患者が死亡して新聞沙汰になった）といったようなことは過去にも起きています。
　インフルエンザの流行期は、ノロウイルスなどの他の感染症の流行の時期とも同じですので、発熱や下痢などの症状のある職員は絶対に職場に来ないこと、休みが必要となった職員の支援は組織として対応することを方針とします。例えば、ベテランの看護師を数名

確保して、欠勤の増えた病棟や業務の増えた科で臨時的に仕事をしてもらうといったことはすでに行われています。

　感染した医療従事者は、いつから仕事に復帰できるかのルールづくりも必要です。成人に対しては参考にできる基準はないため、医療機関ごとで定める必要があります。学校保健安全法ではインフルエンザについて出席停止期間を「発症した後5日を経過し，かつ，解熱した後2日（幼児にあっては，3日）を経過するまで」としています。

新型インフルエンザへの対応

　新型インフルエンザに対しては、平成25年に施行された新型インフルエンザ等対策特別措置法に対応するための取組みが医療機関に求められています。

　新型インフルエンザ等となっているのは、新型インフルエンザと新感染症（人から人に伝染すると認められる疾病で、既に知られている感染性の疾病とその病状又は治療の結果が明らかに異なる重篤な感染症で、これまでに重症急性呼吸器症候群（SARS）が該当）を対象としているからです。

　こうした感染症が流行した際には、ほとんどすべての医療機関で診療を行うことが求められます。法令では医療従事者に対して協力要請や、感染して死亡した場合の補償なども示されました。そのため、医療機関では感染対策などを平時から考える必要があります。

　また、流行により出勤可能な職員が減った状態で新型インフルエンザ等の診療を行い、かつ、急性疾患の診療もできるかぎり継続して行えるようにするための診療継続計画（次ページのコラム参照）の作成が求められています。

　さらなる詳細については、新型インフルエンザ等対策特別措置法に関連した行動計画やガイドラインを参照してください。

　新型インフルエンザ等は感染経路や、感染した場合の重症になる患者の割合などが当初は不明なため、職員は不安を感じます。より徹底した対策として、病棟や外来の空間的または時間的な分離、患者が頻繁に触れる場所の消毒なども候補としてあがります。また、抗インフルエンザウイルス薬の予防内服、追加の防護具としてN95マスク、ゴーグルやフェイスシールドといったものも候補となります。普段からこうした新しい感染症を想定した訓練などを行うことにより有事の時にも少しでも安心して診療を行うことができます。

さらに学ぼう！

● 厚生労働省「患者同士の感染を防ぐ〈新型インフルエンザの外来診療における感染予防策〉について」 http://www.mhlw.go.jp/bunya/kenkou/kekkaku-kansenshou04/info_medical.html

● 「都道府県・市町村担当者を対象とした新型インフルエンザ等対策特別措置法に対応するための医学的・公衆衛生学的知識」
http://www.virology.med.tohoku.ac.jp/pandemicflu/movie01.html

（和田耕治）

Column

医療機関での診療継続計画

　新型インフルエンザ等の新興・再興感染症が流行した際には、これらの患者の急増に加えて、職員やその家族が感染したり、学校の臨時休業などにより出勤可能な職員が減る可能性があります。そのような事態においても診療を継続するために、あらかじめ対処の方針を検討して文章にしたものを「診療継続計画」と言います。新型インフルエンザ等対策特別措置法や行動計画に沿って、それぞれの医療機関では診療継続計画を準備しておく必要があります。

　産業保健職は、診療継続計画づくりに職員の健康管理と安全確保の面から関わりが求められます（表）。流行時には感染の問題だけでなく、過重労働やストレスなど様々な問題が発生する可能性があり、幅広い視点を持つ必要があります。

　また、産業保健職が診療継続計画の中で危機管理組織の一員に入っているのであれば、その内容をよく理解しておきましょう。例えば、院内感染対策委員会への参加、感染するとリスクの高い職員の把握と対応、職員の教育訓練、ワクチン接種の担当といった役割を任される可能性があります。新型インフルエンザ等がいつ流行しても適切に対処できるように、日頃からこれらの業務に取り組んだり、備えたりしておくことが大切です。

表　産業保健職が診療継続計画づくりで関わる内容

❶手指衛生を始めとした科学的根拠に基づく適切な感染対策を助言する
❷診療・処置に合わせた個人防護具（マスク、ガウン、手袋等）を選択し、適切に使用するための準備と教育を行う
❸抗ウイルス薬の予防投与やワクチン接種の方針を検討する
❹感染するとリスクの高い職員（妊婦、慢性心疾患、COPD、免疫抑制剤を服用中等）への対応を検討する
❺感染が疑われる職員を出勤させない体制を構築する
❻流行時に特定の職員（医師、看護師、事務担当等）に業務が重ならないような工夫、労働時間管理の方法を検討して過重労働を防止する
❼流行時における職員やその家族の心理的ケアに対応

【参考文献】
1. 押谷仁 監修, 吉川徹, 和田耕治, 石丸知宏 編集.「新型インフルエンザ等発生時の診療継続計画作りの手引き」2013
   http://dl.med.or.jp/dl-med/kansen/novel_influenza/sinryou_tebiki.pdf
   無床診療所、小〜中規模病院向けの診療継続計画づくりのガイドブック。巻末には各機関ですぐに使える診療継続計画のひな形を掲載。
2. 田辺正樹.「新型インフルエンザ等に対する医療機関におけるBCP策定の手引き」2013
   http://www.medic.mie-u.ac.jp/kansen-seigyo/research/
   大規模病院向けの診療継続計画づくりの支援ツール。

（西日本産業衛生会 北九州産業衛生診療所 健康管理部・石丸知宏）

Ⅲ　生物学的要因への対応

5　結核対策

 なぜ対策が必要か

　結核は過去の病気と思われているかもしれませんが、まだまだ患者発生が多い病気です。平成29年の日本全体の年間結核患者発生数は16,789人、結核罹患率は13.3（人口10万対）であり、年々減少してきてはいるものの、世界的にみて日本は未だ結核の中まん延国です。
　一方、医療従事者の結核発病リスクは高く、日本における看護職の罹患は同年代の女性に対して3～4倍程度高いとの報告があります。医療従事者が結核を発病し、その診断や治療が遅れると様々な問題が生じます。
　医療従事者が感染性の結核を発病すると、保健所は患者ないし医療従事者に対して結核感染や発病がないかを調べる接触者健康診断を行うことになり、長ければ2年間にわたり健康状態をフォローします。入院患者は易感染性であることが多く、結核発病リスクが高いです。発病して治療することになった場合、結核のkey drugであるリファンピシンは特に多くの薬剤と相互作用を示すため、結核だけでなく原疾患の治療も悩ます可能性がでてきます。また、適切な結核対策を取らずに集団感染となった場合には医療機関の院内感染対策や危機管理体制が問われる可能性もあります。

 対策の進め方－健診と健診後の対応

（1）結核対策としての健診

①入職時の健診
　入職時に結核を想定した施設内感染対策として、施設内の結核発生状況を考慮して以下の事項を行うことが推奨されます。
ア）IGRA検査
　IGRAとはInterferon-Gamma Release Assayの略称であり、結核菌に感染しているかどうかを診断する血液検査です。その原理は、結核菌に特異的な抗原を用い、Interferon Gamma（IFN-γ）を産生する細胞性免疫のレベル（IFN-γ産生量）を測定することで感染の有無を判定します。IGRA検査にはQFT検査とT-SPOT.TB検査の2種類があります。

IGRA検査の特徴
利　点
　・検査結果がBCG接種の影響を受けないこと（ツベルクリン反応検査（ツ反）との大

きな違い）

・一度の採血で判定できること（ツ反では48時間後の判定が必要）

欠　点

・検査結果が陽性であっても、結核菌に過去に感染したのか新たに感染したのかという感染した時期を区別できないこと

・結核発病の予測はできないこと

・免疫抑制状態では感度が低下すること

・費用が高いこと

　入職時の健診として、特に結核患者と常時接触する職場（結核病棟等）や結核感染の危険度の高い部署（救急外来等）では、IGRA検査の実施が推奨されます。ただし、これらの職場で働いていても、結核治療歴があるなど結核感染の明らかな者は対象とはしません。また、年齢による対象の制限は行いません。そのほか、すでに雇われていて雇入れ時のベースラインがない者については新たにIGRA検査を行うことが望ましいです。

　しかし、IGRA検査は比較的高コストの検査であり病院負担で行うことになるため、病院管理者の立場からすると一律に入職時の健診としてすることはなかなか悩ましいところです。結核感染の危険度が低い部署については、明らかに結核患者との接触歴がない者はベースライン陰性として扱うという方法や、結核菌ばく露直後にIGRA検査をするという方法もあります。

　なお、ツ反についてはBCG接種の影響を受けることから、現在では雇入れ時の検査として推奨されていません。

イ）胸部エックス線検査

　胸部エックス線検査は感染症法第53条の2（定期結核健診）により医療機関では毎年度実施するように定められているため、必ず実施します。

　胸部エックス線検査に際しては，線維硬化型と思われる所見を安易に治癒型とは判定しないように気をつけましょう。また、前年度の胸部エックス線写真がある場合は必ず比較読影を行い、前年度にない所見がみられたときには精密検査対象とします。

ウ）既往歴の把握

　雇入れ時には、①結核の既往歴、②過去における健診の結果、③IGRA検査の成績、を健康診断個人票などに記録します。IGRA検査の記録に際して、陽性・判定保留・陰性・判定不可の判定区分のみでなく、値も記録します。

エ）BCGの追加接種について

　BCGを接種している主な目的は乳児結核の重症化防止です。一方、BCGの結核発病予防効果については議論があり評価が定まっておらず、再接種の有効性も疑問視されていることから、基本的にはBCGの追加接種は行いません。

　ただし、既往にBCG接種歴がなくIGRA検査が陰性の場合で、多剤耐性結核病棟に勤務するなどの特段の事情がある場合にはBCG接種を検討してもよいと考えます。

Ⅲ　生物学的要因への対応

　BCG接種に関して重要なことは、接種の予防効果は万全ではないということです。接種をしてあるからといって、感染防止の措置や患者発生時の対応が少しでもおろそかになるようなことがないようにしましょう。

②定期健診・日常の健康管理

ア）胸部エックス線検査

　法令により定められているため、胸部エックス線検査は必ず実施しましょう。

　また、感染症法第53条の7により、医療機関は職員の定期結核健診（胸部エックス線検査や喀痰検査）の結果を保健所に報告することとなっています。

イ）IGRA検査

　結核患者と常時接触するような感染リスクの高い職場（結核病棟など）では、雇入れ後も定期的なIGRA検査の実施が勧められます。

③健診後の対応（IGRA検査結果を受けての対応について）

ア）IGRA検査陽性者

　IGRA検査陽性ということは、結核菌に感染している状態にあるということになります。次にすることは、結核に感染しているだけなのか、それとも発病しているのかという判断になります。胸部エックス線検査やCT、喀痰検査等で、結核を発病しているとわかれば結核の治療を開始します。発病しておらず感染しているだけの場合は、潜在性結核感染症の診断になります。

	潜在性結核感染症	結核発病（肺結核）
結核菌の状態	結核菌は体内にいますが、免疫で封じ込まれて活動せず潜伏している状態です	感染をした後に、結核菌が活動し始めて体の中で増殖している状態です
症　　状	ありません	病状が進むと咳や痰などの症状が出現してきます
胸部エックス線検査やCTでの所見	異常がみつかりません	陰影がみられます
他者への感染性	周りの人に結核を感染させることはありません	無治療で結核が悪化すると、痰に結核菌が排出され、周りの人に感染させる危険がでてきます

　結核発病と違い、潜在性結核感染症は全員が治療をしなくてはいけないということではありません。潜在性結核感染症から結核を発病する確率は10〜15%程度であり、個人の発病リスクと治療のリスク（主に肝障害）を比較して潜在性結核感染症の治療（活動性結核の発病予防）をするかどうか検討します。なお、結核発病のリスク因子は、感染性結核患者との濃厚接触、ステロイドやTNF-α阻害薬の投与、HIV感染症、コントロール不良の糖尿病、慢性腎不全、喫煙等です。また、最近（概ね2年以内）感染したと思われる場合にも潜在性結核感染症の治療をすることを検討します。その理由としては、結核の発病は結核菌に感染してから2年以内でその確率が高いためです。なお、潜在性結核感染症の治療費は公費負担の対象となり、結核治療費（抗結核薬や副作用早期発見のための検査等）の一部が補助されます。

　基礎疾患（肝炎等の肝機能異常をきたす疾患）・副作用等により潜在性結核感染治療を

行うことができなかった場合や治療を行わないという選択をした場合には、定期的な胸部エックス線検査（感染したと思われる時期から２年間、６カ月後毎を目安）をすること、そして咳や痰などの呼吸器症状が２週間以上続く場合には早期に受診することで、たとえ結核を発病することとなっても排菌前（感染性が生じる前に）に診断し治療できることを目標とします。

> 【最近感染したと思われる例】
> 「２年以内に結核患者との接触があった」
> 「医療関係者など患者と接触する職場に勤めはじめてから２年以内である」
> 【最近感染したと思われない例】
> 長年結核患者と接触してきた医療関係者
> 結核既感染率が高くなる年配者

イ）ベースラインとしての活用（接触者健康診断時）

IGRA検査は結核に感染しているかどうかを判定する検査です。ベースラインのIGRA検査が陰性であり、後に感染性のある結核患者との接触があった等の理由で再度IGRA検査をして陽性になった場合、その間に結核に新たに感染したと判断することができます。なお、結核に感染してからIGRA検査が陽性になるまでには８〜12週を要するので、原則として最後に感染性のある結核患者と接触してから８〜12週を経過してから検査を行うようにします。

ウ）QFT検査の「判定保留」の解釈について

QFT検査では、陽性、陰性のほかに、判定保留という判定項目があります。

この判定保留は日本にのみある概念で、諸外国では判定保留の範囲は陰性と扱っています。日本でこの判定保留を定めた意義ですが、これは結核感染の可能性が非常に高い場合に、判定保留を陽性に準じて解釈することで見逃しを防ぐために（陽性的中率を高くするために）考えられた概念です。

このことから、通常では判定保留は基本的には陰性に準じて扱うこととし、検査前確率が高い場合（結核ばく露が多かった場合、対象集団で陽性率が高い場合等）については陽性に準じて扱うのがよいと考えます。

なお、家族内で結核感染が起きていて、家族のほとんどが感染しているような場合（検査前確率が高い場合）では、家族についてはたとえQFT検査が陰性であっても結核に感染している可能性が非常に高いと判断することもあります。

3　医療従事者が結核を発症した場合の対応と保健所との連携

考え方は入院中の患者が結核を発症した場合と同様です。

結核を発症した人に対しては治療を行うこと、そして感染性がある場合・感染性があるかどうか確認中の場合には隔離をすること、患者の接触者については接触状況の把握をし

Ⅲ　生物学的要因への対応

て必要に応じて健診を行うことが重要です。

（1）まずすること…感染症法に基づく患者発生届の届出と患者の治療

　　結核は二類感染症であるので感染症法第12条に基づき、医師は結核患者（潜在性結核感染症患者を含む）を診断した際には、ただちに保健所への届出が必要になります。保健所はこの発生届をもって結核患者を把握し結核対策を講じていくことになりますので、診断後ただちに届出をしてください。

　　患者の感染性リスクに応じ、感染性が高ければ結核病棟での入院治療、低ければ外来での治療となります。感染性が判断できないうちは当該職員の出勤停止等の施設内感染拡大防止に努めます。職場復帰の時期については患者の主治医や院内感染対策担当者、保健所に相談しましょう。

（2）次に考えること…接触者健康診断

　　接触者健康診断とは、結核患者が発生した場合にその患者から感染を受けた人を確認して二次的な結核発病を最小限にし、感染拡大を防ごうとするものです。

　　具体的にはまず以下の事項を整理することで接触者の結核感染リスク・発症リスクを評価し、接触者健康診断の優先度を検討します。

　　・当該患者との接触者のリストアップ
　　・感染源の感染性の評価（排菌量、呼吸器症状の期間、マスク着用の有無等）
　　・接触者の接触状況（接触の期間、距離、マスク着用の有無等）
　　・接触者の結核発病の危険因子（糖尿病やステロイド投与等で免疫抑制状態にあるかどうか）

　　結核に感染してからIGRA検査が陽性になるまでには8～12週を要し、通常この期間内に対応を検討するため、時間には余裕があります。

　　しかし、対応を急ぐケースもあります。1つ目は接触者に乳幼児がいる場合で、特にBCG未接種児に対しては感染を判定する前に予防投薬の開始を積極的に検討します。2点目は患者の感染性期間が長かった場合で、接触者に対して健診を速やかに検討します。3点目は接触者のベースラインとしてIGRA検査を実施する場合で、その場合にはできれば最初の接触から2週間以内にすることが望ましいです。

　　健診では、IGRA検査や胸部エックス検査を必要に応じて行います。もちろん咳等の症状がある場合には早期に受診することが重要です。

　　医療施設内で結核患者が発生した場合、医療施設であるとの理由から自施設のみで対策を講じる場合がしばしばあります。しかし、法令による届け出に基づき保健所長は必要に応じて感染症法第17条による接触者健康診断を行うため、医療機関はその指導のもと、協働して事後対策にあたるようにしましょう。小児科、新生児科、産科、および免疫抑制状態の患者を多く収容する施設や病棟に結核患者が発生した場合は、特に徹底した接触者健康診断が必要になるので保健所とより緊密に協議して適切な対応を行うようにしましょう。

　　また、地域の枠を越えるようなきわめて大規模な集団発生が予想される場合や社会的影響が大きい場合には、行政機関と協議したうえでさらに高度な技術的支援を日本結核病学

会等に求める必要もあります。

　接触者健康診断の結果、それまで結核未感染と考えられていた者において、院内で感染性結核患者が発生し接触者健診で実施したIGRA検査で陽性となった場合には、感染の可能性が高いので潜在性結核感染症治療の対象とします。過去のIGRA検査成績が不明（あるいはツ反で既感染と判断できない場合）で、かつ結核や潜在性結核感染症の治療歴のない者に対しても、IGRA検査が陽性であれば治療を勧めます。

　潜在性結核感染症の治療費についても公費負担の対象となり、結核治療費（抗結核薬や副作用早期発見のための検査等）の一部が公費負担されます。

　なお、患者の薬剤感受性検査結果は潜在性結核感染症の治療薬の選択にとても重要な情報ですので、必ず把握しておくようにしましょう。

（3）最後に…院内感染対策の見直し

　結核発病者に伴う施設での対応を振り返り、改善する事項がないか感染対策の見直しをしましょう。具体的には以下のような点について検討しましょう。

・職員の健康管理（定期健診、受診勧奨、IGRA検査）
・院内の構造面や環境面の感染対策
・標準予防策
・空気感染対策
・職員に対する結核の健康教育

さらに学ぼう！

● 厚生労働科学研究（新型インフルエンザ等新興・再興感染症研究事業）「結核院内（施設内）感染対策の手引き 平成26年版」
　http://www.jata.or.jp/dl/pdf/law/2014/3_2.pdf
　日本結核病学会「医療施設内結核感染対策について」
　https://www.kekkaku.gr.jp/commit/yobou/201003.pdf
● 森亨監修、加藤誠也 編集代表『感染症法における結核対策 平成30年改訂版』（公益財団法人結核予防会）
● 厚生労働科学研究（新型インフルエンザ等新興・再興感染症研究事業）「感染症法に基づく結核の接触者健康診断の手引き（改訂第5版）」
　http://www.jata.or.jp/rit/rj/2014.3sessyokusya1.pdf
● 日本結核病学会「潜在性結核感染症治療指針」
　https://www.kekkaku.gr.jp/pub/Vol.88(2013)/Vol88_No5/Vol88No5P497-512.pdf
● 神戸市保健所「よくわかる潜在性結核感染症」
　http://www.city.kobe.lg.jp/life/health/infection/tb/senzaisei.pdf
● 日本結核病学会編『結核診療ガイド』（南江堂）

（京都大学大学院医学系研究科 社会健康医学系専攻 薬剤疫学分野・松林恵介）

Ⅲ　生物学的要因への対応

6　ノロウイルス対策

1　なぜ対策が必要か

　ノロウイルスは極少ないウイルス量でも感染し、潜伏期間（感染から発症までの時間）は24～48時間と短く、主に手指や食品を介した経口感染によりヒトの小腸で増殖し、嘔吐、下痢、腹痛などの急激な消化器症状を呈して発症します。日本では11月頃より患者数が増加し、12～1月に流行します。たとえ下痢等の症状が消失しても、通常で1週間程度、中には1カ月もウイルスの排泄が続くことがあり、症状改善後も手指衛生の徹底が必要になります。予防のワクチンはなく、原因食品の特定も難しいです。治療は輸液などの対症療法に限られるため、重症化した患者の場合、入院加療が必要になることがあります。

　医療機関では、感染者の対応をした職員から他の患者や職員へ感染拡大し、集団感染を引き起こす事例が報告されています。高齢者や免疫低下者が感染すると、嘔吐や下痢による脱水、あるいは嘔吐を契機とした誤嚥性肺炎から病状が悪化し、死に至る可能性もあります。もともとの疾患や体力の低下などで介護を必要としている人が亡くなった場合、ノロウイルスの感染がどの程度影響したのか見極めることは困難ですが、死者が出たとなると病院名と共にメディアに取り上げられることもあります。

　また2014年頃からはGII.17という型のウイルスがわが国のみならず台湾や中国に出現し、流行しており、この遺伝子型のウイルスは、今までのウイルスと抗原性が異なり、このウイルスに対する免疫を持たない人が多いことが推定されるため、今後も流行する可能性があります。

　以上よりノロウイルス対策は、初期対応の遅れや間違った対応をしないよう、院内で定期的に正しい予防方法や感染拡大防止方法の教育を行い、発生時の対処手順・方法を吐物処理の実践を含め講習会を実施するなど、予め周知徹底しておくことがポイントになります。

2　対策の進め方－予防・感染拡大防止と職員が感染した場合の対応

（1）通常時：予防策

　最も重要なことは感染しないこと、拡大させないことであり、予防は「手指衛生」の徹底です。医療従事者として「一処置・一手洗い」が基本ですが、治療や手技に限らず、配膳や流動食の準備などの食事介助の前、トイレやおむつ交換などの排泄介助後、そして吐物や下痢等の汚物処理時は必ず手袋を使用し、さらに直接触れていない場合にも必ず手洗いを行います。石けん自体にはノロウイルスを直接失活化する効果はありませんが、手の汚れを落とすことで、ウイルスを手指から剥がれやすくする効果があります。洗い残しが

ないよう、常に爪を短く切り指輪等ははずした状態で、石けんを十分泡立てて手指を洗浄し、十分に流水後、清潔なタオルまたはペーパータオルで拭き取ります。

　予め吐物処理セットを作成し準備しておき、発生時に速やかに対処できるようにします。吐物処理セットには、個人用防護具の（袖つき）ビニールエプロン・手袋・シューズカバー・マスクおよび吐物処理に必要な、次亜塩素酸ナトリウムボトル・ペーパータオル・ごみ袋（2重に入れられるよう最低2枚）を用意します。

（2）発生時：感染拡大防止対策

　ノロウイルス感染者の汚物処理をする際は、個人用防護具を着用します。吐物処理時には個人用防護具の着脱の順番も重要で、装着時はシューズカバー→手指衛生→エプロン→マスク→手指衛生（エプロンやマスクの装着は背部や耳裏・毛髪など自分では見えにくい部分に触れ、汚染物質が手に付着しても気が付きにくいため、この段階で再度、手指衛生を行うことが望ましいです。）→手袋。脱着時は、シューズカバー→手袋→手指衛生→エプロン→マスク→手指衛生の順で行います。汚物中のウイルスが飛び散らないよう、汚物をペーパータオル等で静かに拭き取り、次亜塩素酸ナトリウム（塩素濃度約200ppm）で浸すように床を拭き、その後水拭きをします。おむつ等は速やかに閉じて汚物を包み込み、使用したペーパータオル等もビニール袋に密閉して廃棄します。この際、ビニール袋に廃棄物が充分に浸る量の次亜塩素酸ナトリウム（塩素濃度約1,000ppm）を入れることが望ましいとされています。

　ノロウイルスは乾燥すると容易に空中に漂い、これが口に入って感染することがあることから、汚物は乾燥しないうちに床等に残らないよう速やかに処理し、ウイルスが屋外に出て行くよう空気の流れに注意しながら十分に喚気を行うことも重要です。

　環境（ドアノブ、カーテン、リネン類、日用品など）への対策は、消毒が必要な場合も主に次亜塩素酸ナトリウム（塩素濃度約200ppm）を使用しますが、漂白作用や金属腐食性があるため、金属部分消毒後は薬剤の拭き取りを十分に行ってください。リネン等は付着した汚物中のウイルスが飛び散らないように処理し、洗剤を入れた水の中でしぶきを吸い込まないよう静かにもみ洗いします。下洗いしたリネン類の消毒は85度・1分間以上の熱水洗濯が適していますが、熱水洗濯が行える洗濯機がない場合は、次亜塩素酸ナトリウム（塩素濃度約200ppm）の消毒が有効です。下洗い場所も使用後は次亜塩素酸ナトリウム（塩素濃度約200ppm）で消毒し、仕上げに洗剤を使って掃除してください。布団類もリネン類と同様、処置後に速やかに洗濯を行うのが望ましいですが、すぐに洗濯が難しいものの場合には、高温の乾燥機などの使用は殺菌効果が高まるため、よく乾燥させ、スチームアイロンや布団乾燥機を使うと効果的です。

Ⅲ　生物学的要因への対応

＜吐物処理方法＞

環境・リネン類などの消毒	嘔吐物などの処理
①感染者が使用した物、嘔吐物が付着したものは他のものと分けて洗浄・消毒する。	①個人用防護具を着用する。
②カーテン・衣類・ドアノブも次亜塩素酸ナトリウム（塩素濃度約200ppm）を使用して消毒する。空気の入れ替えも行う。	②ペーパータオル等で静かに拭き取り、次亜塩素酸ナトリウム（塩素濃度約200ppm）で消毒後、水拭きを行う。
③85度・1分間以上の熱水洗濯や次亜塩素酸ナトリウム（塩素濃度約200ppm）の消毒が有効。高温乾燥機等の使用も効果が高まる。	③ふき取った嘔吐物や使用した防護具はビニール袋に入れ、さらに次亜塩素酸ナトリウム（塩素濃度約1,000ppm）を入れ、密閉後破棄する。

＜次亜塩素酸ナトリウムの調整法＞

製品の濃度	200ppmの濃度の塩素液		1000ppmの濃度の塩素液	
	液の量	水の量	液の量	水の量
12％（一般的な業務用）	5ml	3L	25ml	3L
6％（一般的な家庭用）	10ml	3L	50ml	3L
1％	60ml	3L	300ml	3L

＊濃度によって効果が異なるため正しく計ってください。
　使用毎に作成することが理想ですが、室内温度の暗所で密閉して保管する場合、半年間は使用できるため、発生時に備え作り置きしておくこともできます。

（3）職員がノロウイルスに感染した場合の対応

　二次感染を予防するため、症状が出現後はウイルスの排出量が多い3日間は最低でも就業禁止とし、復帰は消化器症状が消失していることを確認します。ただし前述の通り、症状消失後もウイルスが排出されることがあり、復帰後は手指衛生を一層徹底するよう指導します。

さらに学ぼう！

● 厚生労働省「ノロウイルスQ＆A」
http://www.mhlw.go.jp/topics/syokuchu/kanren/yobou/040204-1.html
● 国立感染症研究所「ノロウイルス感染症」
http://www.nih.go.jp/niid/ja/norovirus-m/3040-noro-top.html
● 国立医薬品食品衛生研究所安全情報部「ノロウイルス関連情報」
http://www.nihs.go.jp/hse/food-info/microbial/noroindex.html
● 厚生労働省「医療機関等における院内感染対策について」
http://www.mhlw.go.jp/topics/2012/01/dl/tp0118-1-76.pdf

（社会医療法人財団石心会 埼玉石心会病院 産業医・濱口裕江）

7 医療従事者に必要な予防接種

1 なぜ対策が必要か

　近年は、医療機関において入職時や、医療系の学生が病院での実習前に予防接種歴を確認、または追加の接種を行うようになりました。今でも麻疹や風疹の感染事例が全国各地で報告されるなか、医療従事者が感染するような事態となれば、医療機関名が報道され、信用にかかわる事態に陥る可能性があります。そして何よりも患者の安全・安心を脅かすことがあってはなりません。こうしたから、医療従事者の予防接種対策は進みつつあるようです。しかしそれでも、近年の医療機関での感染事例などにおいて、医療事務従事者の感染が散見されます。今後の感染防止対策として、職員の予防接種歴や抗体価の確認、それに基づく必要な予防接種を徹底することが求められています。

2 対策の進め方－ワクチン接種のポイント

　ワクチン接種については、日本環境感染学会の「医療関係者のためのワクチンガイドライン第2版」が参考になります。以下にその抜粋を掲出します（インフルエンザの予防接種については同ガイドラインの【3】（S11～S13）を参照）。

（1）B型肝炎ワクチン

- ・医療機関では、患者や患者の血液・体液に接する可能性のある場合は、B型肝炎に対して感受性のあるすべての医療関係者に対してB型肝炎ワクチン接種を実施しなければならない。
- ・ワクチンは0、1、6カ月後の3回接種（1シリーズ）を行う。
- ・3回目の接種終了後から1～2カ月後にHBs抗体検査を行い、10mIU/mL以上であれば免疫獲得と判定する。
- ・1回のシリーズで免疫獲得とならなかった医療関係者に対してはもう1シリーズのワクチン接種を考慮する。
- ・ワクチン接種シリーズ後の抗体検査で免疫獲得と確認された場合は、その後の抗体検査や追加のワクチン接種は必要ではない。

245

Ⅲ　生物学的要因への対応

（2）麻疹、風疹、流行性耳下腺炎、水痘ワクチン

- ・免疫を獲得した上で勤務・実習を開始することを原則とする。
- ・ワクチンにより免疫を獲得する場合の接種回数は1歳以上で「2回」を原則とする。
- ・勤務・実習中は、予防接種・罹患・抗体価の記録を本人と医療機関で年数に関わらず保管する。
- ・免疫が不十分であるにもかかわらず、ワクチン接種を受けることができない医療関係者については、個人のプライバシーと感染発症予防に十分配慮し、当該医療関係者が発症することがないよう勤務・実習体制を配慮する。
- ・本稿での医療関係者とは、事務職、医療職、学生を含めて、受診患者と接触する可能性のある常勤、非常勤、派遣、アルバイト、実習生、指導教官等のすべてを含む者とする。

　ガイドラインには、詳細なフローチャートや抗体価の考え方が示されています。詳細は、ガイドラインを確認ください。また、2017年7月に、日本環境感染学会により「麻疹, 風疹, 水痘, 流行性耳下腺炎（ムンプス）に関する Q&A」が示され、同学会のHPにて公開されています。現場からの質問に対して、丁寧に回答がされていますので、ぜひ参照ください。

（3）髄膜炎菌ワクチン

　先のガイドラインの追補版としてガイドラインが示されています。本邦での髄膜炎菌感染の疫学状況を考えると、麻疹、風疹等とは異なり、現時点では、学会として全医療機関に髄膜炎菌ワクチンを積極的に推奨するものではないとしています。

　その上で以下を推奨しています。

- ・髄膜炎菌は容易にヒトからヒトへと感染する。医療関連施設で働くものは個人の感染予防に加え、他者に伝播させないためにワクチン接種が推奨される。
- ・通常は0.5mLを1回接種する。
- ・過去5年以内に髄膜炎菌結合体ワクチンを接種していない場合で、検査室や研究室で髄膜炎菌を扱う可能性がある臨床検査技師や微生物研究者には0.5mLを1回接種することがことに推奨される。
- ・過去5年以内に髄膜炎菌結合体ワクチンを接種していない場合で、無脾症、脾臓摘出、持続性補体欠損症、HIV感染などの疾患を有する者は0.5mLを2回接種する。2回目は初回接種から8週以上の間隔をあけて接種する。
- ・侵襲性髄膜炎菌感染症の発症頻度の高い地区（髄膜炎ベルト等の海外）へ訪れる者には0.5mLを1回接種する。
- ・追加免疫は5年毎に0.5mLを1回追加接種する。

それぞれの医療機関において、地域で担っている役割を考慮して、接種を行うかどうか、誰に対して行うかなどのリスク評価を感染管理や産業保健の担当者を交えて審議して、意思決定を行うことになります。

（4）破傷風

　「医療施設における破傷風菌のアウトブレイク事例は現状ではほとんど認められないが、破傷風菌は土壌中などに広く存在し、災害医療に従事する医療関係者は感染の機会が高くなる。いったん破傷風を発症すると予後も悪いため、災害医療に従事する医療関係者では、個人防衛のためにワクチン接種が推奨される。しかし、本邦での破傷風の疫学的状況を考えると、麻しん、風しん等とは異なり、現時点では、日本環境感染学会として全医療機関に積極的に破傷風トキソイドを推奨するものではない」、としています。

3　医療機関での予防接種実施に当たって考慮すべき点

　最後に、ガイドラインから離れ、医療機関での予防接種実施に当たって考慮すべき点について産業保健の観点から紹介します。

　最も大きな課題の一つとしては、費用負担があります。いわゆる安全配慮義務の観点から考えると、医療機関が費用負担するべきという考えもありますが、そもそも医療従事者として抗体を持っているというのは働く上で必須という考えで自己負担という考えもあります。医療機関ごとに、費用を病院が負担（全部、または一部）するか個人が負担（全部、または一部）するかを審議して決める必要があります。また、医療事務や清掃に従事する職員の接種の費用なども課題となるでしょう。

　ワクチン接種を求める対象者をどこまでとするのかも検討しなければなりません。例えば、実習で来る学生、病院に出入りする業者にまで求める医療機関が増えています。

　副反応のリスクも大きな課題です。生ワクチンを接種した後は、2カ月間の妊娠は控えることが求められていますので、特に女性で妊娠の予定がある場合には接種について本人とよく相談をする必要があります。しかしながら、抗体がないことが判明したままで仕事を継続することはリスクになるため、配置などを考える必要があります。

Ⅲ　生物学的要因への対応

さらに学ぼう！

● 一般社団法人日本環境感染学会．ワクチンに関するガイドライン改訂委員会．医療関係者のためのワクチンガイドライン．第2版
● 同 追補版 髄膜炎菌ワクチン・破傷風トキソイド
http://www.kankyokansen.org/modules/publication/index.php?content_id=17
● 一般社団法人日本環境感染学会．麻疹, 風疹, 水痘, 流行性耳下腺炎（ムンプス）に関する Q&A
http://www.kankyokansen.org/uploads/uploads/files/jsipc/MMRV_Q-A(2).pdf
● 日本環境感染学会「院内感染対策としてのワクチンガイドライン」2009
http://www.kankyokansen.org/modules/publication/index.php?content_id=4

（和田耕治）

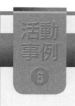

医療機関における予防接種の取組み

東京医科大学病院

1．予防接種の対象とする職員

　病院内では、さまざまな感染症の患者と接触する頻度が高いため、適切な感染対策が求められています。医師、看護師、薬剤師などの医療従事者は、患者と直接ふれるため、十分な免疫をもたない医療従事者は感染する危険が高いと考えられます。逆に、感染した医療従事者が、患者や周囲の職員へ感染を拡げるリスクともなりえます。

　このことは医療従事者に限ったことではなく、病院に勤務するすべての職員が、感染するリスクと感染源となるリスクがあります。このため、ワクチンの接種対象者には、医療従事者だけでなく、事務職員や清掃など院内で働く外部委託業者など、患者と接する可能性のあるすべての職員や実習生を含めます。

2．接種対象としているワクチン

　当院の場合、職員に接種対象としているワクチンは、B型肝炎、麻疹、風疹、水痘、流行性耳下腺炎、インフルエンザです。

1）B型肝炎ワクチン

❶基本方針
- ✓ 職員は、就業前にB型肝炎ウイルスに対する免疫の有無を確認し、免疫のない場合はB型肝炎ワクチンの接種を実施しています。

❷接種対象者
- ✓ 対象者は、病院内に勤務する職員です。すなわち、医師、看護師、薬剤師、理学療法士、作業療法士、言語療法士、歯科衛生士、視能訓練士、放射線技師、臨床検査技師、臨床工学技士、看護助手です。さらに、患者の誘導や窓口業務に当たる事務職員など、当院で勤務するほぼすべての職員です。

❸接種体制
- ✓ 入職者健診もしくは定期健康診断時に、B型肝炎ウイルス抗原・抗体検査を実施しています。その結果でワクチン接種の必要性を判定しています。
- ✓ 中途採用者など上記以外のB型肝炎ワクチンの接種希望者には、毎年5月に検査日を設定してB型肝炎ウイルス抗原・抗体検査を行っています。その結果でワクチン接種の必要性を判定しています。
- ✓ 毎年6月、7月、12月にB型肝炎ワクチンの接種日を設定し、接種しています。
- ✓ 初回、1カ月後、6カ月後の3回接種を1シリーズとします。
- ✓ 1シリーズの3回目のワクチン接種終了後、1〜2カ月後にHBs抗体を測定します。
　HBs抗体価が10mIU/mL以上の場合には、免疫獲得と考えています。

Ⅲ 生物学的要因への対応

❹注意事項

✓１シリーズのワクチン接種後に基準以上の抗体価が獲得できなかった場合は、もう１シリーズの再接種が推奨されています。

✓一度抗体が獲得されれば、その後は長期にわたり発症予防効果が続くといわれています。しかし、経年により抗体価が基準値未満に低下した職員に対しても、希望があれば追加接種を行っています。

２）麻疹、風疹、流行性耳下腺炎、水痘ワクチン

❶基本方針

✓職員が麻疹、風疹、流行性耳下腺炎、水痘を発症した場合、接触のあった患者のみならず、他の職員にまで感染が拡大する恐れがあるので、これらの感染症に対する抗体価の確認とワクチンの接種を実施しています。

❷接種対象者

✓接種対象者は、病院内に勤務する職員（臨時職員を含む）です。

❸接種体制

✓新入職者には、血清抗体価の検査を行い、その値によってワクチン接種の要否を決定し、ワクチンを接種して記録を保管しています。その場合の抗体価の基準案は、日本環境感染学会の「医療関係者のためのワクチンガイドライン」を参考にして決めています。

✓中途採用者など上記以外の接種希望者には、毎年春に検査日を設定してこれらのウイルス疾患の抗体検査を行っています。その結果でワクチンの必要性を判定しています。

❹注意事項

✓麻疹、風疹、流行性耳下腺炎、水痘のワクチンは、いずれも生ワクチンなので、免疫機能に異常のある疾患を有する者及び免疫抑制をきたす治療を受けている者、妊娠している者など接種不適当者には接種していません。

✓２回のワクチン接種後も抗体価の上昇が得られない職員が稀にいます。この場合でも、ワクチンの２回接種で終了としています。基準の抗体価に達するまでワクチンの接種を繰り返してはいません。

３）インフルエンザワクチン

❶基本方針

✓インフルエンザ患者と接触するリスクの高い職員は、職員自身の感染防止、患者や他の職員への二次感染防止、およびインフルエンザ罹患による欠勤防止などの観点から、インフルエンザワクチンの接種を受けることを勧めています。

❷接種対象者

✓接種対象者は、病院内に勤務する職員です。

❸接種体制

✓毎年10月に接種日を７日間設定して、インフルエンザワクチンを接種して

いします。

❹注意事項
　✓ワクチンを接種していても、インフルエンザに感染する場合がありますので、
　職員には、流行期にはマスク着用などの予防法を指導しています。

3．管理方法
　✓当院では、人事課健康管理室が職員への抗体検査や予防接種の計画・実施を
　担当（管理）しています。
　✓抗体検査結果や予防接種の記録は、職員自身と健康管理室で保管しています。
　✓抗体検査結果の判断や予防接種の実施などを、感染制御部がサポートしてい
　ます。

4．課題など
　✓大学附属病院間や派遣病院との人事異動や、他施設からの研修生や実習生の
　受け入れなどが多く、抗体検査の結果や予防接種記録のデータ管理に困難が
　伴います。このため、データ管理システムが必要となっています。
　✓抗体検査やワクチン接種の実施が年1回のみです。中途採用者などは翌年の
　実施スケジュールになっており、今後検討が必要です。

お勧め資料等

●一般社団法人　日本環境感染学会　ワクチンに関するガイドライン改
訂委員会編：医療関係者のためのワクチンガイドライン　第2版．日
環境感染会誌　2014;29．
http://www.kankyokansen.org/modules/publication/index.
php?content_id=17
●Immunization of health-care personnel：Recommendations
of the Advisory Committee on Immunization Practices（ACIP）：
MMWR 60：1—45，2011．
http://www.cdc.gov/mmwr/pdf/rr/rr6007.pdf

（東京医科大学病院 渡航者医療センター／感染制御部・福島慎二）

IV

化学的要因への対応

Ⅳ　化学的要因への対応

1 総論―適切な化学物質の取扱いのために

　医療機関では、様々な化学物質が使われており、十分に対応ができているかを確認することが求められます。近年は、化学物質に対してのリスクアセスメントの方法が広く企業では用いられるようになっていますが、医療機関にはまだまだなじみがないようです。Ⅳ-2では、リスクアセスメントの手法についてできるだけわかりやすく、医療機関を想定して解説いただきました。

　エチレンオキシド（Ⅳ-3）は、その発がん性と感作性から特定化学物質障害予防規則の特定第2類物質に指定されています。適切な作業環境の整備はもちろんのこと、作業環境測定、労働者に対する6カ月以内ごとに1回の健康診断が求められています。

　病理や解剖で用いる化学物質で特に管理が求められるのが、ホルムアルデヒドとキシレンです（Ⅳ-4）。ホルムアルデヒドも発がん性と感作性から、エチレンオキシドと同様に特定化学物質障害予防規則の特定第2類物質に含まれています。キシレンは有機溶剤中毒予防規則の第2種有機溶剤に含まれています。

　グルタルアルデヒド（Ⅳ-5）は内視鏡の消毒に用いられていますが、作業者に咳、頭痛、眼の刺激症状、皮膚発赤などを引き起こす強い刺激性を有し、さらに感作によるアレルギー症状を惹起します。こうした事例が複数発生したこともあり、平成17年に厚生労働省から「医療機関におけるグルタルアルデヒドによる労働者の健康障害防止について」という通達が示されました。

　ラテックスアレルギー（Ⅳ-6）は以前より課題としてとりあげられ、また抗がん薬のばく露（Ⅳ-7）は世界的にも日本でも、まさに基準などが示されようとしています。

　こうした化学物質を管理する部署や担当者が決められている医療機関はまだまだ少ないようです。職場巡視などの際には重点的に作業をしている人からの話を聴取し、測定結果などをもとにばく露を少しでも減らすような対応が求められます。また、化学物質の購入は部署ごとではなく、窓口を一本化し、購入時に安全データシート（SDS）を有効に利用して必要な対策を検討します。SDSには、危険有害性、人体への影響、事故の際の応急措置などが示されています。そのため、各作業場の見やすい場所への掲示や備え付けなどが求められています。職場巡視の際など、今一度確認する必要があります。

　病理などの検査室では、これまで長い間、問題なく使ってきたといったことから、ばく露を減らす意識があまりなかったり、作業がやりにくいからとせっかく設置した局所排気装置などが有効に使われなかったりすることもあるようです。また、エチレンオキシドを使う現場では、外注化により医療機関が直接管理する立場でなくなっていることもあるようです。こうしたなかでも現場の労働者、作業主任者、衛生管理者、産業医・産業保健スタッフが連携して改善を検討する必要があります。

　なお、本書では取り上げられませんでしたが、新築の医療機関での化学物質過敏症に該当するような症状、ならびに麻酔ガス、化学物質の中毒患者の排泄物や洋服についた中毒物質などへの対策も必要です。

〈国際医療福祉大学医学部公衆衛生学・医学研究科・和田耕治〉

2. 医療機関に必要な化学物質のリスクアセスメント

1　背　景

　平成28年6月から一定の危険有害性のある化学物質について、化学物質のリスクアセスメントを行うことが法令（労働安全衛生法）で義務づけられました。これは工場などの生産部門に限ったことではなく、規制物質となっている672物質（平成30年7月現在）の製造・取扱いを行うすべての事業者が対象となるため、当然ながら医療機関も対象となっています。対象となる規制物質は「職場の安全サイト」（http://anzeninfo.mhlw.go.jp/anzen/gmsds/gmsds640.html）で公開されていますが、SDS（Safety Data Sheet）という化学物質の特徴を記載したシートの交付義務があるものですので、購入時にSDSを交付されたものが対象物質であると認識すれば間違いないです。新規の化学物質が次々に開発されている現状、個々の化学物質を国が法令で規制していくことには限界があるため、事業者が化学物質使用時のリスクを適切に評価し対策を立てることが重要であるということを忘れてはいけません。つまり、規制に基づく対応から、各事業者が自律的に従業員の健康リスクを評価し管理していくことが求められ始めているということを認識する必要があります。本稿では、化学物質のリスクアセスメントの中でも最も簡便なコントロール・バンディング法について解説します。

2　リスクとは

　リスクアセスメントを行う前に、まずは「リスクとは何か」ということを知る必要があります。わかりにくい概念ですので少し例えを入れて説明をします。「サイコロを振って1の目が出たら1,200円支払う」というゲームがあったとします。サイコロを振る前は1,200円支払うかどうかわかりませんが、1,200円という固有の危険が存在します。この事前に存在している**物事の問題の大きさをハザード**と言います。サイコロを振ったときに1の目が出る可能性は6分の1です。この**可能性まで含めて検討**されたものを**リスク**と言います。つまり、リスクとは障害が起こる前の**事前に想定された期待値**です。**リスク＝ハザード×可能性**という計算式が成立します。化学物質でも、これと同じように評価することが可能です。ハザードは化学物質がもっている固有の**有害性**であり、リスクは化学物質による健康障害の発生可能性により評価が可能で、**ばく露量**により健康障害が発生するかどうかは決まってきます。したがって、化学物質のリスクアセスメントとは、**化学物質の健康障害リスク＝有害性×ばく露量で評価**ができることになります。このようにリスクアセスメントの手法はかけ算であることが通常です。
　なお、この手法を応用してたし算（ハザードの大きさ＋頻度＋可能性、など）でリスク

を評価することもありますが、かけ算と比較してハザードの大きさが小さく見積もられがちになるので注意が必要です（本稿ではかけ算の手法の一種であるコントロール・バンディングを用います）。

 リスクアセスメントとは

リスクアセスメントとは、事業場にある危険性や有害性の特定、リスクの見積り、優先度の設定、リスク低減措置の決定の一連の手順のことを指します。以下に手順に沿って解説します。

（1）手順1：有害性の特定

有害性の特定では、ハザード情報の分析が行われます。

化学物質の有害性情報はSDSという文書に記載されています。SDSは国際規格で定められており、「化学品の分類および表示に関する世界調和システム（GHS）」と整合するようJIS規格で定められています。GHSの詳細は厚労省が公開している「GHS対応ラベルおよびSDSの作成マニュアル」（http://www.nihs.go.jp/mhlw/chemical/doku/GHSmanual.pdf）をご覧ください。

SDSに記載されている内容は表1の通りです。「11.有害性情報」に詳細が記載されています。コントロール・バンディング法においては「2.危険有害性の要約」のうち、**健康の有害性の分類**を見ることが重要です（表2）。有害性の分類はそれぞれの項目が**区分1～区分5に分類されており、区分が1に近いほどその有害性が高い**ということになります。区分外とは健康障害が確認されていないものです。一方で同じ区分1であってもその有害性の内容によっては重みづけが変わってきます。例えば、発がん性の区分1と吸引性呼吸器有害性（誤嚥によって化学肺炎、種々の程度の肺損傷、あるいは死亡のような重篤な急性の作用を引き起こす物質）の区分1では当然、発がん性の区分1のほうが健康障害は重大と言えます。この健康障害の重大性に着目し有害性をA～Eでランク付けしたものが表3となります（厚生労働省：「化学物質等による危険性又は有害性等の調査等に関する指針」を改編の上掲載）。この表を見ていただくと発がん性区分1の物質は有害性ランクE、吸引性呼吸器有害性は有害性ランクAとなります。ここで**有害性ランクはEが一番高く、Aが一番低くなっているため注意が必要**です。一つの化学物質であっても、複数の有害性情報が記載されています。そのうち**最も有害性ランクが高いものをその化学物質の固有の有害性ランク**とします。ここまで行えばハザード情報についての分析は終了です。

表1　SDSに記載される情報

1．製品および会社情報
2．危険有害性の要約
3．組成および成分情報
4．応急措置

5. 火災時の措置
6. 漏出時の措置
7. 取り扱いおよび保管上の注意
8. ばく露防止および保護措置
9. 物理的および化学的性質
10. 安定性および反応性
11. 有害性情報
12. 環境影響情報
13. 廃棄上の注意
14. 輸送上の注意
15. 適用法令
16. SDS作成と改訂に関する情報を含むその他の情報

表2 健康の有害性の分類

・急性毒性
・皮膚腐食性/刺激性
・眼に対する重篤な損傷性/刺激性
・呼吸器感作性または皮膚感作性
・生殖細胞変異原性
・発がん性
・生殖毒性
・特定標的臓器/全身毒性

表3 GHS分類を利用した有害性レベルの確定

有害性のレベル	GHS分類における健康有害性クラス及び区分
E	・生殖細胞変異原性　区分1、2 ・発がん性　区分1 ・呼吸器感作性　区分1
D	・急性毒性　区分1、2 ・発がん性　区分2 ・特定標的臓器毒性（反復ばく露）区分1 ・生殖毒性　区分1、2
C	・急性毒性　区分3 ・皮膚腐食性　区分1（細区分1A、1B、1C） ・眼刺激性　区分1 ・皮膚感作性　区分1 ・特定標的臓器毒性（単回ばく露）区分1 ・特定標的臓器毒性（反復ばく露）区分2
B	・急性毒性　区分4 ・特定標的臓器毒性（単回ばく露）区分2

有害性のレベル	GHS分類における健康有害性クラス及び区分
A	・皮膚刺激性　区分2 ・眼刺激性　区分2 ・吸引性呼吸器有害性　区分1 ・他のグループに割り当てられない粉体、蒸気
S（皮膚又は眼への接触）	・急性毒性（経皮）区分1、2、3、4 ・皮膚腐食性　区分1（細区分1A、1B、1C） ・皮膚刺激性　区分2 ・眼刺激性　区分1、2 ・皮膚感作性　区分1 ・特定標的臓器毒性（単回ばく露）（経皮）区分1、2 ・特定標的臓器毒性（反復ばく露）（経皮）区分1、2

厚生労働省：化学物質等による危険性又は有害性等の調査等に関する指針を改編の上掲載

（2）手順2：リスクの見積もり

　化学物質におけるリスクの見積もりは、ハザード情報の分析のほかに体の中に取り込まれる化学物質の量を推定することが重要です。体の中に取り込まれる化学物質の量のことをばく露量と言います。通常、ばく露量を推定する場合には、作業環境測定結果、局所・全体排気装置の有無や設置状況等、作業時間、保護具（防毒マスク）の着用の有無・着用状況等を総合的に判断することとなります。コントロール・バンディング法においてはこれらの判断を簡略化して、空気中へ飛散する程度と使用量を利用して判断します。

　空気中への飛散する程度は、液体の物質の場合は空気中への揮発量で規定されます。医療機関では、ほとんどの場合取り扱い温度が常温なので化学物質の沸点で評価することが可能です。沸点については、特殊な状況として、取り扱う物質が固体だったり常温でなかったりする場合があり、その場合は成書をご覧ください。物質の沸点が50度未満の場合は高揮発性、50度以上150度未満の場合は中揮発性、150度以上の場合は低揮発性と分類されます。沸点の情報はSDSの9番目の項目である「物理的および化学的性質」に記載されています。

　使用量は、液体の物質の場合には1日当たりの使用量が重要になります。1日当たりの使用量がmL（ミリリットル）単位の場合には少量、L（リットル）単位の場合には中量、kL（キロリットル）単位の場合には大量と分類されます。

（3）手順3：優先度の設定

　ハザード情報とばく露量（沸点および使用量）の組み合わせを用いてリスクレベルを決めます。決めるときには表4を用いて決定します。表4を一目見てまず目につくところは、ハザードレベルがグループEの物質はばく露量に関係なくリスクレベルは最高の4となるところです。それ以外のグループはばく露量に応じてリスクレベルが決まるしくみとなっています。

　なお、表3でリスクレベルSという物質がありますが、これはハザードレベルA〜Eとは別個に評価することが必要です。というのも、皮膚の刺激や皮膚の腐食性などの問題であるため、体内に取り込んだ時の問題とは別の問題だからです。Sに該当する物質でリスクレベルが3であった場合には3Sと表示します。

2. 医療機関に必要な化学物質のリスクアセスメント

表4　リスクレベルの決定

液体：毎回の取扱量		高揮発性液体	中揮発性液体	低揮発性液体
グループE				
取扱量にかかわらず		すべて4		
グループD				
大量	kL（キロリットル）	4	4	3
中量	L（リットル）	4	4	3
小量	mL（ミリリットル）	3	3	2
グループC				
大量	kL（キロリットル）	4	4	2
中量	L（リットル）	3	3	2
小量	mL（ミリリットル）	2	2	1
グループB				
大量	kL（キロリットル）	3	2	1
中量	L（リットル）	2	2	1
小量	mL（ミリリットル）	1	1	1
グループA				
大量	kL（キロリットル）	2	1	1
中量	L（リットル）	2	1	1
小量	mL（ミリリットル）	1	1	1

（4）手順4：リスク低減措置

　対策は、リスクの見積もりを行った際に自動的に行われます。リスク低減措置の基本方針は表5のとおりです。リスクレベル4と判定された場合においては、法令や許容濃度勧告で取り扱いが規定されている場合にはそれに従うか、または専門家の判断が必要となります。

　ハザードレベルSがあった場合においては、皮膚や目を防護することが求められます。

表5　リスク低減措置

リスクレベル1：全体換気が主体
- ▶関係者以外の立ち入り制限
- ▶十分な強制換気又は自然換気の実施
- ▶換気状態の確認と維持　等

リスクレベル2：局所排気装置の設置が主体
- ▶関係者以外の立ち入り禁止
- ▶発散源に局所排気装置の設置と可能な限りの密閉化
- ▶局所排気装置の稼働状態確認と維持・同記録の保管　等

リスクレベル3：密閉化が主体
- ▶関係者以外の立ち入り禁止と表示
- ▶試料採取の場合を除く密閉化、可能なときは陰圧化　等

リスクレベル4：個別対策の実施が主体
- ▶当該の個々の物質ごとに示されている指針に従うか、資格を認定された専門家の指導を受けることが必要である。等

Ⅳ　化学的要因への対応

（5）コントロール・バンディング法を行う上で参考となるサイト

　病院内にはたくさんの化学物質（トルエン、キシレン、ホルムアルデヒド、エチレンオキシド…）が存在していると思います。一つひとつの化学物質についてここまで紹介した手作業で対応することは、大変な労力が必要となります。厚生労働省は化学物質のリスクアセスメント支援のためのホームページを公開しています（リスクアセスメントの実施支援システム：http://anzeninfo.mhlw.go.jp/risk/risk_index.html）。このサイトを用いて必要とする項目（化学物質名・使用量など）を入力すれば、自動的に手順4のリスク低減措置まで完了し、対策シートまで作成されるという非常に便利なシステムです。ぜひ利用してみてください。なお、対策シートはリスクレベル1の場合は100番台の対策が推奨されます（参照：対策シート一覧　http://www.mhlw.go.jp/stf/seisakunitsuite/bunya/0000148537.html）。

（6）［中級編］コントロール・バンディング法の強みと弱み

　コントロール・バンディング法は、ばく露の推定について沸点と1日当たりの使用量のみで推定されていると前述しました。つまり、対策が施されていることに関する評価（半密閉化構造である、局所排気装置を利用している、作業時間を減らしばく露対策を行っている、など）が一切なされないことになります。つまり、対策の結果は常に安全側に寄った判定がなされることになり少し大げさな判定になりがちです。リスクが過大に評価されていると判断されたときには、コントロール・バンディング法のような半定量的リスクアセスメントではなく、作業環境測定や個人ばく露モニタリングを用いた定量的リスクアセスメントを実施したうえで行うことも一案です。定量的評価方法については数理モデルを用いたものや、ECETEC-TRAの情報を用いた手法などがありますが、詳細は成書をご覧ください。平成31年3月に発表された「CREATE-SIMPLE」は、コントロール・バンディング法を改良した方法です。コントロール・バンディング法で評価する取扱量（含有率を含む）と飛散量（揮発性）に加えて、換気状況、作業方法、呼吸用保護具、作業時間・頻度を加えて、ばく露の程度について、より実態に近い値を推定することが可能となっています。なお、ここまでの解説を読んでいただいてすでにお気づきかと思いますが、リスクアセスメントの対象物質のうち、作業環境測定の対象物質があった場合には、当然、定量法である作業環境測定の結果のほうを重視することになります。臨床検査に例えたら、コントロール・バンディングはいわばスクリーニング的な役割で、作業環境測定結果は精密検査の役割という位置づけとなります。

④ 化学物質のリスクアセスメント（コントロール・バンディング法）の実際 〜キシレンを例に〜

　ここまで説明したことを、病院病理部の一つの化学物質を例に、コントロール・バンディング法による化学物質のリスクアセスメントを実施してみましょう。

（1）概　要

　○×病院では複数の化学物質が用いられています。化学物質のリスクアセスメントが法

2. 医療機関に必要な化学物質のリスクアセスメント

令で規定されたことを契機に化学物質対応チームとして、産業医、衛生管理者、有機溶剤作業主任者、特定化学物質作業主任者、病院事務部、該当部署ごとの担当者（病理部・医局・看護部など）のチームが構成されました。化学物質対応チームは安全衛生委員会の下部組織に位置付けられました。病院事務部から化学物質購入時に業者からSDS譲渡のあったものは化学物質対応チームである衛生管理者に手渡されるルールが作成されるとともに、使用量は使用方法の変更のあった該当部署は化学物質対応チームに届け出るルールが策定されました。変更時の漏れがあるといけないので化学物質のリスクアセスメントは、初回導入時、使用方法変更時、年に1回について8月に実施し、10月に安全衛生委員会に報告されるように同委員会の年間計画に盛り込まれることとなりました。

　今回は、病理部で脱パラフィン作業に利用されている100％キシレンについて初回のリスクアセスメントが実行されることとなりました。キシレンは自動化装置で対応しているため、ばく露の多くは機械投入時と廃液処理時であると推定されます。機械投入時・廃液処理時は局所排気装置を用いており、作業環境測定も10年連続で管理区分Ⅰであり、管理濃度の10分の1以下のレベルで推移しておりばく露はほとんどないものと考えられました。1日の使用量は病理部担当者に確認したところ4L（リットル）でした。

（2）手順1

　SDSの「3．組成および成分情報」で100％キシレンであることを確認しました。「2．危険有害性の要約」にて以下の情報が得られました。

● 急性毒性（経口）　　　　　　　　　　　区分5
● 急性毒性（経皮）　　　　　　　　　　　分類できない
● 急性毒性（吸入：ガス）　　　　　　　　分類対象外
● 急性毒性（吸入：蒸気）　　　　　　　　区分外
● 急性毒性（吸入：粉じん、ミスト）　　　分類対象外（粉じん）
● 急性毒性（吸入：粉じん、ミスト）　　　分類できない（ミスト）
● 皮膚腐食性・刺激性　　　　　　　　　　区分2
● 眼に対する重篤な損傷・眼刺激性　　　　区分2A
● 呼吸器感作性　　　　　　　　　　　　　分類できない
● 皮膚感作性　　　　　　　　　　　　　　分類できない
● 生殖細胞変異原性　　　　　　　　　　　区分外
● 発がん性　　　　　　　　　　　　　　　区分外
● 生殖毒性　　　　　　　　　　　　　　　区分1B
● 特定標的臓器・全身毒性（単回ばく露）　区分1
● 特定標的臓器・全身毒性（呼吸器、肝臓、
　中枢神経系、腎臓）　　　　　　　　　　区分3（麻酔作用）
● 特定標的臓器・全身毒性
●　（反復ばく露）　　　　　　　　　　　　区分1（呼吸器、神経系）
● 吸引性呼吸器有害性　　　　　　　　　　区分2

　この中でハザードランクが最も上位のものは、表3に照らし合わせると生殖毒性区分1Bであったため、リスクレベルはグループDとなりました。目の刺激性や皮膚の腐食性な

どから、ハザードレベルＳも該当となりました。

（3）手順2

　1日の使用量は4L（リットル）であり、中量使用となりました。揮発性について、沸点はSDSの「9．物理的および化学的性質」を見ると144度であるため、常温使用下においては中揮発性と判断されました。

（4）手順3

　表4を見るとハザードがグループＤで中揮発性、中量使用はリスクレベル4と判断されました。さらにハザードレベルＳもあるため、最終的なコントロール・バンディングによるリスクレベルは4Ｓという判定になりました。

（5）手順4

　上記の内容を「職場の安全サイト」のリスクアセスメント実施支援システム（http://anzeninfo.mhlw.go.jp/risk/risk_index.html）で入力したところ、対策シートは400番（一般原則）とSk100（呼吸用保護具の選び方と使い方）が出力されました。この対策シートに従い、労働安全衛生法で規定されるキシレンに対する局所排気装置の設置、作業環境管理の実施、防毒マスクの着用、保護手袋の着用、特殊健康診断の実施について産業医と衛生管理者が確認しました。これらはすべて実施済みであり、これ以上のリスク低減措置は不要と判定し記録に残し、ポスターを作成したうえで従業員に
　①対象物の名称
　②対象業務の内容
　③リスクアセスメントの結果（特定した危険性または有害性、見積もったリスク）
　④実施するリスク低減措置の内容
について周知しました。次回のリスクアセスメントは1年後として、万が一リスクの変更（使用量の変化や使用方法の変更、ばく露の変更など）があった場合には、すぐに産業医または衛生管理者に知らせるように、管理者および有機溶剤作業主任者には通知しました（変更の管理）。

おわりに

　最後の病院の事例で見ていただいたとおり、コントロール・バンディング法は多くの場合保守的に判断されるため、最終的には化学物質管理について熟知した者（産業医、衛生管理者）による確認が必要となります。

　コントロール・バンディングはあくまでもスクリーニングツールと考えて、従業員の化学物質による健康障害を防止するリスクマネジメントが必要となります。

（産業医科大学　保健センター・立石清一郎）

3. エチレンオキシド

3 エチレンオキシド

1 なぜ対策が必要か

　エチレンオキシドは医療機器の滅菌作業に使用されるガスで、酸化エチレンとも呼ばれています。滅菌器からの漏洩や、修理時に空気を送りエチレンオキシドを排出するためのエアレーション（滅菌物の素材などによって異なりますが温度60度で8時間以上必要なこともあります）が不十分、といった人為的操作ミスによりばく露されることがあります。近年、エチレンオキシド滅菌を外注化する医療機関もありますが、院内で滅菌作業を行っている場合は、産業医として職場巡視などの機会に、作業が適切に行われているか確認する必要があります。

　エチレンオキシドは発がん性があり、IARC（国際がん研究機構）ではグループ1（ヒトに発がん性あり）、日本産業衛生学会では第1群（人間に対して発がん性がある）に分類されています。法令では特定化学物質障害予防規則の特定第2類物質となり、管理濃度は1 ppmで、厳重に管理することが必要です。

2 対策の進め方－特定化学物質障害予防規則に基づいた対応

（興研株式会社より提供）

　特定化学物質障害予防規則に基づいた対応が必要です。

　主な対応には、新しく従事する者への安全衛生教育、作業手順書の作成、プッシュプル型換気装置（有効なエアレーション機能を備えた滅菌器では不要）、作業主任者の選任、局所排気等定期自主点検、関係者以外立ち入り禁止の表示、作業記録の作成、エチレンオキシド専用の防毒マスク（写真）の常備があります。また6ヶ月以内ごとに1回、作業環境測定士による作業環境測定も必要です（結果の保存期間30年）。作業に従事する者は、配置替えの際およびその後の6ヶ月以内に1回、健康診断を受ける必要があります。

　内部に人が立ち入ることができない小型の滅菌器を用いる作業では、適切に取り扱うだけでなく、局所排気装置、全体換気装置を設置してばく露を防止する措置が必要です。内部にエチレンオキシドの充填を開始する前に、滅菌器の扉が閉じていることを確認しましょう。滅菌を終了したら、説明書通りのエアレーションを行うことが大事です。

　大型の滅菌設備で内部に立ち入る場合には、滅菌器に空気を送りエチレンオキシドを排出し（エアレーション）、さらに防毒マスクを使用してばく露を防止する必要があります。

（和田耕治）

263

Ⅳ 化学的要因への対応

病理や解剖で用いる化学物質

 なぜ対策が必要か

　病理検査室や解剖室では、ホルムアルデヒドやキシレンなどの有害化学物質が使用されています（表1）。なかでもホルムアルデヒドは高濃度長期ばく露による鼻咽頭癌を発生させる発がん性物質であることが指摘され、平成20年3月に特定化学物質障害予防規則の改正で特定化学物質の第2類物質に変更となりました。またキシレンは有機溶剤中毒予防規則に基づき対策が求められます。本稿では病理検査室で多く使用されるホルムアルデヒドやキシレンを例として挙げ、取り組むべき対策について説明します。

表1　ホルムアルデヒドとキシレン

	ホルムアルデヒド	キシレン
性質、性状	無色透明の気体、水に溶けやすい	無色透明の液体
健康リスク	眼や鼻、呼吸器などに刺激性あり、経口ばく露で鼻咽頭癌のリスクあり	眼や咽頭などに対する刺激性や中枢神経に影響あり
室内空気濃度の指針値	0.1mg/m³（0.08ppm）	0.87mg/m³（0.2ppm）
管理濃度	0.1ppm	50ppm
規　則	特化則（特定第2類物質）	有機則（第2種有機溶剤）

 対策の進め方－病理や解剖で用いる化学物質への8つの対策

　表2に最初に取り上げるべき8つの対策を示しましたが、まずは衛生委員会で取組みが遅れているところをピックアップし、費用のかからない対策から始めるなど、すぐに取組みが可能な部分から進めていくことが大事です。

表2　病理や解剖で用いる化学物質への8つの対策

❶安全衛生管理体制の構築（作業主任者選任）
❷使用されている化学物質のリスト作成、SDSの保管、危険有害性の表示
❸代替物質の利用の検討
❹保護具の利用
❺作業環境測定の実施
❻特殊健康診断の実施

❼発散抑制装置の設置と局所排気装置の利用
❽職場巡視（作業管理の確認）

❶安全衛生管理体制の構築（作業主任者選任）

　管理職または相当の職務に就くスタッフには、特定化学物質等作業主任者技能講習、有機溶剤作業主任者技能講習を受講させます。例えば都道府県の労働基準協会主催の講習会などで受講できます。その中からそれぞれ作業主任者を選任し、病理検査室の安全衛生管理体制を構築することが重要です。

【作業主任者の主な業務】
- 化学物質に汚染され、吸入しないよう作業方法を決定し、スタッフを指揮させること。
- 局所排気装置、プッシュプル型換気装置（図1）などの装置を、1カ月を越えない期間ごとに点検すること。
- 労働者が使用する保護具（防毒マスク）の使用状況を監視すること。

※ホルムアルデヒド対策用マスクについて
　許容濃度以上の環境であればG-7型やHV-7型防毒マスク（図2）を使用する必要がありますが、許容濃度以下の環境であれば簡易防臭マスク、使い捨て防臭マスクの使用で良いでしょう。

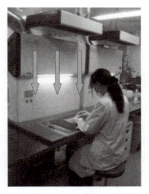　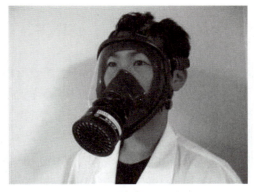

図1　プッシュプル型換気装置　　図2　防毒マスク

❷使用されている化学物質のリスト作成、SDSの保管、危険有害性情報の表示

　病理検査室などで使用されている化学物質をリストアップし、使用状況の確認を行います。作業現場にSDS（安全データシート）を保管し、使用者へ周知するとともに事故発生時の処置に関して確認を行います。SDSは、化学物質等の販売・譲渡者が、その危険有害性や対処方法をまとめたもので、使用者が当該化学物質等のリスク管理を行うための重要なツールです。また人体への影響、取り扱い上の注意点、中毒発生時の応急措置について掲示することも重要です。職場巡視では、管理者以外のスタッフに「SDSはどこに保管されていますか？」と聞くなどして、緊急時の対応ができるかを確認してください。

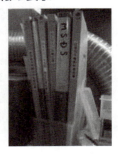

❸代替物質の利用の検討

健康影響を可能な限り予防するために、毒性の低い代替物質があればその利用が望まれます。下記のような代替品の使用は、低毒性であり、有機溶剤中毒予防規則にも入っていないため、作業環境測定をする必要もありません。ただし、継続してばく露の低減は必要です。

　※改善例）キシレンの代替品

　　　アルカン系脂肪族炭化水素を利用したもの（Clear Plus. ファルマ）やリモネン系の溶剤（レモゾール.Wako（和光純薬工業））が市販されています。

❹保護具の利用

個人ばく露の低減には保護具（保護眼鏡、呼吸用保護具、手袋等）の使用が有効です。実際に巡視を行うと防毒マスクは設置されているものの、使用されていないケースが多いかもしれません。時々、抜き打ちで職場巡視を行い、実際の保護具の使用状況を確認することも重要です。また安全衛生教育の年間スケジュールに「保護具の使用方法」を入れると良いでしょう。

❺作業環境測定の実施

ホルムアルデヒドやキシレンを使用する屋内作業場では、6カ月以内に1回作業環境測定士による作業環境測定を実施しなければなりません。そのほかにも、ガス検知管法などによる自主測定が実施できるようにしておきましょう。また作業環境測定結果報告書は30年間の保管が必要です。

> 注）病理検査室、衛生検査所等以外の場所で行われる内視鏡検体等の浸漬のため、ホルムアルデヒドの溶液の小瓶を開閉する作業を行う場合があるが、当該作業が1回5秒程度で、1日当たりの取扱い頻度が10回程度である等ホルムアルデヒドの取扱いが短時間、低頻度であり、気中濃度が著しく低い場合には、作業環境測定の対象にはならないこと。また、その場合には、当該取扱いに係る労働者は労働安全衛生規則第45条第1項の特定業務従事者の健康診断の対象とはならないこと。（平成20年11月19日、基安発第1119002号）

❻特定業務従事者健康診断の実施

常時従事するスタッフには、当該業務への配置換え時及び6カ月以内毎に1回、定期的に健康診断を実施しなくてはいけません。

＜ホルムアルデヒドの場合＞

問診から「自覚症状及び他覚症状」の項目や診察においては、鼻咽頭癌に関する症状に留意する必要があります。健康診断の評価、記録の保管義務は5年です。

❼発散抑制装置の設置と局所排気装置の利用

発散源を密閉する設備や各解剖台に局所排気装置を設置し、解剖台周辺の空気を吸引し

4. 病理や解剖で用いる化学物質

排気することでばく露を軽減します。また、病理検査室において切り出しや染色における発生源となる作業台を、フードの中に包み込むように囲い式のフードをつけた局所排気装置、またはプッシュプル型換気装置を設置することで効率よくばく露が軽減できます。

❽職場巡視（作業管理の確認）

　産業医や衛生管理者の職場巡視では、「実際に溶液が入っている容器がきちんと閉められているか」、「SDSの保管」など巡視項目を列挙し、作業管理できているかを定期的に確認しましょう。また、産業医らの職場巡視に、院長ら経営上層部も一緒に同行してもらうことで、改善の必要性を早急に伝えることができるでしょう。

【具体的な改善事例】

1 ）日本病理学会　「ホルムアルデヒドの健康障害防止について－病理部門を中心とした具体的対応策－」
　　http://pathology.or.jp/jigyou/pdf/formaldehyde080423.pdf

2 ）興研株式会社ホームページ「ホルムアルデヒド対策」
　　http://www.koken-ltd.co.jp/iryoupp_fa.htm

さらに学ぼう！

●日本病理学会「ホルムアルデヒドの健康障害防止について－医療機関として－」2008.2
http://pathology.or.jp/jigyou/pdf/formaldehyde01_080225.pdf
●厚生労働省「職域における屋内空気中のホルムアルデヒド濃度低減のためのガイドライン」2002.3.15
http://www.mhlw.go.jp/houdou/2002/03/h0315-4.html
●厚生労働省「労働安全衛生法施行令の一部を改正する政令及び特定化学物質障害予防規則等の一部を改正する省令の施行に係る留意点について」2007.11.19
http://www.mhlw.go.jp/bunya/roudoukijun/anzeneisei17/dl/24.pdf

（京都第一赤十字病院 産業医・小森友貴）

Column

化学物質管理対策の実際

　病理検査室ではホルムアルデヒドやキシレンなどが使われています。これらの物質は、特定化学物質や有機溶剤に指定されているため、医療機関では定期的に作業環境測定を実施し、作業環境の確認が求められています。

　特にホルムアルデヒドは、住環境での目安となる室内濃度指針値が0.08ppmである一方、作業場で用いられる管理濃度や許容濃度がともに0.1ppmと両者の値が近接しています。ホルムアルデヒド使用場所でも住環境に近いレベルの管理が必要となり、作業環境測定において管理区分1とすることに、努力や工夫を要します。対策としては、設備といったハード面のみならず、人的なソフト面での対策も必要となります。

　ここでは病院の病理室で行った対策の一例を紹介します。

　病理検査室で検体を処理する際、写真1のようなラミナーテーブルが多く使われています。ラミナーテーブルはオープンタイプのドラフトで、上から下向きに吹出した気流を図2のようにテーブル上に設けられた排気口から吸引します。しかし、オープンタイプなので排気口から離れると吸引力が弱くなり、化学物質が室内に拡散してしまいます。また、作業板で排気口を塞いでしまうと吸引力が低下し、拡散の原因となります。

　室内の化学物質濃度を低減するためには、発生源の対策がとても重要になります。例えば、写真3のように囲いを付けることで上から下への空気の流れを効率良くし、拡散を防ぐことができます。また、装置への工夫だけでなく、作業板で排気口を塞がないように作業者に注意を促すことも必要です。

　さらに、ラミナーテーブルからの排気は、ダクトを通り外部に排気されますが、ダクトを適切な長さにすることも必要です（写真4）。ダクトが長いと、吸引力が落ち、効率よく排気できません。

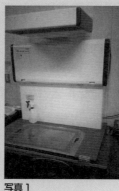
写真1

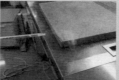
写真2

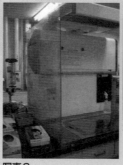
写真3

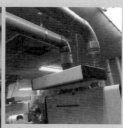
写真4

作業台以外にも、病理検査室にはホルムアルデヒドの発生源が存在します。例えば、ホルマリン溶液を分注する際にも拡散します。拡散防止のため、写真5のようにプッシュプル型排気装置（発散源をフードではさみ、一方から一方へ気流を作り排気する装置）を設置することで拡散防止につながります。しかし、排気装置の性能によっては、写真6のように機能が十分果たせていない場合もあります。このような状況では排気装置を設置しているにもかかわらず、ホルムアルデヒドが拡散してしまいます。先に述べたラミナーテーブルと同様、囲いをすることでプッシュプル型換気装置の性能が引き出せ、ホルムアルデヒドの拡散を防ぐことができます（写真7）。また、同時に分注時間をできるだけ短くすることも必要です。

　ハード面の改善において、理想を求め、作業効率の著しい低下を招くことは望ましくありません。現場の作業者からの意見を聞きつつ、対策を行うことが重要です。

　なお、写真2、6の空気の流れを確認する機器をスモークテスターと言い、発煙管から出る白煙（水酸化スズ）の動きで簡便に空気の流れを確認できます。局所排気装置が有効に機能しているかを視覚的に確かめることがでますので、非常に便利です。

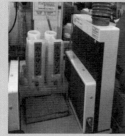　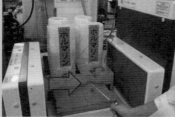　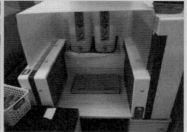

写真5　　　　　　写真6　　　　　　　　写真7

　対策に専門家の助言を仰ぎたい場合などは、各都道府県に設置されている産業保健総合支援センターに問い合わせるとよいでしょう。センターには産業保健に関わる各専門家に相談できる体制があります。

【参考情報】
1．日本病理学会　ホルムアルデヒドについて
　http：//pathology.or.jp/jigyou/formaldehyde.html
2．独立行政法人労働者健康安全機構　産業保健総合支援センター
　https：//www.johas.go.jp/Default.aspx？TabId＝578

（自治医科大学 保健センター・小川真規）

Ⅳ　化学的要因への対応

グルタルアルデヒド

　なぜ対策が必要か

　グルタルアルデヒドは、内視鏡等の医療器具等の殺菌消毒剤として使用されていますが、皮膚、気道に対する刺激性等を有する物質であり、皮膚炎や気道粘膜損傷が報告されています。平成17年2月24日に厚生労働省から「医療機関におけるグルタルアルデヒドによる労働者の健康障害防止について」（基発第0224007号）という通達がだされており、その対応が求められますので作業者やその管理者とともに確認します。
　また、グルタルアルデヒドの代替物質として挙げられていた物質についても、濃度が高ければ健康障害が起こったことが報告されています。代替物質においても同様にばく露が低減するように対策を行います。

　対策の進め方－作業環境測定と健康管理のポイント

　グルタルアルデヒドを含有する殺菌消毒剤については、添付文書に記載された使用上の注意を遵守するほか、次の対策を行います。

（1）作業環境測定
　グルタルアルデヒドを使用して消毒作業が行われる屋内作業場においては、空気中のグルタルアルデヒドの濃度の測定を行います。測定により、空気中のグルタルアルデヒドの濃度が0.05ppmを超える場合には、有効な呼吸用保護具、保護眼鏡等を使用させることにより労働者のばく露防止を図るとともに、0.05ppmを超えないようにするため、次に掲げるいずれかの措置のうち、当該作業場において有効な措置を講じます。
（1）グルタルアルデヒドと同等以上の効果があり、有害性の少ない他の殺菌消毒剤への
　　変更（例：フタラール製剤、過酢酸製剤）
（2）密閉型の自動洗浄機の導入
（3）局所排気装置又はプッシュプル型換気装置の設置による換気
（4）全体換気装置（換気扇を含む。）の設置又は窓の開放による全体換気
（5）グルタルアルデヒドへの労働者のばく露を低減させる作業方法への変更
　グルタルアルデヒドに直接接触するおそれの高い作業においては、測定した空気中のグルタルアルデヒドの濃度が0.05ppmを超えない場合であっても、有効な呼吸用保護具、保護眼鏡、不浸透性の保護衣、保護手袋等を使用させることにより労働者のばく露防止を図ります。また、自動洗浄機を用いずに行う消毒作業においては、ふた付き容器を用い、医療器具等を浸漬している間はふたをします。さらに、必要な時に必要な量を使用します。

（2）健康管理

　グルタルアルデヒドを取り扱う業務に従事させる場合には、雇入時の健康診断において、問診により皮膚疾患、呼吸器疾患、アレルギー症状等についての既往歴を調査するとともに、必要に応じてアレルギー反応に関する他覚的検査や臨床検査を行い、その結果を踏まえ、アレルギー症状を発症する可能性のある者や既に気管支喘息を発症している者に対しては、その作業方法等に十分配慮をします。異動等により、新たにグルタルアルデヒドを取り扱う業務に従事させる場合も、上記の既往歴の調査等を行います。

　グルタルアルデヒドを取り扱う労働者に皮膚、呼吸器等への異常が見られた場合には、産業医等の意見に基づき、設備の改善、作業方法の改善、就業場所の変更等の必要な措置を講じます。

さらに学ぼう！

●厚生労働省「医療機関におけるグルタルアルデヒドによる労働者の健康障害防止について」2005
http://www.jaish.gr.jp/anzen/hor/hombun/hor1-46/hor1-46-6-1-0.htm

（和田耕治）

IV　化学的要因への対応

Column

局所排気装置等による化学物質ばく露の低減

　化学物質管理において、物質によっては局所排気装置の設置が法令で求められます。有機溶剤中毒予防規則では第一種有機溶剤、第二種有機溶剤（キシレン、メタノールなど）を用いた作業に労働者を従事させる場合には、作業場に有機溶剤の蒸気の発生源を密閉する設備、局所排気装置またはプッシュプル型換気装置を設けなければならないと示されています。ホルムアルデヒドやエチレンオキシドなど、特定化学物質障害予防規則に含まれている物質に対しても同様です。日本病理学会による調査では、局所排気装置またはプッシュプル型換気装置を設置した医療機関は、平成21年では74%で、未設置のところでもこれから設置すると回答していました。

　図に3つの換気方法を示しました。全体換気は窓を開けたり、換気扇をつけることで行いますが、部屋の外の新鮮な空気を部屋に導入し、希釈しながら外に排出する方法で、労働者のばく露低減のためには限定的な効果しかありませんから過信してはなりません。

	全体換気設備	局所排気装置	プッシュプル型換気装置
装置例	発散源から拡散した有毒ガスなどは徐々に希釈・排気される	発散源近くで有毒ガスなどを捕捉できる換気方法	発散源近くで有毒ガスなどをオープンなままで※捕捉できる換気方法 ※開放式プッシュプル型換気装置の場合
曝露低減効果	×	○	◎
作業性	○	×	○

興研株式会社（http://www.koken-ltd.co.jp/pushpull.htm）より

　局所排気装置は、より発生源近くで有害物質を捕捉します。しかしながら、できるだけ局所排気装置に近いところで作業をしないとその効果が大きく減ります。吸い込む空気は距離の二乗に反比例して減衰します。

　たとえば、吸い込む空気が局所排気の開口面の直径の長さ分離れるだけで、約1/10に下がってしまいます。扇風機のように押す空気と違って、引く場合にはかなり力が弱まります。一方で局所排気装置に近づけると作業性が下がったりして、作業者により使われなくなる可能性もあります。局所排気装置を設置する際には、労働者とよく相談をして作業性を確保しながら使用できる方法を業者と

ともに検討します。

また、巡視の際にはスモークテスター（両端を折り取った発煙筒に付けたゴム球を圧縮し、空気中の水分に反応して白煙となる）を用いて、十分に局所排気の効果があるかを確かめます。

作業主任者は局所排気装置の自主点検を1カ月に1回程度行うことが求められており、巡視の際に確認しましょう。

プッシュプル型換気装置は、プッシュフードから一様の気流を送り込み、プルフードでより効率良く吸い込まれるようにした排気装置です。そのため吸引するだけの局所排気装置と比べて広範囲の発生源を捕捉でき、また局所排気装置よりも少ない風量で換気できるばく露低減効果が高い換気装置です。しかしながら、プッシュ（押す）とプル（引く）風量のバランスや方向など、設置にあたっては経験の十分ある業者との相談が必要です。病理解剖などの切り出しの場において設置され、大きな効果をあげています。

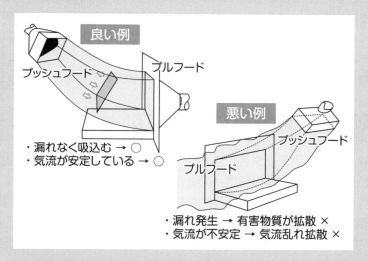

開放式プッシュプル型換気装置の良い例と悪い例

【参考資料】
1. 沼野雄志 著『新やさしい局排計教室－作業環境改善技術と換気の知識』（中央労働災害防止協会）2010
2. 日本病理学会「ホルマリン対策進行状況調査結果報告」
   http://pathology.or.jp/jigyou/formaldehyde/chousa-091204.html
3. 日本病理学会「ホルムアルデヒドの健康障害防止について－医療機関として－」2008
   http://pathology.or.jp/jigyou/pdf/formaldehyde01_080225.pdf
4. 甲田茂樹ら「病院の病理検査室におけるホルムアルデヒドばく露のリスクアセスメントについて」（労働安全衛生研究）Vol.3 Vol.01 pp.5-10（2010）http://www.jniosh.go.jp/oldsite/publication/JOSH/pdf/vol3no1/Vol03No1-02a.pdf

（和田耕治）

Ⅳ 化学的要因への対応

ラテックスアレルギー

なぜ対策が必要か

　ラテックスは、医療機関においてはゴム製の手袋やその他の製品に使用されています。ラテックスは、ゴムの木から採取される液体ですが、アレルギーを起こすことがあります。症状としては、ラテックスを含む手袋を装着した際の手の発赤や蕁麻疹、またアナフィラキシーショックを起こすこともあります。当初は問題なく使用していても、次第に感作され、ある時から症状が出ることもあります。

　一般人口においてラテックスアレルギーは1-2％程度ですが、医療従事者の場合はラテックスにばく露されたうちの3-12％の人が、なんらかのラテックスアレルギーに関連する症状があると報告されています。医療従事者を守るためだけでなく、ラテックスにすでに感作された患者のためにも、ラテックスフリーの診療環境が求められます。

対策の進め方－代替素材の使用、あるいはパウダーフリーの製品を

　対策としては、まずはラテックスを含まない代替素材の手袋を用いることが、ばく露機会低減にもなり近道です。表に代替素材の特徴を示しました。

　現在、ラテックスを含む医療用具については、製品の説明書などに明記することが義務づけられているため、見分けることは容易になりました。院内を職場巡視した際や、購入している中央材料室などの担当者に確認することで、ラテックスの使用状況を明らかにすることができます。

　やむを得ずラテックスを含有した手袋を使用しなければならないときは、パウダーフリーの製品が推奨されます。また、手の発赤や蕁麻疹などの症状が出た際には、すぐに使用をやめさせ、スキンプリックテストなどにより診断を行い、その後のラテックスへのばく露がないよう、業務上の配慮を行います。

表　ラテックス手袋と主な代替素材の手袋の比較

素材	ラテックス	ビニール	ニトリルゴム	ポリウレタン
バリア効果	良好	やや不良	良好	良好
アレルゲン含量	製品によりバラツキ	なし	なし	なし
強度	良好	不足	良好	良好
伸縮性	良好	不足	概ね良好	良好
装着感	良好	不良	概ね良好	良好
経済性	安価	安価	やや高価	比較的高価

　日本ラテックスアレルギー研究会ラテックスアレルギー安全対策ガイドライン作成委員会『ラテックスアレルギー安全対策ガイドライン2018』（協和企画）が参考になります。

（和田耕治）

7. 抗がん薬調製および投与

7 抗がん薬調製および投与

1 なぜ対策が必要か

　抗がん薬は、がんの治療をうける患者さんにとってはなくてはならないものです。その一方で、抗がん薬には細胞を傷害する作用や発がん性が確認されている薬剤が多く存在します。そのため、抗がん薬を職業的に取扱う医療従事者の抗がん薬ばく露による健康リスクが危惧されています。本稿では、抗がん薬調製における対策を中心に記載します。

2 抗がん薬調製における6つの対策

　表1に最初に取り上げるべき6つの対策を示しました。

表1　抗がん薬調製業務における6つの対策

❶抗がん薬を調製するための専用の部屋で調製業務を行う
❷室外排気方式の生物学的安全キャビネット（BSC）を用いて調製作業を行う
❸抗がん薬専用の調製手技である陰圧手技などを網羅した院内調製ガイドライン（マニュアル）を作成して、医療従事者は定期的にトレーニングを実施する
❹閉鎖系注入器具などの安全対策キットを使用する
❺使い捨ての個人用保護具を着用する
❻抗がん薬にばく露した際の応急処置方法を、あらかじめ策定しておく

❶抗がん薬を調製するための専用の部屋で調製業務を行う
　抗がん薬の職業的ばく露という問題が認識される以前は、多くの病院では病棟の一画で抗がん薬調製が行われてきたという経緯があります。このような状況では、抗がん薬を調製する担当者はもとより、抗がん薬を取扱っていない他の医療従事者にまで抗がん薬をばく露させてしまうリスクを拡大させてしまいます。

❷室外排気方式の生物学的安全キャビネットを用いて調製作業を行う
　生物学的安全キャビネット（BSC）は、高性能のフィルタ（HEPAフィルタ）を介してキャビネット内の空気を無菌化し、また抗がん薬に汚染された空気を、HEPAフィルタを介して調製室内あるいは調整室外に排気する装置です。BSCを使用することで、薬剤を無菌的に調製できると同時に、調製担当者の抗がん薬ばく露を低減することができます（写真）。

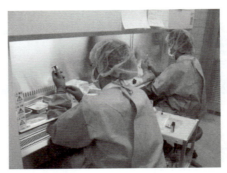

写真　BSCを使用した抗がん薬調製

　BSCは、抗がん薬調製でもっとも基本となる安全対策です。調製時に発生した抗がん薬に汚染された空気の排気方式には、大きく分けて室内排気方式と室外排気方式の2種類があります。室内排気型BSCでは、調製時に発生した抗がん薬のミストをHEPAフィルタでろ過した後に室内に排気しますが、抗がん薬のミストの一部がHEPAフィルタを通過することが指摘されています。より安全に調製業務を行うためには、室外排気方式BSCを設置することが望ましいといえます。

❸抗がん薬専用の調製手技である陰圧手技などを網羅した院内調製ガイドライン（マニュアル）を作成して、医療従事者は定期的にトレーニングを実施する

　抗がん薬調製では、陰圧手技という通常の薬剤とは異なるシリンジの取扱い方が必要になります。また、BSCを蒸留水もしくは水道水により清掃した後に消毒用エタノールで清掃することで抗がん薬の汚染を低減することができることが報告されています。そのため、抗がん薬専用の手技や適切な清掃方法を網羅した院内ガイドラインを策定し、ガイドラインに沿ったトレーニングを実施することが必要です。ガイドライン作成の際には、後述の参考資料1）2）に具体的な対策方法が記載されていますので参考にしてください。

❹閉鎖系注入器具などの安全対策キットを使用する

　閉鎖系注入器具とは、調製時にシリンジとバイアルの間に装着して抗がん薬のミストや漏れが外部へ発生することを防ぐ器具です。種々の報告でその有用性が報告されており、欧米では安全対策の優先順位として、BSCと同等もしくはそれ以上と評価されています。

❺使い捨ての個人用保護具を着用する

　推奨される個人用保護具の具体例として、使い捨ての手袋、ガウン、キャップ、マスク、ゴーグルなどがあります。手袋については、抗がん薬の浸透試験に合格したものを使用し、さらにピンホールや薬剤の浸潤防止のために2重で着用することが推奨されています。また、使用した個人用保護具は抗がん薬に汚染されたものとして密閉できる容器（例として感染性廃棄物入れ）に廃棄することが望ましいです。

❻抗がん薬にばく露した際の応急処置方法を、あらかじめ策定しておく

　突発的な理由により、調製担当者が抗がん剤をばく露した場合、そのばく露経路（目に付着した、吸い込んだ、皮膚に付着した、誤飲した、針刺しした）に応じた処置方法を院内で策定して、職員に周知させることが大切です。なお、具体的な処置方法の例が、参考資料1）2）に記載されています。

3　抗がん薬投与における4つの対策

　表2に最初に取り上げるべき4つの対策を示しました。基本的な考え方は調製の時と同様です。

表2　抗がん薬投与業務における4つの対策

❶抗がん薬の専用の投与手技であるバックプライミングなどを網羅した院内投与ガイドライン（マニュアル）を作成して、医療従事者は定期的にトレーニングを実施する
❷閉鎖系注入器具などの安全対策キットを使用する
❸使い捨ての個人用保護具を着用する
❹抗がん薬にばく露した際の応急処置方法を、あらかじめ策定しておく

❶抗がん薬の専用の投与手技であるバックプライミングなどを網羅した院内投与ガイドライン（マニュアル）を作成して、医療従事者は定期的にトレーニングを実施する

　抗がん薬の投与手技に関しても、通常の薬剤と異なる手技が存在します。そのため、院内ガイドラインを策定し、ガイドラインに沿ったトレーニングを実施することが必要です。ガイドライン作成の際には、後述の参考資料3）に具体的な対策方法が記載されていますので参考にしてください。

❷閉鎖系注入器具などの安全対策キットを使用する

　投与業務にはBSCを用いることはできません。そのため、閉鎖系注入器具を用いて抗がん薬の漏れやミストを低減させることは、医療従事者の安全を守る上でとても大切です。

❸使い捨ての個人用保護具を着用する

　投与業務においても、調製業務と同様に個人用保護具を着用することが推奨されています。

❹抗がん薬にばく露した際の応急処置方法を、あらかじめ策定しておく

　投与業務においても、あらかじめ抗がん薬にばく露した際の対処方法を策定して、職員に周知することが大切です。

Ⅳ　化学的要因への対応

　このように抗がん薬の調製と投与における対策は、類似したものが多く存在します。そのため、調製を担当する薬剤師と投与を担当する看護師が密に連携し、お互いの安全対策をよりよいものにしていただければと考えます。本稿では、抗がん薬調製業務と投与に関連する安全対策を中心に記載しました。近年、抗がん薬をより安全に管理するためには、抗がん薬調製や投与に加えて患者さんの排泄物や使用した医療器具の廃棄など総合的な対策を実施していくことが期待されています。

参 考 資 料

1）　日本病院薬剤師会『注射剤・抗がん薬無菌調製ガイドライン』（薬事日報社）2008
2）　日本病院薬剤師会『抗悪性腫瘍剤の院内取扱い指針　抗がん薬調製マニュアル第3版』（じほう）2014
3）　日本がん看護学会、日本臨床腫瘍学会、日本臨床腫瘍薬学会 編『がん薬物療法における曝露対策合同ガイドライン2015年版』（金原出版株式会社）2015

（大阪健康安全基盤研究所 主任研究員・吉田　仁）

コラム：ヘルスプロモーティング・ホスピタル（HPH、健康増進活動拠点病院）

Column

ヘルスプロモーティング・ホスピタル（HPH、健康増進活動拠点病院）

　ヘルスプロモーティング・ホスピタル（The International Network of Health Promoting Hospitals & Health Services：以下、HPH）は、1986年に世界保健機関（以下、WHO）がオタワ憲章で提唱したヘルスプロモーションの理念を、医療機関において実践するためにWHO欧州地域事務局が1988年に開始したものです。HPHは、医療機関の伝統的な役割である治療と看護に加えて、患者、地域住民、医療機関の職員を対象としたヘルスプロモーション活動を自身の中核的な活動と位置づけます。現在、世界で700を超える施設が加入するネットワークに拡大し、日本でも80施設が加入しています。その活動の一例は、エビデンスに基づいた術前患者への禁煙と禁酒の介入、移民や貧困な住民など社会的に困難な患者さんたちへのヘルスプロモーション活動など、多彩な活動が展開されています。

　HPHの活動は、病院のマネジメントシステムに組み込まれ、PDCAサイクルで運用されます。評価ツールとして、自己評価マニュアルも開発されています。職員を対象としたヘルスプロモーション活動は、自己評価マニュアルでは、各国の労働安全衛生法規の遵守、労働安全衛生教育（ライフスタイルの教育も含め）と職場でのリスクアセスメントの実施状況が評価されます。さらに、職員に対する禁煙支援プログラムの提供も求められます。こうしたヘルスプロモーション活動のアウトカム評価として、職員の満足感などを定期的に測定し、さらなる改善へとつなげることになります。

　千鳥橋病院では、HPHへの加入を契機に職員のヘルスプロモーション活動を一層強化し、働きやすい職場づくりを進めています。実践的には2つの委員会で職員の産業保健活動を進めています。法令に基づく安全衛生活動や個人情報を扱うメンタルヘルス管理は従来型の安全衛生委員会が担当し、看護師の腰痛対策、職場体操の普及、食生活の改善、病院内のフィットネスルームを活用した活動はHPHの委員会が担当しています。

　看護師の腰痛対策としては、ノーリフティングの普及に取り組んでいます。最初は、スライディングシートなどの介助保護具の導入を行うために、管理者、各病棟担当者等に対するワークショップの開催を行いました。その後、継続的な取組みとするために、外部研修を受けてスキルを高めた推進担当者を養成し、かつ、継続的に院内の学習会を開催しノーリフティングの普及に取り組んでいます。その結果、介助保護具の使用は定着し、腰痛対策のツールとして欠かせないものとなっています。意外な効用としては、協力関係にある救急隊員の腰痛対策にも効果があるとの評価を得ました。救急処置室では、患者を救急隊のストレッチャーからベッドに移乗する時に、看護師が介助保護具を利用しています。それを観察していた救急隊が腰部への負担が軽減することを経験し、高く評価していました。救急隊にも女性が多く採用される時代になっているので、こうした介助保護具の活用が必要とされるのだろうと感じました。

　当初は、看護職場の腰痛対策として職場体操を推奨していました。最近では、多くの職場で職場体操が行われるようになっています。事務職場ではVDT対策

として、ラジオ体操やストレッチなど職場の関心に応じて取り組まれています。職場内のコミュニケーションの改善にも貢献できているようです。

　病院内には、HPH加入後にフィットネスルームが新設されました。日中は地域住民の皆さんが利用していますが、夕方の時間帯は職員が無料で利用しています。フィットネスの利用で運動不足が解消できた職員や、減量に成功した職員も少なくありません。さらに、職場と職種を超えたコミュニケーションの場にもなっており、仕事の満足度の改善に貢献できていると感じています。

　他院の取組みですが、職員の朝食の欠食率が11%と高かったため、院内のレストランの朝食料金を値下げして食生活改善を進めるHPH加入病院もあります。

　2015年10月には、HPHの広がりを受けて日本HPHネットワーク（http://www.hphnet.jp/）が結成されました。現時点で、世界で3番目に大きなネットワークに成長しています。患者、地域、職員を対象としたヘルスサービスにおけるヘルスプロモーション活動を通して、公正な社会の実現に貢献することを目的としています。行事としては、日本HPHカンファレンスとスプリングセミナーを開催しています。産業保健活動としては、カンファレンスでの加盟事業所の好事例の交流、職員間の健康格差の解消などが課題となります。日本でもHPHへの加入が広がり、病院職員への産業保健活動が一層活発になるように努力していきたいと考えています。

（公益財団法人福岡医療団 千鳥橋病院・舟越光彦）

V

その他の要因への対応

Ⅴ　その他の要因への対応

1　腰痛対策

　読者の皆さんが勤務される医療機関にも、腰痛をお持ちの職員の方が少なからずいらっしゃるのではないでしょうか。特に医療機関では、患者さんの治療・看護に伴う介助や移乗がつきものであることはもとより、医療機器の運搬・搬出入、長時間にわたる手術による立位の維持、あるいは本書でも触れられているストレスフルな状況下での業務の遂行など、腰痛を発症させる素地が多くあると考えられます。

　厚生労働省のデータで見てみますと、平成28年に発生した休業4日以上の腰痛は4,722件に達し、業務上疾病全体の約64％を占めています（「業務上疾病調」）。業種別に見ると、病院や介護施設など保健衛生業では全業種の約19％を占めています。この数値は、あくまでも「労働者死傷病報告」により届け出があったもののみで、また休業4日未満のものも含めると、さらに大きな数値になるでしょう。

　また、本稿の第2パートをご担当いただいた松平先生らが平成23年に行った全国約6万5千人を対象とした大規模インターネット調査では、腰痛の生涯有訴率は83.4％にも及び、4人に1人が仕事（家事、学校も含む）を休んだ経験をお持ちでした（Eur Spine J 22 432-9, 2013）。

　こうした職域における腰痛の深刻な状況をうけ、平成25年6月に、厚生労働省から19年ぶりの改訂となる「職場における腰痛予防対策指針」が公表されました。この中で、「福祉・医療分野等における介護・看護作業」の項が設けられ、医療分野も重点の一つとなっています。

　また、専門医の側からも、日本整形外科学会と日本腰痛学会による「腰痛診療ガイドライン」が策定・公表されました（平成24年11月）。"心理社会的要因（ストレス等）も腰痛に影響を及ぼす"ほか新知見が盛り込まれ、マスコミでも取り上げられましたので、ご存知の方も多いのではないかと思います。

　そこで本稿では、上記の指針とガイドラインも踏まえつつ、最初のパートでは主に人間工学的な側面から（①－1）、次のパートでは心理社会的要因の影響ほか近年の腰痛研究のエッセンスから（①－2）、医療機関における腰痛の予防のために必要な知識と、腰痛に罹患した場合の対処法を整理したいと思います。

（国際医療福祉大学医学部公衆衛生学・医学研究科・和田耕治）

1−1. 腰痛等に関する人間工学的対策

腰痛等に関する人間工学的対策

なぜ対策が必要か

（1）はじめに

　医療現場で働く人たちの腰痛問題は世界各国で共通しており、イギリス、北欧諸国、米国、オーストラリアなどでは、腰痛予防のためのガイドライン作成や実践的な介入研究が実施されてきました。これらの先進的な取組みを受け、平成24年には、ISO（International Organization for Standardization、国際標準化機構）の「人間工学を扱う専門委員会」が、「病院や介護施設において患者、障害者、高齢者等を介助・移動させる際の筋負担を軽減し、腰痛を予防するためのガイドライン」について報告書をまとめ公表しました。同報告書には、腰痛発生に関する様々なリスクを把握してその程度を評価した上で（リスクアセスメント）、リスクを解消・低減するための包括的な対策（リスクマネジメント）が重要、と強調されています。わが国でも、新しい「職場における腰痛予防対策指針」（平成25年6月18日基発0618第1号、以下、新指針）に、同様の考え方が盛り込まれました。

　腰痛の発生に関与する要因には、主として動作要因、環境要因、個人的要因があり、後述（1-2「心理社会的要因の影響ほか近年の知見から」）のように、近年、心理社会的要因も注目されています。多くの要因が複雑に関わって生じるからこそ、一つひとつの要因への「局所管理的アプローチ」ではなく「包括的アプローチ」が、腰痛予防対策として重要と言えます。

（2）「人間工学的」とは？

　「人間工学」という学問は、人が仕事をする時に最も適切で疲れることが少ない筋肉の使い方を科学的に追及することから始まった、とされています。「人が物に合わせるのではなく、物を人に合わせること」、これが人間工学の基本的な考え方です。安全で操作しやすい道具・設備を使うことや、作業しやすい職場環境をつくりだすことにより、働く人たちの負担を減らすことができます。人間工学的な対策は、腰痛などの作業関連性運動器障害の予防に大変重要であり、働く人々の安全確保、安心・快適・健康の保持、さらに生産性やサービスの向上にも大きく貢献します。

対策の進め方−人間工学的な腰痛予防対策

　詳細は新指針を参照していただくとして、医療機関での対策におけるポイントを示します。

Ⅴ　その他の要因への対応

（1）患者の看護について（移乗・入浴・排泄の介助、食事介助、ベッドサイドでの清拭・体位変換・おむつ交換・処置など）

❶患者の残存機能を活用する

　患者の状態、すなわち、介助の程度（全面介助、部分介助、見守り）、残存機能、医療的ケア、意思疎通、介助への協力度、認知症の状態、身長・体重などにより、労働者の腰痛発生リスクは異なります。したがって、患者の状態を適切に評価（アセスメント）したうえで介助方法を選択することが重要です。患者の手足の力が残っているのに、全面的に抱え上げての移乗介助を行うと、腰痛発生リスクが高まるだけでなく、患者のリハビリテーションを妨げてしまいます。例えば、患者が労働者の手や身体、手すり等をつかむことによって、介助負担は軽減されます。

❷福祉用具を活用し「人力による人の抱上げ」をなくす

　人が人を抱え上げる限り、腰痛の発生は避けられません。厚生労働省が社会福祉施設における腰痛発生状況を詳細に検討した報告書（「職場における腰痛発生状況の分析について」基安労発第0206001号別添、平成20年2月6日）によると、入浴介助で最も多く腰痛が発生しており、その大半は人力での移乗介助によるもので、図1のように、患者の前または後ろから抱上げを行ったときに最も多発していました。こうした姿勢は、医療機関でも日常茶飯に認められるのではないでしょうか。

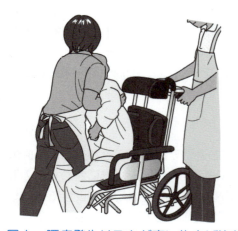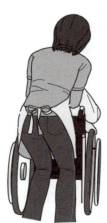

図1　腰痛発生リスクが高い抱上げ姿勢
（イラスト；厚生労働省．社会福祉施設における安全衛生対策マニュアル～腰痛対策とKY活動．2009　より許可を得て引用）

　新指針では、「Ⅳ 福祉・医療分野等における介護・看護作業」の腰痛予防対策として、**「全介助の必要な対象者には、リフト等（図2）を積極的に使用することとし、原則として人力による人の抱上げは行わせないこと」**（いわゆる「ノーリフティング原則」）が盛り込まれました。また、座位

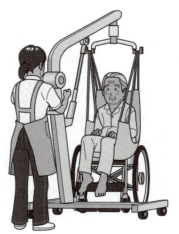

図2　吊り下げ式移乗用リフト

保持が可能な患者の車いす－ベッド間の移乗介助には
スライディングボード（図3）、ベッド上での患者の位
置調整や体位変換・おむつ交換などで、垂直方向への
力を水平方向に展開することにより患者を抱え上げず
に移動させるにはスライディングシート（図4）、さら
に立位保持が可能な患者の排泄介助にはスタンディ
ングマシン（図5）といった、有効な福祉道具を使って、
可能な限り患者の残存機能を活かしながら介護・看護
を行うことは、労働者の腰痛予防に繋がります。

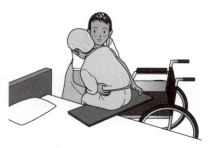

図3　スライディングボード使用に
　　　よるベッド⇔車いす間の移乗

　患者の状態を正しくアセスメントするためのツールとしては、厚生労働省の「介護作業者の腰痛予防対策チェックリスト」が参考になりますが、各職場で状況に応じたチェックリストを作成するとよいでしょう。
　事業者には、患者の看護・介護に必要な機能を備えた福祉用具を必要な数整備することが求められます。福祉用具のメーカーには、わが国の医療機関や在宅での限られたスペースでも設置可能な使い勝手の良いリフトの開発・普及が期待されます。また、福祉用具を活用した看護方法は、今後、看護教育で積極的に取り入れられるべきでしょう。

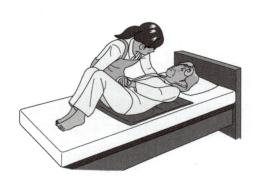

図4　スライディングシート利用によるベッド上での移動介助

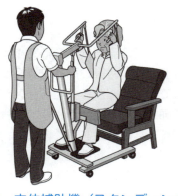

図5　立位補助機（スタンディングマシン）

❸どうしても人力で抱え上げざるを得ないときは必ず複数かつ負担の少ない姿勢で

　患者の状態により既存の福祉用具が使えない、緊急避難時、リフト等の故障、事業所での福祉用具が未整備等により、患者を人力で抱え上げざるを得ない場合が生じます。その際は、患者の状態や体重等を考慮し、必ず複数で作業しましょう。ただし、複数での抱上げは重量の軽減はできても、前屈や中腰等の不自然な姿勢が生じやすくなります。抱え上げる患者に近づく、膝を曲げて腰を落とす等、腰部負担を軽減する姿勢で、また、できるだけ身長差の少ない労働者で作業することが望ましいと言えます。

❹腰部負担の大きい姿勢を見直す

　前屈、中腰、ひねり、反り等、腰部に過度な負担となる不良姿勢の頻度と連続時間をできるだけ減らすことは、抱上げをなくすことと同様、腰痛予防に重要です。医療機関で不

良姿勢を減らす代表的な対策として、ベッドの高さ調節があります。患者の転落による事故防止のため、ベッドの高さを低くすることが日常的になっていますが、低い状態のままベッドサイドで作業が行われる光景をよく目にします。これではいくら抱上げをなくしても腰痛のリスクは減りません。労働者が立位で前屈にならない高さまで各自で調整するよう、現場での徹底が必要です（もちろん、電動ベッドの導入が前提です）。また、転倒リスクがない患者の場合は、必ずしも低床ベッドでなくてもよいし、ベッドサイドでの作業後にわざわざ高さを低くする必要もないはずです。ここでも患者のアセスメントは重要で、患者の状態に応じ、労働者が作業しやすい環境を整備しましょう。

　ベッドサイドでの清拭や処置で、患者がベッドの中央もしくは労働者の立ち位置と反対側に臥床している場合、できるだけ前かがみをなくすにはどうすればいいでしょうか？人力で患者を抱え上げていて自分に近づけていては腰痛が生じます。もし、患者が自分の力を発揮できるのであれば、声をかけて、できるだけ労働者に近づいてもらいます。それが難しい場合は、スライディングシートを患者の下に敷きこみ、患者とベッドの間の摩擦を減らせば、より負担が小さく患者を自分に近づけることができます。スライディングシートがなければ、自分がベッド上に膝を着くか、乗るかして、できるだけ患者に近づいた状態で作業することです。

表　腰部負担の大きい姿勢を回避・改善する方法

○対象者にできるだけ近づいて作業する。
○ベッドや作業台等の高さを調節する。ベッドの高さは、労働者等がベッドサイドに立って大腿上部から腰上部付近まで上がることが望ましい。
○作業面が低くて調節できない場合は、椅子に腰掛けて作業するか、ベッドや床に膝を着く。なお、膝を着く場合は、膝パッドの装着や、パッド付きの作業ズボンの着用などにより、膝を保護することが望ましい。
○対象者に労働者が正面を向けて作業できるように体の向きを変える。
○十分な介助スペースを確保し、手すりや持ち手つきベルト等の補助具を活用することにより、姿勢の安定を図る。

（新指針の解説より引用）

（2）物の取り扱いについて

　医薬品や印刷物など重い物を運ぶときは、台車等を利用しましょう。人力で持ち上げるときは、一定の重量（目安として、体重60kgの男性なら24kg、女性なら14kg程度）を超えないよう、荷物を分割するか、身長差の少ない2人以上で持つようにしましょう（新指針・作業態様別の対策「I　重量物取り扱い作業」参照）。

（3）電子カルテの入力や事務作業について

　近年、電子カルテの導入が普及し、医療事務職員のみならず、看護師、薬剤師、技師、医師などほとんどの医療職員がパソコンで作業＝VDT（Visual Display Terminal）作業

をするようになりました。不適な作業環境下での作業や、長時間座位での入力は、上肢障害、眼精疲労だけでなく腰痛も引き起こします。VDT作業では、作業時間の管理（連続作業時間は45分以内、小休止・休憩の挿入など）および人間工学的視点を持った作業環境の管理が重要です。「VDT作業による労働衛生管理のためのガイドライン」（厚生労働省 http://www.jaish.gr.jp/anzen/hor/hombun/hor1-43/hor1-43-9-1-0.htm）に即して、適切な作業姿勢、作業環境の確保に努めましょう。

3 医療機関での実践例

「抱え上げない看護なんて、本当にできるの？」と思われた読者も少なくないと思います。わが国での実践例を紹介しましょう。

九州の某民間総合病院（336床、急性期6病棟、慢性期2病棟）では、平成23年7月に全病棟看護師（268人）を対象に質問紙調査を実施したところ、調査時点の腰痛訴え率が59％、過去1カ月の腰痛訴え率が74％に達していました。特に、慢性期の2病棟では、調査時点の腰痛訴え率が80〜90％と突出して高い状態にありました。そこで病院は、まず手挙げした5病棟（急性期3病棟、慢性期2病棟）を介入対象として、次の4つを実施しました。

①腰痛予防研修会（写真1）
〈内容〉
　管理部研修：腰痛の発生要因、予防策、介入計画を理解し職場を指導支援する。
　リーダー養成研修：腰痛の発生要因、予防策、介入計画を理解し、腰痛予防指導や介助補助具の使用方法について導入指導できる能力を養成する。
　病棟看護師研修：腰痛の発生要因、予防策、介入計画を理解し、腰痛予防策や介助補助具が実践使用できるようにする。
②産業医の職場巡視
③リーダーによる毎月の経験交流
④半年後にリーダーを対象に介助補助具（スライディングシートやスライディングボード等）使用に関する再研修（写真2）

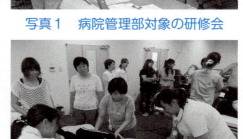

写真1　病院管理部対象の研修会

写真2　介助補助具使用のための実習

1年後に再度質問紙調査を行い、前年から病棟異動がなかった女性看護師169名について、結果を比較したところ、統計的な有意差は認めなかったものの、介入した慢性期病棟のみ、調査時点の腰痛有訴率が10.0％低下していました（図6）。介助補助具の使用頻度は慢性期病棟で高く、介入した急性期病棟でも非介入の病棟より使用されていました（写真3）。介入した病棟では、ベッドの高さの調整の実施率が上がり、腰痛予防のための意識と行動に変化が生じました。同病院では、その後も介助補助具を導入する病棟を増やし、

Ⅴ　その他の要因への対応

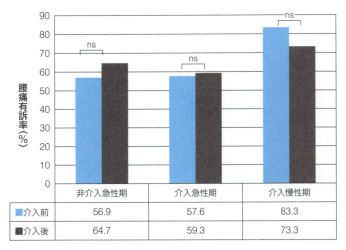

図6　介入前後の腰痛訴え率の比較

職場巡視や研修を積み重ねています。以前あった腰痛による休業者及び退職者は、取組み開始以降、ゼロになりました。

　リーダーからは「以前は、補助具を使うのが面倒だったが、今は取りに行ってでも使いたい、と思うようになった」という声が聞かれています。また、病棟の師長からは「以前は腰痛のために入浴介助ができなかった看護師が、スライディングシートと段差解消ボード（写真4）の使用でできるようになり、勤務繰りがしやすくなった。本人も他の職員に気兼ねすることがなくなり、職員の不公平感が緩和されている」というコメントもありました。

　こうした良好事例（Good Practice）がより多くの病院で積み重ねられることは、看護師の腰痛予防だけでなく、看護・医療の質を高めることに繋がります。近年、「ノーリフティング原則」は、

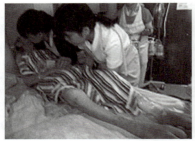 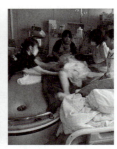

＜介入前＞　　　　　　　　＜介入後＞

人力のみによる持ち上げ作業から介助補助具を活用した負担の少ない作業に改善

写真3　ベッドサイドでの介助方法の変更

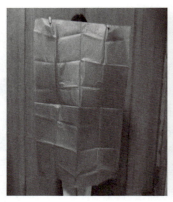 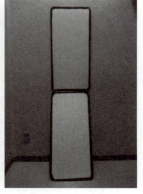

スライディングシート　　　段差解消のための自作のボード（費用500円）

写真4　スライディングシートと段差解消ボード

腰痛予防のみならず、褥瘡予防や拘縮の改善といったケアの向上にも効果を発揮していることが報告されはじめ、広がりを見せつつあります。職場で腰痛予防の取組みを進めるに

あたっては、腰痛予防対策組織を立ち上げるとともに、指導的役割を担う「腰痛予防リーダー」や「フロア（ユニット）リーダー」の養成が求められます（図7）。中央労働災害防止協会・安全衛生教育センター（大阪/東京、「腰痛予防労働衛生教育インストラクターコース（福祉・医療分野等コース））や、日本ノーリフト協会（「ノーリフトケアコーディネータ養成講座」）では、「労働安全衛生の推進」と「ケアの質の向上」の両方の視点に立った指導者養成研修を提供しています。

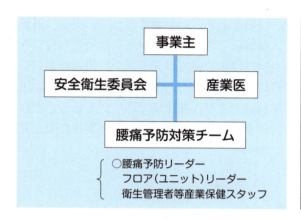

❶腰痛予防リーダー
施設内での腰痛予防対策について、衛生管理者や産業保健スタッフと連携して指導的役割を果たす

❷フロア（ユニット）リーダー
所属するフロアの腰痛予防対策について指導支援

図7　腰痛予防対策実施組織
出典；中央労働災害防止協会「改訂『職場における腰痛予防対策指針』に沿った社会福祉施設における介護・看護労働者の腰痛予防の進め方～リスクアセスメントの考え方を踏まえて～」

さらに学ぼう！

- 厚生労働省「職場における腰痛予防対策指針」（平成25年6月18日基発0618第1号）　http://www.mhlw.go.jp/stf/houdou/youtsuushishin.html
- 中央労働災害防止協会「改訂『職場における腰痛予防対策指針』に沿った社会福祉施設における介護・看護労働者の腰痛予防の進め方～リスクアセスメントの考え方を踏まえて～」2014
- 保田淳子著、垰田和史監修「ノーリフト　持ち上げない看護抱え上げない介護」（クリエイツかもがわ）2016
- Audrey L. Nelson 編、前田千穂、羽佐田和之、松井由起子、加賀山萌、武田茂樹、土居友紀 訳『Safe Patient Handling and Movement ～患者の安全な介助と移動～　医療介護従事者のための実践ガイドブック』（パシフィックサプライ株式会社）2010

（国立大学法人滋賀医科大学 社会医学講座 衛生学部門・北原照代）

Ⅴ　その他の要因への対応

1-2 心理社会的要因の影響ほか近年の知見から

1 腰痛の再発予防のために

　腰痛は一度発症すると再発を繰り返しやすい性質であることががわかっています。再発予防を主とするシステマティックレビュー／メタ解析では、エクササイズ単独でも役立ちますが、エクササイズと教育のコンビネーションが腰痛の発症リスク減少に最も有益な可能性が高いことが示されています。一方、教育単独や腰ベルトの使用の効果は乏しく、腰痛予防のための労働衛生管理体制として、作業管理および作業環境管理に気を払うことは必須ですが、今後は、労働衛生教育と腰痛予防体操の推進（健康管理）も充実される必要があります。

2 特異的腰痛と非特異的腰痛

　腰痛は2種類に大別することができます。1つは、病気が原因の要注意の腰痛（特異的腰痛）で、「横向きで寝ている状態（安静）にしていても疼くことがある」、「痛み止めを使っても、頑固な痛みがぶり返す」場合は、癌の転移を代表とする腫瘍や感染といった重篤な病気が潜んでいる特異的腰痛の可能性があるので、すぐに病院を受診し、検査を受ける必要があります。また、「腰痛だけでなくお尻から太ももや膝下へ放散する痛み・しびれ」を伴う場合は、神経の障害があることが疑われるので、早めに専門医へ相談したほうがよいでしょう。もう1つは、腰痛で受診する人の約85％が該当するといわれている、検査や診断をしても原因が特定しきれない腰痛（非特異的腰痛）です。多くの人が悩まされている慢性的な腰痛やぎっくり腰などがこれに含まれます。

3 非特異的腰痛の原因

　不良姿勢や持ち上げ動作といった腰への負担によるものと、職場でのストレスや腰痛が悪化することへの不安が脳機能の不具合を起こす場合の両方があり、両者は共存することがあります（図1）。また、脳機能の不具合よる影響が大きい場合は、自然軽快するはずの非特異的腰痛が慢性化し、再発率を高め長期にわたって日常生活や仕事に支障をきたすケースがあります。よって、腰痛予防対策としては、腰の不具合を起こさない対策と、脳機能の不具合を起こさないストレスマネジメントの両者が重要です。

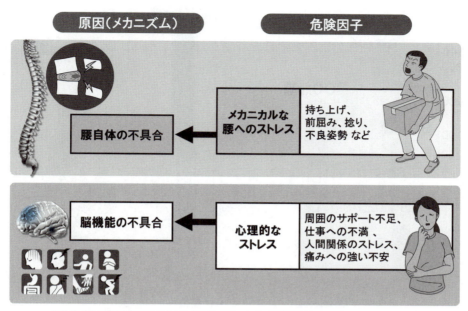

松平 浩. 新しい腰痛対策Q&A 21および 松平浩, ほか. ホントの腰痛対策を知ってみませんか より引用改変

図1　精神的ストレスと作業時の姿勢バランスの乱れ

4　非特異的腰痛への具体的対策

❶腰への物理的負担を軽減する持ち方「ハリ胸＆プリけつ」

　椎間板内に圧センサーを挿入して椎間板を圧縮させる力（圧縮力）を調べた研究では、立位で90kg重（90kgの重りが載っている負担）、無防備にちょっと前へ屈むだけで200kg重もの負担が、4番と5番の腰骨の間（L4/5）の椎間板に生じることがわかっています。姿勢に注意を払わず前屈みで20kgの物体を床から持ち上げる際には410kg重の圧縮力が生じます。米国の国立労働安全衛生研究所（NIOSH）は実験の結果、年齢、性別を総合的に考慮して340kg重以上の椎間板圧縮力を、椎間板の組織が損傷して"ぎっくり腰"や"椎間板ヘルニア"が起こりうる危険水域として定めています（図2）。

　パワーポジションとも呼ばれますが、筆者が「ハリ胸＆プリけつ」姿勢（図3）と妙名した「持ち上げる物体にお臍を近づけ胸を張り骨盤を前傾させかつ膝を曲げる工夫」により、椎間板圧縮力を危険水域未満におさえることができます（図2）。

　「ハリ胸」を意識させるだけでもL4/5椎間板の圧縮力は減るので、まずは「ハリ胸」習慣を促すとよいでしょう。

Ⅴ その他の要因への対応

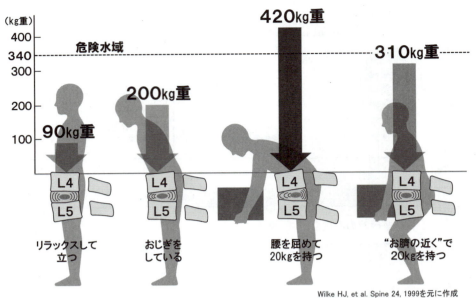

図2　動作や姿勢による椎間板圧縮力

Wilke HJ, et al. Spine 24, 1999を元に作成

前かがみになるときは「ハリ胸&プリけつ」

「ハリ胸&プリけつ」は腰痛借金をつくりにくくするための切り札です！

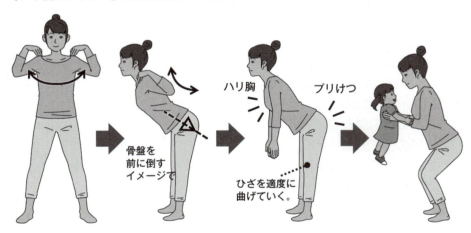

図3　腰痛借金対策①

❷簡単ストレッチ「これだけ体操®」（図4）

　現代人の日常生活および多くの医療介護現場では作業形態上、猫背・前かがみ姿勢、つまり腰椎が後弯位になり、椎間板に持続的な圧縮力（腰痛借金）（図5）が生じ、髄核が後方にずれている状態に陥りそのことによって、"ぎっくり腰"や"椎間板ヘルニア"といった腰での事故発生につながります。そこでわずか3秒で、知らないうちに溜まった「腰痛借金」を返済（リセット）する「これだけ体操®」は、正しいフォームで毎日繰り返し実践すれば、痛みへの恐怖心や不安を取り除き、緊張して凝り固まっていた背中の筋肉の

血流も改善されます。「これだけ体操®」は簡便で基本的な腰痛予防法です。社会福祉法人で働く介護福祉士及び病院で働く看護師の腰痛状況が「これだけ体操®」を参加型導入した群は、対照群と比較し有意に改善しました。

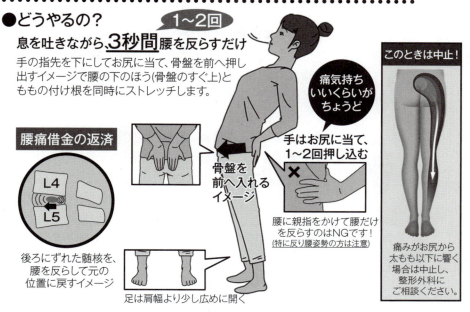

図4　腰痛借金対策②

腰痛借金って、なんですか?

●腰痛借金と、腰痛借金が呼び込む2大事故

髄核は、通常は椎間板の中央にありますが、前かがみでの仕事を続けていると椎間板を圧し潰す力が強まると、後ろ(背中側)に移動します。これが**腰痛借金のある状態**です。この腰痛借金が積み重なると、髄核が後ろへずれっぱなしとなり、**ぎっくり腰**や**ヘルニア**、言い換えれば**腰での2大事故**が起きる可能性が高くなってしまうのです。

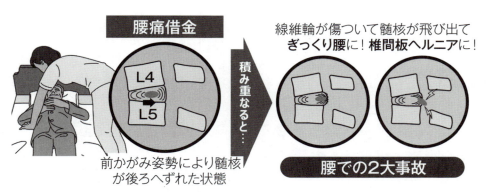

図5　腰痛借金

V その他の要因への対応

❸借金をためにくい座り方の工夫

タオルやクッションを活用し腰椎あるいは仙骨サポートをするとよいでしょう（図6）。しかし、良姿勢を常に維持することは困難であるため、良姿勢を意識すると同時に、長時間続けての作業をせず、こまめに休憩を取るよう「時間管理」を行うことで同じ筋肉に負荷がかかり続けることを防止することも必要です。その際、効果的な「これだけ体操®」を1回だけで良いので、実施することを推奨しています。

❹いわゆるぎっくり腰へ対応（図7）

典型的なぎっくり腰は、椎間板の髄核が後ろにずれた状態なので、腰痛を改善するには、ずれた髄核を元に戻すイメージで、ゆっくり体をそらしていきます。このとき、動揺しがちな気もちを落ち着かせ、筋肉が緊張しないよう、体をリラックスさせることが大切です。たとえ"ぎっくり腰"が発症しても、少なくとも4日以上安静にして仕事を休むことは有害であることがわかってきました。長くても安静と休職はせいぜい2日まで。過度の安静により日常の活動性が低下すると、背骨や筋肉のスムーズな動きが失われて硬直化し、局所の血流が悪くなりかえって痛み物質が増え、痛みが過敏化するなどして、かえって回復を阻害する可能性が高くなります。また、腰を適切に動かさないと、炎症がおさまり痛みが引いたとしても、「腰痛借金」が返済されないままとなり、かえって"ぎっくり腰"を再発しやすくします。

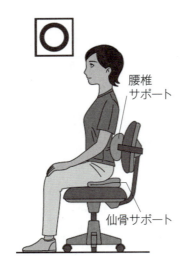

図6　長時間座る時の工夫

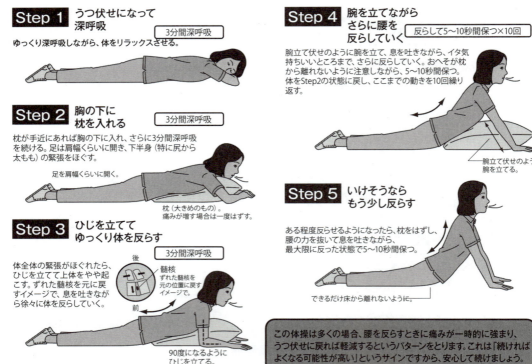

図7

5　非特異的腰痛を慢性化させるFAウイルス

　私の腰痛は決して良くならない、この痛みには耐えられない、私は痛みに対処できないという、痛みに対する歪んだ認知（思考）が負のスパイラルを始動し、痛みに対する不安、恐怖からの回避行動（腰を大事にする、腰痛ベルトを常につける、腰に負担がかかる作業はしない、仕事を休むなど）を助長します。不活動が、抑うつ、社会生活への適応障害をももたらし、さらに痛みは遷延化します（専門的にはfear-avoidance model 恐怖回避モデルと呼ばれる（図8））。腰痛発症後、亜急性期にfear-avoidance（FA）の意識が強まると、扁桃体の過剰な興奮をトリガーとする大脳辺縁系の脳機能の不具合が生じ、痛みは遷延化してしまいます。慢性化する前の段階での極めて重要な予後を規定する要因であり、治療効果にも影響を与えるエビデンスがあります。画像上の異常所見の強調や"無理してはいけない！"といった医療者や周囲の人のなにげない不適切は発言が、恐怖回避思考につながることを産業保健関連スタッフも知っておく必要があります。

　この恐怖回避思考に陥っているかをチェックするツールに、Keele STarT (Subgrouping for Targeted Treatment) Back スクリーニングツールの領域得点（腰痛の心理的因子を簡便に拾い上げる項目の得点）があります（図9）。本ツールは、最新の英国NICEガイドライン（Non-specific low back pain and sciatica：management）で、その使用が推奨されています。

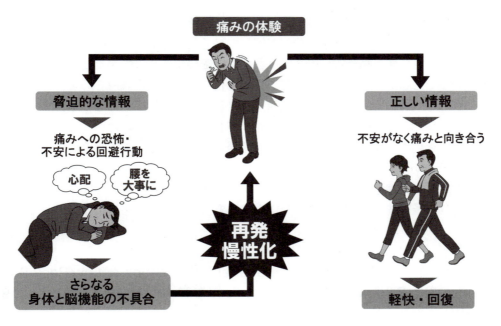

再発の恐怖や、画像検査の結果に対するネガティブなイメージによる過剰な安静は、再発・慢性化の原因に…
図8　腰痛が長引く主犯「恐怖回避思考（FAウイルス感染）」

V その他の要因への対応

ここ2週間のことを考えて、
次のそれぞれの質問に対するあなたの回答に印をつけてください

	はい (1点)	いいえ (0点)
私のような体の状態の人が体を活発に動かすには、かなりの慎重さが必要だ		
心配事が心に浮かぶことが多かった		
私の腰痛は重症で、決して良くならないと思う		
以前楽しめたことが、最近は楽しめない		
全体的に考えて、ここ2週間の腰痛をどの程度煩わしく感じましたか		

全然(0点)　少し(0点)　中等度(0点)　とても(1点)　きわめて(1点)

判定基準　4点以上：Fear-avoidance modelにどっぷり陥っている

Keele STarT Back スクリーニングツールの領域得点
松平浩, ほか：日本運動器疼痛学会誌5：11-19, 2013を引用改訂

図9　腰

 おわりに

　「通常は数週間で症状は改善し、3カ月以内によくなる」、「安静はかえってよくない」、「仕事を休んでいる期間が長引くほど、復帰が困難になる」、「電気や牽引といった受け身の治療は回復を遅らせ、体を積極的に動かすほうが回復を早める」、「今までどおり仕事を続ける、あるいはできるだけ早く復帰することが難治化しないための最善である」といった世界標準の教育を一貫して行います。止む無く欠勤したならば、ほとんどの場合は、仕事の量や時間の調整で職場に復帰可能なため、職場は対象者と連絡を取り合うことが重要です。可及的に連絡を絶やさず、対象者の早期職場復帰に何が必要なのかを明確にします。
　職場の腰痛予防対策において、「人が物に合わせるのでなく、物を人にあわせる」という人間工学の基本的な考え方と合わせて、ステレオタイプの考え方から脱却し、わかりやすい教育と腰痛予防体操の推進を今まで以上に重要視する必要があります。

【参考文献】

1) Steffens D, Maher CG, Pereira LS, et al.：Prevention of Low Back Pain：A Systematic Review and Meta-analysis. JAMA Intern Med 176（2）：199-208, 2016
2) Deyo RA, Weinstein JIN：Low back pain. N Engl J Med 344（5）：363-70, 2001
3) Wilke HJ, Neef P, Caimi M, et al.：New in vivo measurements of pressures in the intervertebral disc in daily life. Spine 24（8）：755-62, 1999

4）Hayashi S, Katsuhira J, Matsudaira K, Maruyama H：Effect of pelvic forward tilt on low back compressive and shear forces during a manual lifting task．J Phy Ther Sci 25（3）：802-6, 2016

5）松平浩：新しい腰痛対策Ｑ＆Ａ21 非特異的腰痛のニューコンセプトと職域での予防策．（公財）産業医学振興財団，2012

6）Kumamoto. et al.：Effects of movement from a postural maintenance position on lumbar hemodynamic changes. J Phys Ther Sci 28（6）：1932-5, 2016

7）松平浩：腰痛予防のエクササイズ．MB Med Reha 198：63-69, 2016

8）松平浩，勝平純司：「腰痛借金」完済マニュアル．辰巳出版，2016

9）松平浩：腰痛は「動かして」治しなさい．講談社＋α新書，2016

10）東京都医師会産業保健委員会・編集委員会：産業医の手引き第9版．2016, 東京都医師会

11）松平浩，竹下克志：そうだったのか！腰痛診療―エキスパートの診かた・考えかた・治しかた．南江堂．2017

（東京大学医学部附属病院 22世紀医療センター 運動器疼痛メディカルリサーチ＆マネジメント講座・松平浩、川又華代）

2 レントゲン撮影等の放射線被ばく対策

1 なぜ対策が必要か

　放射線の人体への影響は「確定的影響（組織反応とも言われる）」と「確率的影響」に分けられます。白内障や脱毛などの確定的影響にはしきい線量があり、これを超えた場合に影響が見られます。一方で発がんや遺伝的影響（子孫に影響が出ること）には、理論的にはしきい線量がなく、線量に比例して影響が出現する頻度が高まります（図1）。

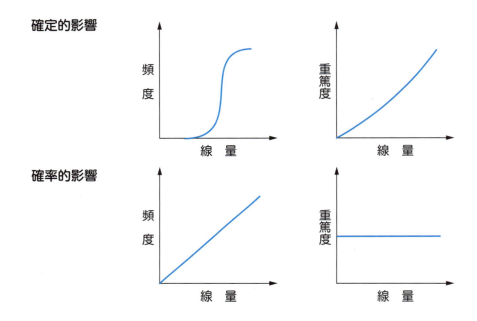

図1　確定的影響と確率的影響の線量応答

　放射線防護の目的は、被ばくの管理と制御、確定的影響の回避、確率的影響リスクの合理的減少です。そのためには、放射線源から距離をとる、遮蔽物を置く、時間を短くする、という3原則に則って防護の最適化を図ることが大切なのですが、産業医を含めた医療従事者が放射線防護にあまり関心を持っていないのが現状です。
　その理由として、患者も放射線業務従事者（診療にあたる医師、診療放射線技師、看護師など）も同じ放射線に被ばくしているのに、患者には線量限度がないのに対して、放射線業務従事者には厳密な線量限度を設けるというダブルスタンダードが、放射線防護への理解と共感を妨げているのかもしれません。また、これまでは確かに放射線業務従事者の被ばくは決して大きくはなかったため、線量限度を超えることはないと安心していたのかもしれません。

しかし、ここに来て状況が変わりつつあります。白内障のしきい線量が大幅に低減されたのを受けて、水晶体の等価線量限度を20mSv/年（100mSv/5年、かつ50mSv/年）に引き下げる準備が進んでいます。この値はインターベンショナルラジオロジーに従事する医師ならすぐに超えてしまう値ですので、今後は放射線業務従事者と患者の両者の被ばくを最小限に抑えつつ、最大限の医療を患者に提供するため、放射線防護のさらなる最適化が必要になってきます。今こそ、産業医をはじめとする産業保健スタッフが、放射線管理区域に足を踏み入れて、3管理を実践することが求められています。

2 放射線の管理に必要な線量値と法令の理解

（1）線量の定義（吸収線量、等価線量、実効線量）

❶吸収線量

放射線を受けた物質は、放射線のエネルギーを吸収します。物質の単位質量当たりに吸収したエネルギーから、「被ばく線量」を定義することができます。これが「吸収線量」で、「グレイ（Gy）」という単位で表します。「1kg当たり1ジュール（J）のエネルギーを吸収する被ばく線量」を1Gyと定義しています。なお、ジュールはエネルギーの単位です。

❷等価線量

放射線が人体を通過する際に及ぼす影響は、吸収されたエネルギーの量だけではなく、放射線の種類によっても異なります。この放射線の種類に基づく違いを考慮したものが「等価線量」で、「シーベルト（Sv）」という単位で表します。吸収線量（Gy）に係数（放射線加重係数）をかけることで求められます。

❸実効線量

放射線を受けた組織や臓器の種類によっても、人体に及ぼす影響は異なります。これらを考慮して算出された放射線量が「実効線量」で、導く過程で等価線量を利用するため、単位は等価線量と同じ「シーベルト（Sv）」が用いられますが、等価線量と実効線量では意味が異なりますので注意が必要です。組織や臓器ごとの等価線量（Sv）に係数（組織加重係数）をかけ、全身について合計した線量が実効線量（Sv）になります（図2）。

Ⅴ　その他の要因への対応

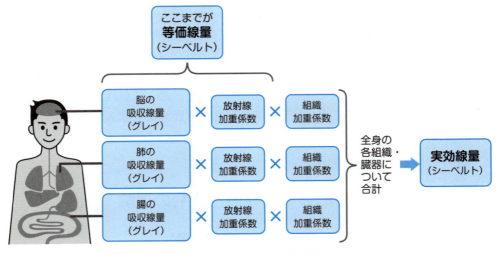

図2　実効線量の計算例

（2）医療放射線の管理に関係する法令

　医療放射線を対象とした法令は、①放射線障害防止法（所管：原子力規制庁）、②医療法（所管：厚生労働省）、③労働安全衛生法（電離放射線障害防止規則）（所管：厚生労働省）の3つです。使用する装置によって医療施設を以下のA～Eの5つに分類したとき、それぞれに適用される法令①～③の組み合わせは表1の通りです。

表1　医療施設に適用される法令

医療施設の分類	適用される法令
A．エックス線撮影装置とCTだけを使用する施設	②、③
B．Aと放射線治療装置を使用する施設	①、②、③
C．Aと核医学画像診断装置を使用する施設 　（医療用指定のRIのみ使用）	②、③
D．Aと核医学画像診断装置を使用する施設 　（医療用以外のRIも使用）	①、②、③
E．Aとガンマ線血液照射装置を使用する施設	①、②、③

　基本的には、放射線業務従事者は各法令で区別して管理を行いますが、現実的には管理が複雑になるので、施設として必要な健康診断、教育訓練、被ばく管理については、統一的に行うのが実務的です。また、施設によっては原子力規制庁と厚生労働省の二重規制を受けることになりますが、放射線業務従事者や患者の安全確保のために管理者が果たすべき義務、一般公衆の安全を担保するための排水・排気の濃度限度、放射線業務従事者への被ばく線量限度などが、適用される法令によって変わることはありません。しかし、平成29年4月14日に放射線障害防止法の改正が公布され[1]、正式な法律の名称も、これまでの「放射性同位元素等による放射線障害の防止に関する法律」から「放射性同位元素等の規制に関する法律」に変わる予定ですので、法令①が適用されるB、D及びEの医療施設においては、公布される施行規則や告示に注意してください。特に関係が深いと考えられ

る項目を以下に示します。
1．報告義務の強化（平成30年4月1日施行）
2．放射線障害防止に関する業務改善の導入（平成30年4月1日施行）
3．教育訓練の時間数と実施時期の見直し（平成30年4月1日施行）
4．事業者責務の取り入れ（平成31年9月頃施行予定）
5．防護措置（セキュリティ対策）の強化＊（平成31年9月頃施行予定）
6．法律名の変更及び法目的の追加強化（平成31年9月頃施行予定）
＊：一定以上のRIを有する者のみ。

（3）線量限度

　放射線業務従事者が生涯にわたって被ばくしたとき、放射線で誘発されると考えられる確率的影響（発がん）のリスクが、容認できなくなるレベルに達すると考えられる、20mSv/年（生涯で1Sv）という値をもとに、実効線量限度が定められています。また、確定的影響のしきい線量をもとに、等価線量限度が定められています。表2に線量限度を示しました。この線量限度を超えて被ばくすることは法令違反です。

表2　放射線業務従事者の線量限度

状況	実効線量限度		等価線量限度		
^	^	^	皮膚	眼の水晶体	腹部表面
緊急時	100mSv （放射性物質の敷地外等への放出の蓋然性が高い場合：250mSv）		1,000mSv	300mSv	
平常時	以下の者を除く	100mSv/5年かつ 50mSv/年	500mSv/年	150mSv/年 （注）20mSv/年に引き下げ予定	本人の申し出等により使用者等が妊娠の事実を知ったときから出産までの期間につき2mSv
^	女子＊	5mSv/3カ月	^	^	^
^	妊娠中の女子	本人の申し出等により、使用者等が妊娠の事実を知ったときから出産までの期間につき、内部被ばくについて1mSv	^	^	^

＊：妊娠する可能性がないと診断された者を除く。

3　放射線業務の管理（PDCAサイクルの推進）

　多くの医療施設では、放射線取扱主任者、放射線科医、診療放射線技師などが放射線管理者に当てられ、産業医が主体となっていることは少ないでしょう。しかし、医療従事者が受ける被ばく線量は、健康に影響を及ぼすレベルを超えているため、健康影響を考えずに放射線業務を管理することは無意味です。健診データを扱う産業保健スタッフは、被ばく線量データを扱う放射線管理者らと連携しながら、放射線業務の管理にあたることが必要です。特に、平成29年4月14日の放射線障害防止法改正[1]に伴い、一部の医療施設（表1のB、D及びE施設）では、事業者責務として業務の改善（マネジメント層の関与、PDCAサイクルの実施等）が求められるようになりました。

（1）外部被ばく線量の測定（均等被ばく、不均等被ばく）

　放射線業務従事者の線量限度を担保するために、個人線量計の着用が義務づけられています。全身に均等に被ばくする場合（これを「均等被ばく」と言います）は、男性は胸部（胸ポケットなど）、女性は腹部（腰ポケットなど）の基本部位に装着しますが、放射線防護衣を着たときのように、防護衣内外で線量が大きく異なる場合（これを「不均等被ばく」と言います）は、基本部位に加えて頭部または頸部に装着します。さらに手指などに強く被ばくする恐れがある場合は、末端部にも追加します（図3）。なお、水晶体等価線量は、均等被ばく管理されている場合は、基本部位に装着した線量計の値から算定され、不均等被ばく管理されている場合は、頭部または頸部に装着した線量計の値から算定されます。

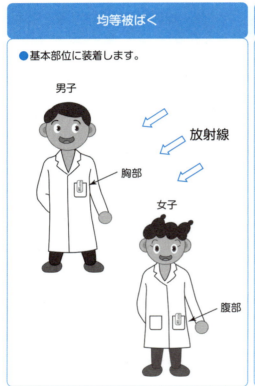
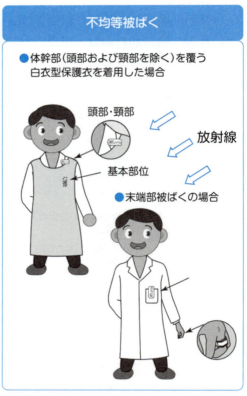

イラスト：（株）千代田テクノル ガラスバッジパンフレットより

図3　個人線量計の装着部位

（2）外部被ばく線量の管理（個人線量報告書の見方）

　個人線量の報告書には、1カ月、4半期、年度及びブロック5年間の実効線量と等価線量の情報が記載されています。法令で定められた項目の記録については、医療施設で大切に保管して下さい。産業保健スタッフが注意すべきポイントは以下の通りです。放射線管理者らと線量情報を共有しながら確認してください。
・個人線量が過去の実績に比べて異常に高い値を示す場合、原因の調査と改善が必要です。
・年線量限度に近づく恐れがある場合には、作業方法の変更が必要です。
・既に線量限度を超えている場合には、健康診断を受けさせてください。

2. レントゲン撮影等の放射線被ばく対策

・医療施設全体で見て、実効線量の合計値と平均値が、常に増加傾向にある場合は、放射線源と作業方法の確認が必要です。

（3）放射線管理区域への入室管理（入室チェックリスト）

高線量被ばくの恐れのある血管撮影室やCT室などで、入室したまま放射線業務を行う医療従事者に対しては、図4のような入室チェックリストを作成しておくと良いでしょう。もし個人線量が高く出た場合には、作業内容を振り返ることができ、適切な業務改善策を講じる手助けとなります。

2017/11　検査室：＿＿＿＿＿＿

作業日	名前	線量計	防護装具		作業内容
11／3	産業太郎	個人線量計 有 ／ ⓜ無 電子式ポケット線量計 13 μSv	防護衣	ⓗ有／無	アンビューバックを使用した換気
			防護眼鏡	有／ⓜ無	
			ネックガード	有／ⓜ無	
／		個人線量計 有 ／ 無 電子式ポケット線量計 ＿＿μSv	防護衣	有／無	
			防護眼鏡	有／無	
			ネックガード	有／無	
／		個人線量計 有 ／ 無 電子式ポケット線量計 ＿＿μSv	防護衣	有／無	
			防護眼鏡	有／無	
			ネックガード	有／無	

図4　放射線管理区域入室チェックリストの例

（4）放射線管理区域の職場巡視（サーベイメータを持って行こう）

放射線管理区域の漏洩線量や表面汚染については、放射線管理者らが法令に則って適切に検査を実施しているため、改めて産業保健スタッフが行う必要はありませんが、医療従事者がどのような状況で、どれだけ被ばくするのかを実感しておくためにも、サーベイメータと計算機を持って職場巡視に出ることをお勧めします。血管撮影装置やX線TV装置などからの散乱線による空間線量率を測定するには、低いエネルギー領域に対応した電離箱式サーベイメータ（図5）やシンチレーション式サーベイメータ（図6）などが適しています。値を1cm線量当量率モード（μSv/hで表示される）で表示しておけば、実効線量限度をその指示値で割ることで、その場に滞在し続けられるおおよその時間が判断できます。

サーベイメータは、測定環境による検出器の感度変化や電気回路の部品劣化等により、指示値が正しい値からずれることがあるため、定期的に校正・調整（指示値のずれの確認）を行い、精度を確保することが必要です。日常点検として、電池残量、ケーブル・コネクタの破損、スイッチの動作等の点検及びバックグラウンド計数値の測定（バックグラウンドが大きく変化しない同一の場所で測定を行い、過去の値と比較して大きな変化が無いことを確認）を実施しておくと良いでしょう。

303

Ⅴ　その他の要因への対応

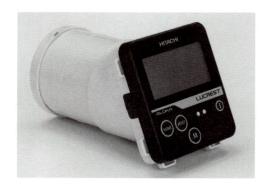

図5　電離箱式サーベイメータ。X線の漏洩レベルのエネルギーから測定可能で、比較的エネルギー特性がフラット。（日立、型番ICS-1323）

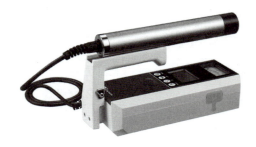

図6　シンチレーション式サーベイメータ。診断領域の測定ができる低エネルギー補償タイプ。（富士電機、型番NHC6）

（5）妊娠と放射線の影響

　女性の放射線業務従事者が妊娠中に被ばくをすることがありますが、母親と胎児の両方の立場からリスクを考えることが必要です。母親の立場からは、一度に大量の被ばくを受けないような配慮が必要であること以外は、他の男性の放射線業務従事者と考え方は同じです。一方で胎児に対するリスクとして、着床前期（〜受精後9日）では胚死亡、器官形成期（受精後2〜8週）では奇形、胎児期（受精後8週〜）では精神発達遅滞が起きる可能性があり、いずれも確定的影響で、しきい線量は100mGyと考えられています。また、胎児期以降は確率的影響（発がん）のリスクもありますが、まだ不明な点もあるため、小児期早期のリスクと同程度（集団全体のリスクの2〜3倍）と仮定するのが適当です。妊娠中の女性の線量限度（表2参照）には、これらが考慮されていますので、通常の放射線診療を行っている限り、問題となることはありません。

（6）健康診断

　放射線業務従事者を対象とした健康診断は、一般の労働者に対して実施される内容の他に、検査項目として血液、眼及び皮膚が加えられ、放射線障害防止法施行規則では1年に1回、電離放射線障害防止規則では6カ月以内に1回の頻度で実施（医師の判断で省略

2. レントゲン撮影等の放射線被ばく対策

できる）されています。末梢血液中のリンパ球は、500mGy以上の急性全身被ばくで細胞死を起こし、血球数は急激に減少します。後嚢下白内障は放射線白内障（しきい線量500mGy）の特徴的な所見ですが、視覚障害性白内障を発症するよりずっと前から、微小混濁がゆっくりと進行していることが分かってきました[2]。また、皮膚障害は線量・線量率によって反応の出方に差が見られますが、頻繁に放射線束に手指をかざすような作業を行っていれば、慢性放射線皮膚炎を起こすかもしれません。問診や診察にあたる産業保健スタッフには、放射線業務従事者の具体的な作業内容、個人線量結果、しきい線量を含めた放射線障害の知識から、総合的に判断することが求められています。

（7）事業者責務としての業務改善活動の導入

　これまで、医療施設の放射線業務従事者被ばくは、（1）〜（6）の対策を怠らなければ線量限度を超えることはなく、放射線障害も発生しないと思われてきましたが、水晶体等価線量限度の引き下げ（100mSv/5年、かつ50mSv/年）の経緯をみると、今後は水晶体等価線量限度超えの事例や、放射線白内障の発症事例が増えることが予測されます。放射線業務従事者の被ばくは、患者の被ばくと裏腹ですので（図7）、線量限度を超えないようにするためには、自身の被ばく管理のみならず、患者の被ばく（医療被ばく）を見直すことが必要です。適切な放射線業務管理を実施しているにも関わらず線量限度を超えるのであれば、さらに一歩進めた医療被ばくの低減を試みるべきでしょう。そこではまず、自施設の医療被ばくの正確な把握が必要ですが、その値が他施設と比べて極端に高かったり低かったりしてないかを確認し、高いと判断されればその原因を追及し、さらに「可能な限り合理的（As low as reasonably achievable：ALARA原則）」に被ばくを低減する作業、いわゆる「患者被ばく防護の最適化」プロセスを進めます。このPDCAサイクルを効果的に回すためのツールとして「診断参考レベル」（Column「診断参考レベルを用いた患者被ばく防護の最適化」参照）がありますので、産業保健スタッフはその具体的な線量値の意味を知り（Column「診療放射線技師さんとの立ち話で役立つ線量値あれこれ」参照）、効果的な業務改善活動に活かしてください。

　当面は、放射線障害防止法がかかる一部の医療施設（表1のB、D及びE施設）のみに、事業者責務としての業務改善活動が要求されることになりますが、レントゲンやCTしか所有しない開業医（表1のA施設）であっても、働くスタッフの白内障を予防することの重要性に変わりありません。医療被ばくの低減を含んだ、積極的な業務改善を目指してください。

Ⅴ　その他の要因への対応

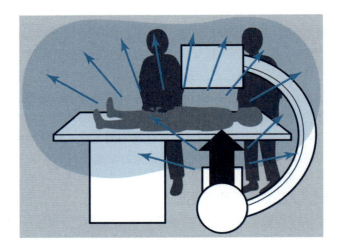

図7　直接線と散乱線による被ばく。患者への直接線（太い矢印）による被ばくと、放射線業務従事者への散乱線（細い矢印）による被ばくは比例関係。

【文献】
1）　放射線障害防止法見直しに関する各種公表資料
　　　http://www.nsr.go.jp/activity/ri_kisei/kiseihou/kiseihou_sankou.html#kisei_sankou
　（原子力規制委員会ホーム／政策について／RI規制／放射線障害防止法とは／規制の現状）
2）　佐々木洋．放射線障害の病理【放射線による細胞死】白内障．病理と臨床　2015　vol.33 No.1 p.44-49

> **さらに学ぼう！**
> - 放射線医学総合研究所、研修・セミナーなど
>   http://www.nirs.qst.go.jp/information/training/invitation/index.html
> - 放射線医学総合研究所、放射線Q&A
>   http://www.nirs.qst.go.jp/rd/faq/index.html
> - Annals of the ICRP（ICRP年報），ICRP Publication 105，医療における放射線防護（日本語版）
>   http://www.ICRP.org/docs/p105_Japanese.pdf
> - 放射線概論第9版，第1種放射線試験受験用テキスト，柴田徳思編，通商産業研究社，2015年12月

（産業医科大学　産業生態科学研究所　放射線健康医学研究室・盛武　敬）

コラム：放射線単位のいろいろ

Column

放射線単位のいろいろ

　放射線にはベクレル、グレイ、シーベルトなど、いろいろな単位が存在します。もう少し深く知っておきましょう。

放射能の単位：ベクレル（Bq）
　放射線を出す能力のことを放射能と言い、この放射能の単位がBqです。物質のなかには原子核崩壊（壊変）という現象によって放射線を出すものがあり、このような物質を放射性物質と呼んでいます。Bqは放射性物質が1秒間に崩壊（壊変）する原子の個数を表す単位です。通常、単独で用いられることはなく、単位体積あるいは単位質量当たり（Bq/L、Bq/kgなど）の形で用いられます。α線、β線、γ線など放射線の種類に関係なく用いられるため、Bq量だけで人体への影響を考えることはできません。東日本大震災の際、報道などで飲料水や食物が何万Bqという大きさだけで右往左往したことも記憶に新しいと思いますが、実際には放射性物質の核種を同定し、その核種が放出する放射線の種類とエネルギーを考えて、摂取しても良い量が決まります。決して数字だけに惑わされてはいけません。

吸収線量の単位：グレイ（Gy）
　Gyは物質がどれだけ放射線のエネルギーを吸収したかを示す物理学的な単位で、1kg当たり1ジュール（J）のエネルギーを吸収したとき1Gyとなります。ちなみに、がん放射線治療の際に患者に照射する線量は、この吸収線量（Gy）を使って処方します。

等価線量の単位：シーベルト（Sv）
　放射線が人体に与える影響は、放射線の種類やエネルギーによって異なるため、これを加味した単位が等加線量のSvです。このとき、人体に与える影響は、確率的影響である「発がん」についてのみ考慮していますので、例えば発がん以外の皮膚障害などを考えるときにはSvではなくGyを用います。放射線の種類に対応した「放射線加重係数：w_R（Radiation weighting factor）」は表1に示すとおりで、以下の式に従い、吸収線量（Gy）に乗じることで等価線量（Sv）を導きます。

　等価線量（Sv）＝吸収線量（Gy）×放射線加重係数（w_R）

表1　放射線加重係数（ICRP Pub. 103：2007[1]）

放射線の種類	放射線加重係数w_R
X線・γ線	1
電子線	1
中性子線	エネルギーに応じ5〜20
陽子線	2
α線	20

V　その他の要因への対応

実効線量の単位：シーベルト（Sv）

　人体の組織・臓器によっても放射線による影響の出方が異なるため、1人当たりの発がん影響を比較する際には、表2に示すような、組織・臓器毎の重み付けである「組織加重係数：w_T（Tissue weighting factor）」を、以下の式に従い、組織・臓器の等価線量（Sv）に乗じ、全身で足し合わせることで実効線量（Sv）を導きます。

　実効線量(Sv)＝Σ｛等価線量(Sv)×組織加重係数(w_T)｝

表2　組織加重係数（ICRP Pub. 103：2007[1]）

組織、臓器	組織加重係数w_T
乳房	0.12
骨髄（赤色）	0.12
結腸	0.12
肺	0.12
胃	0.12
生殖腺	0.08
甲状腺	0.04
食道	0.04
肝臓	0.04
膀胱	0.04
骨表面	0.01
皮膚	0.01
脳	0.01
唾液腺	0.01
残りの組織、臓器	0.12

【文献】

1）Annals of the ICRP（ICRP年報），ICRP Publication 103，国際放射線防護委員会の2007年勧告（日本語版）
　　http://www.ICRP.org/docs/p103_Japanese.pdf

（社会医療法人財団 池友会 新小文字病院 診療放射線技師・茂呂田孝一）

Column

診断参考レベルを用いた患者被ばく防護の最適化

　同じ放射線検査でも、施設や装置が異なると、患者被ばく線量に差が出ます。確率的影響のリスクを合理的に低減するために、診断参考レベル（Diagnostic reference level：DRL）を用いて、患者の線量と医療目的のバランスを取ること（患者被ばく防護の最適化と言われます）が推奨されています。

　具体的には、調査対象施設から収集した、同一検査における標準的な体格の患者の線量分布の75パーセンタイル値をDRLとして設定し（図）、この値を超える上位1/4の施設に対して、他と比べて高い線量を与えているという自覚を促します。なお、DRLには法的拘束力はありませんが、定期的な見直しが必要です。

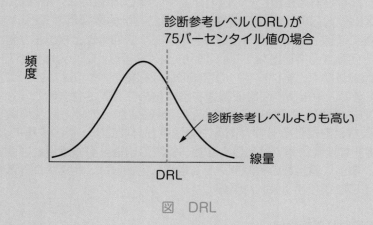

図　DRL

　DRLの概念は、ICRP Publication 73（1996年）にさかのぼり、現在では、多くの国際機関が、医療被ばくに対する防護の最適化ツールとして導入を推奨しています。わが国においても、2015年6月、医療被ばく研究情報ネットワーク（Japan Network for Research and Information on Medical Exposure：J-RIME）により、国内向けのDRLが報告されました[1]。現在、医療施設の患者線量管理は、それぞれの施設の自主性に委ねられていますが、DRLは未だ多くの施設で認知されているとは言い難い現状です。自施設の被ばく状況を他の施設と比較するのにとても便利なツールですので、大いに活用されることが期待されます。

【文献】
1）最新の国内実態調査結果に基づく診断参考レベルの設定
　　http://www.radher.jp/J-RIME/report/DRLhoukokusyo.pdf

（社会医療法人財団 池友会 新小文字病院 診療放射線技師・茂呂田孝一）

V　その他の要因への対応

Column

診療放射線技師さんとの立ち話で役立つ線量値あれこれ

　患者被ばく線量管理の第一歩は、正確な線量評価から始まります。理想的には患者の組織・臓器線量（Gy）が分かれば良いのですが、実際にその値を求めることはできませんので、ここでは、血管撮影装置やCT装置の管理に用いられる、便利な線量値について解説します。

血管撮影装置で使われる線量値

　面積線量（Dose area product：DAP）値と、患者照射基準点の空気カーマ（Air kerma：AK）値が、装置出力線量情報として利用されています。DAPは、単位面積に照射される線量とその照射総面積の積で、単位はGy・m²で示されます。測定は、X線照射口の線束絞り装置直上に置かれた面積線量計で行います。AKは、血管撮影装置の回転中心（血管撮影装置は、X線管球と検出器が対となり患者の周囲を回転する構造となっている）から、X線管球側に15cm戻った位置（ここを患者照射基準点と言います）の空気の吸収線量で、単位はGyで示されます。AKは、患者の入射皮膚面の吸収線量を示すために導入された値ですが、実際の患者の入射皮膚線量に換算するためには、被写体からの後方散乱係数や組織線量変換係数などを乗じる必要があるため注意が必要です。このように、DAPやAKは大雑把な線量情報ではありますが、実際の組織・臓器線量とは強い相関があるため、事前に適当数の実測データを取得しておけば、組織・臓器線量を簡便に評価することができる優れた情報です。

CT装置で使われる線量値

　CT装置の装置出力線量情報としては、X線管球1回転当たりに出力される線量に対応したCT線量指数（Computed tomography dose index：CTDI）が利用されています。通常、検査部位は数多くのスライスでスキャンしますし、ヘリカルCTでは文字通りらせん状にスキャンしますので、スライスの厚みやヘリカルピッチによって、幾重にも重なった線量分布が形成されます。このヘリカルピッチを加味した、スキャン方向1cm当たりのCT線量指数をCTDIvolとして、単位Gy（mGyで表示されることが多い）で示しています。これに、スキャン範囲の長さを乗じた値をDLP（Dose length product）といい、単位はGy・m（mGy・cmで表示されることが多い）で示されます。しかし、CTDIvolやDLPにしても、この値を直ちに患者組織・臓器線量とすることはできませんが、診断参考レベル（DRL）にも用いられる線量情報であり、自施設の標準体型の患者について、CTDIvolやDLPを求めておけば、他施設との比較や、異なるCT装置との比較が可能になります。

　現行の血管撮影装置やCT装置などには、このような値を線量レポート（Radiation dose structure report：RDSR）として、医療画像に自動的に記録し、必要に応じて出力する機能が備わっていますので、患者被ばく線量管理に上手に活用してください。

（社会医療法人財団　池友会　新小文字病院　診療放射線技師・茂呂田孝一）

Column

水晶体等価線量限度（20mSv/年）引き下げの経緯

　放射線による視覚障害性白内障を防ぐことを目的として、放射線業務従事者には水晶体等価線量限度が設けられています。これまで、国際放射線防護委員会（ICRP）では、水晶体混濁のしきい線量は5Gy、視覚障害検知のしきい線量は8Gyとしてきましたが（ICRP Publication 60, 103）、いずれもリスクを過小評価していることが、最近の疫学調査より明らかとなったため、白内障のしきい線量を0.5Gy（＝500mGy）に大幅に引き下げることにしました（ソウル声明，ICRP ref. 4825-3093-1464, 2011；のちICRP Publication 118[1] に収載）。わが国の水晶体等価線量限度は現在150mSv/年ですが、平成31年度には20mSv/年（100mSv/5年、かつ50mSv/年）への引き下げが予定されています。

　人の放射線白内障は、X線発見の7年後の1903年に初めて報告されました。その後ICRPが1953年に初めて水晶体線量限度を勧告し、現在に至るまで8回の改訂が行われています。現行の水晶体等価線量限度150mSv/年は、視覚障害性白内障になるしきい線量（被ばくした者の1％が視覚障害性白内障になる線量）である8Svを、生涯作業年数の50年で割った値、すなわち1年あたり160mSvを安全側に設定したものです。

　2011年のソウル声明では、被ばくの様式に関わらず、すべての微小混濁が、被ばく後20年で視覚障害性白内障に進行するとしたため、白内障のしきい線量が0.5Gyへと大幅に引き下げられたのですが、これを生涯作業年数の50年で割ると、1年あたり10mGy（等価線量10mSv）になります。しかし運用上の観点から、実効線量限度の20mSv/年と数値を合わせ、水晶体等価線量限度を20mSv/年としました。ですので、本当は、白内障を防ぐためには、水晶体等価線量限度20mSv/年を遵守した上で、さらなる別の防護の最適化を追加し、10mSv/年を超えないようにする必要があります。放射線防護装具を適切に使用し、不必要な透視や撮影を控え、撮影プロトコルや術者（介助者）の立ち位置を最適化するなど、様々な防護策を総合的に実施する必要性が出てきました。

　私たちの研究では、CT検査時の介助者の水晶体線量は、放射線防護眼鏡を使用しない場合、1検査当たり最大1.5mGyに上ることが明らかとなりました。これはCT検査の介助作業約13回で、新たな水晶体等価線量限度20mSv/年に到達する線量です。また、放射線防護眼鏡を使用せずに、20年前からIVRを年間100例以上こなしてきた医師には、そろそろ白内障が発症してもおかしくありません。放射線は目に見えず、痛みもないため、放射線業務従事者本人と、それを管理する放射線管理者が、産業保健スタッフと連携しながら、しっかりとした防護意識も持って、白内障の予防に当たることが大切です。

【文献】
1）Annals of the ICRP（ICRP年報），ICRP Publication 118（日本語版），組織反応に関するICRP声明 正常な組織・臓器における放射線の早期影響と晩発影響 —放射線防護の視点から見た組織反応のしきい線量—
　　http://www.icrp.org/docs/P118_Japanese.pdf

（産業医科大学病院 放射線部　診療放射線技師・永元啓介）

Column

いろいろな放射線防護装具

医療現場で放射線業務従事者が受ける被ばくの多くは、装置から発生するX線（直接線）からではなく、患者や寝台に直接線があたることで発生する散乱線が原因になっています。散乱線による被ばくを低減する方法として、外部被ばく防護の3原則「距離」「時間」「遮蔽」を実践することが効果的です。ここでは、医療現場で用いる主な放射線防護装具（「遮蔽」に相当）について紹介します。

放射線防護衣

　放射線防護衣（防護エプロン）（図1）は放射線による体幹部の被ばく防護を行います。放射線防護衣には様々な種類があり、前面だけを防ぐエプロンタイプや体全体を覆うコートタイプ、上下を切り離して使うことができるセパレートタイプがあります。放射線防護衣には鉛が含まれており、鉛含有量が多ければ多いほど遮蔽効果は高くなりますが、逆に重くなるため作業者の負担が高まり作業性も低下します。放射線の種類、作業用途、作業位置（線源からの距離）に応じた放射線防護衣の選択が必要です。

　表には主な放射線診療別の放射線防護衣の直接放射線遮蔽率を示しました。散乱線のエネルギーを直接測定することは困難ですが、直接線より若干下がった程度と考えれば、大体ここに示した程度の遮蔽率となります。放射線防護衣で防ぐことができるのは、CTやIVRによるエネルギーの低い散乱線だけですので、むしろPET検査や小線源治療では、分厚い放射線防護衣を着て作業するより、放射線防護衣を着ずに作業性を高め作業時間を短縮し、放射線源から距離をとるなどするほうが、よほど効果的な被ばく低減が期待できます。なお、最近は鉛に代わる遮蔽効果のある軽量素材の使用や、腰痛対策のための腰ベルトなどがあり、様々な負担軽減の工夫がなされています。

　放射線防護衣は、乱雑な使用や保管方法、経年劣化などにより、中の鉛が破損し、防護能力の低下を起こしてしまいます。定期的な放射線透視を使った点検を心がけてください。

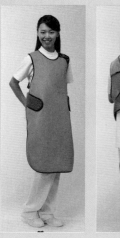
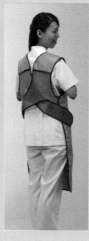

図1　放射線防護衣。取り回しの良い薄型軽量タイプ（0.25mmPb相当）。（保科製作所、型番PAW）

コラム：いろいろな放射線防護装具

表　放射線防護衣による直接放射線の遮蔽率

放射線防護衣 （鉛当量）	CT検査	IVR	核医学検査 (^{99m}Tc)	PET検査 (^{18}F)	小線源治療 (^{192}Ir)
0.7mmPb	98.5%	99.7%	83.3%	10.3%	9.2%
0.5mmPb	96.3%	98.2%	73.1%	6.9%	6.7%
0.25mmPb	87.8%	89.1%	44.0%	—	—

注）モンテカルロシミュレーションによる計算値（PHITS Ver. 2.88）

ネックガード

　放射線防護衣では頸部（甲状腺）の防護が不十分のため、ネックガード（図2）が用いられています。ネックガードの外装に取り付けることができるディスポカバーは、衛生面においても嬉しい配慮です。

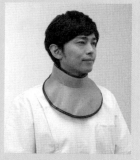

図2　ネックガード。（保科製作所、型番PNN）

放射線防護眼鏡

　放射線防護眼鏡（図3）は水晶体を防護するもので、放射線防護衣同様、鉛の含有量に応じて遮蔽効果や重さが変わってきます。形状も様々で、一般的な眼鏡タイプや目の側方向まで覆われたタイプなどあります。放射線防護眼鏡は使用者の視線によって遮蔽効果が変わることが知られており、放射線源の方向にまっすぐ向いていれば、素材による理論上の遮蔽効果が100％期待できますが、実際の診療での遮蔽効果は50％程度です。

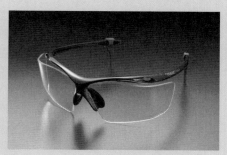

図3　放射線防護眼鏡。側方からの散乱線にも対応した形状。（保科製作所、型番HF-350）

放射線防護板

　放射線防護板は放射線源と使用者の間に置く鉛入りガラスの遮蔽物です。防護板は天吊り式（図4）やキャスター付き（図5）があり、使用者が適切な位置に配置できれば、遮蔽効果は極めて高いのですが、そうでないと効果はあまり期待できません。そのほかに、血管撮影装置のX線管球や寝台の部分に、鉛入りのカーテン状の防護具（図6）をつけることで、散乱線を遮蔽することができます。

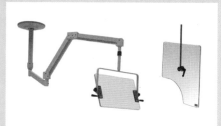

図4　天吊り式防護板（保科製作所、型番AP-5）

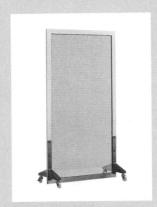
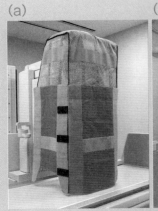
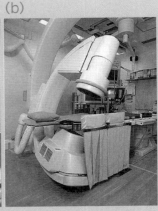

図5 キャスター付きX線防護衝立（保科製作所、型番PS-7）

図6 カーテン防護具 (a) X線TV装置用 散乱線防護クロス（保科製作所、型番NP）(b) アンギオ装置用 散乱線防護カーテン（保科製作所、型番AP-2A）

個人線量計

　放射線を取り扱う事業者は、放射線業務従事者、緊急作業に従事する労働者、管理区域に一時的に立ち入る労働者について、外部被ばくによる線量と内部被ばくによる線量を測定することが義務づけられています（電離放射線障害防止規則第8条第1項、医療法施行規則第30条の18第2項など）。

　均等被ばく管理をするか、あるいは不均等被ばく管理をするかについての判断は、事業者に委ねられており、実際の被ばく状況を把握して、適切に対応しなければなりません。例えば、インターベンショナルラジオロジーを行う医師については、不均等被ばく管理をするのが適当ですが、被ばくの状況が不明な診療手技に対しては、まず何より放射線業務従事者に登録して、均等被ばく管理を開始することが重要です。仮に毎月の報告書に被ばくが報告（0.1mSv以上）されれば、放射線防護衣の外はその数倍以上の被ばくが疑わしいため、産業保健スタッフは、放射線管理者とともに、被ばくの状況や本人の健康状態を確認し、必要に応じて不均等被ばく管理に切り替えてください。

　また、非常勤（アルバイト等）医師の線量測定がおろそかになりがちですので注意が必要です。放射線業務従事者登録されていない場合、放射線管理区域への立ち入りの際には、電子式ポケット線量計などを用いて個人線量測定を行います。結果は本人に必ず通知し、決して年線量限度を超すことがないように管理してください。

（社会医療法人財団 池友会 新小文字病院 診療放射線技師・松崎　賢）

増補新訂 医療機関における産業保健活動ハンドブック

2019年3月11日　初版発行
2019年5月15日　第2刷発行
2020年2月3日　第3刷発行

監 修 者　　相澤　好治
編 著 者　　和田　耕治
編集発行人　　及川　桂
発 行 所　　公益財団法人 産業医学振興財団
　　　　　　〒101-0048　東京都千代田区司町 2-2-11 新倉ビル 3 階
　　　　　　TEL 03-3525-8294 FAX 03-5209-1020
　　　　　　URL https://www.zsisz.or.jp
印 刷 所　　株式会社 三和印刷社

ISBN978-4-915947-70-4　C2047　￥2700E　　定価（本体2,700円＋税）
©Koji Wada, 2019　落丁・乱丁はお取り替え致します。

本書の全部または一部の複写・複製および磁気または光記録媒体への入力等を禁ず。